知っておきたい 最新医療 2020

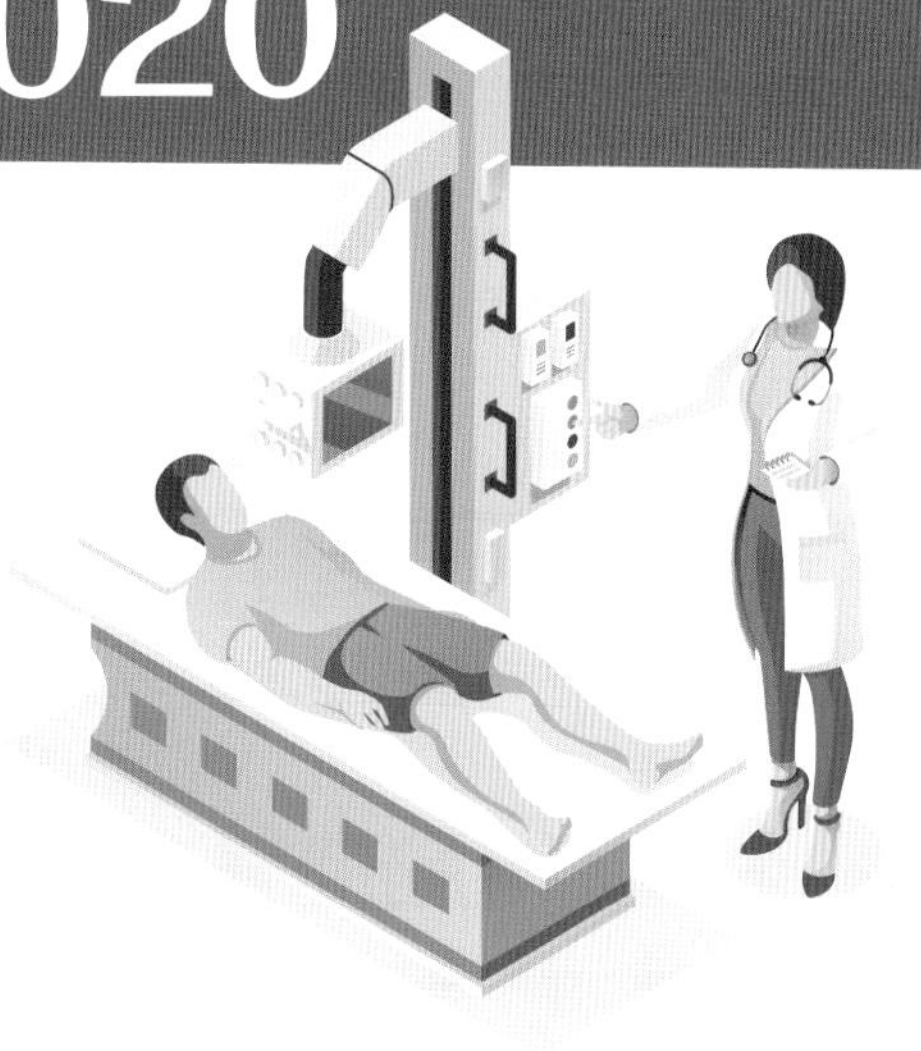

Medical News 医療新聞社

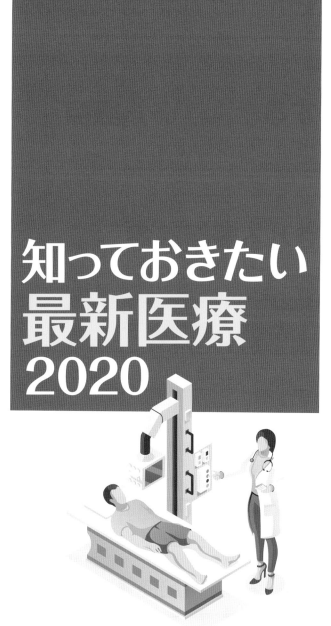

知っておきたい 最新医療2020

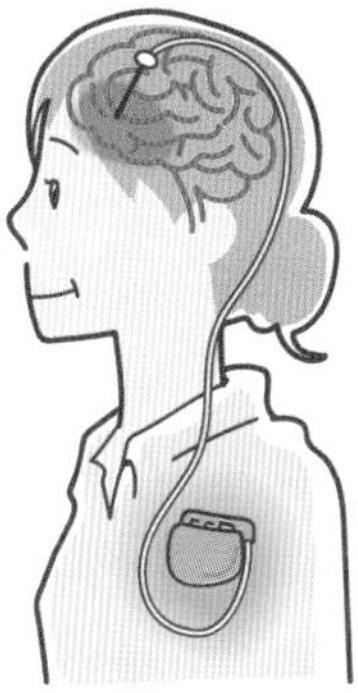

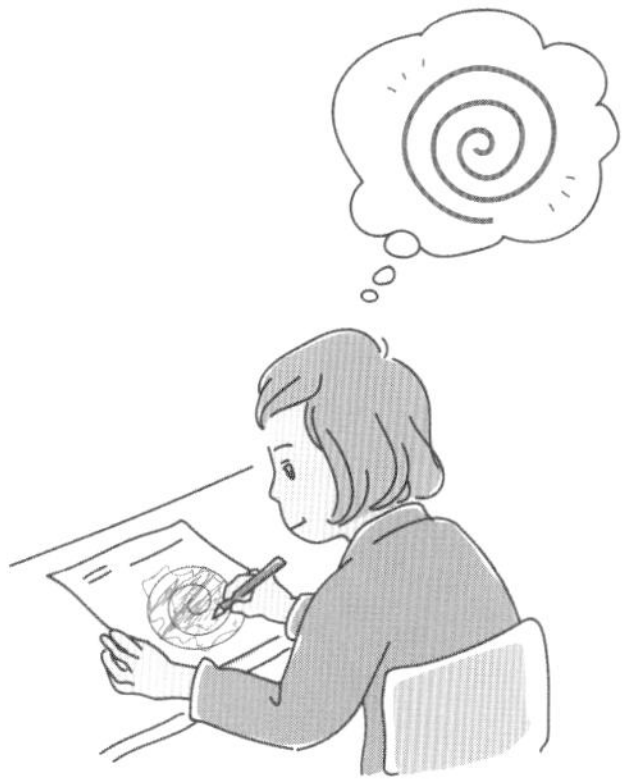

神経・精神

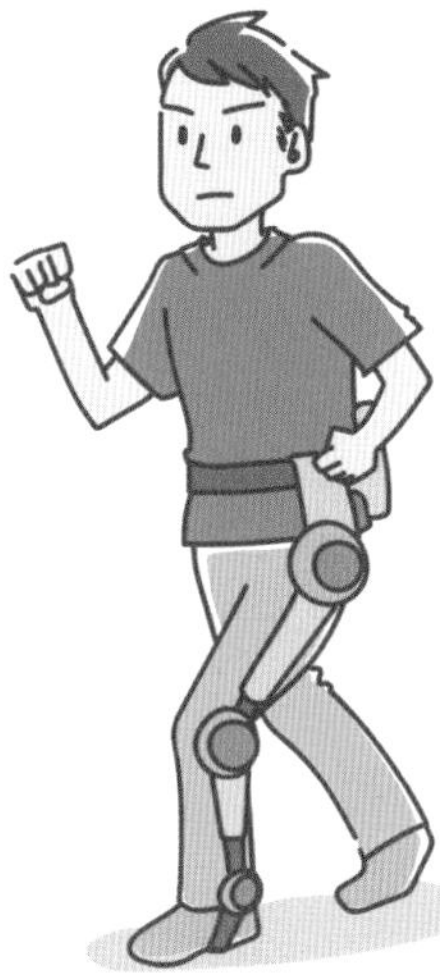

生活の質

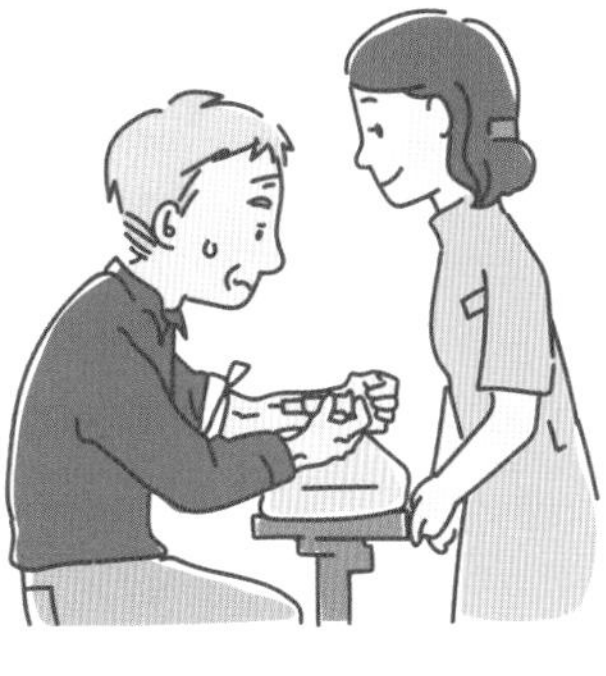

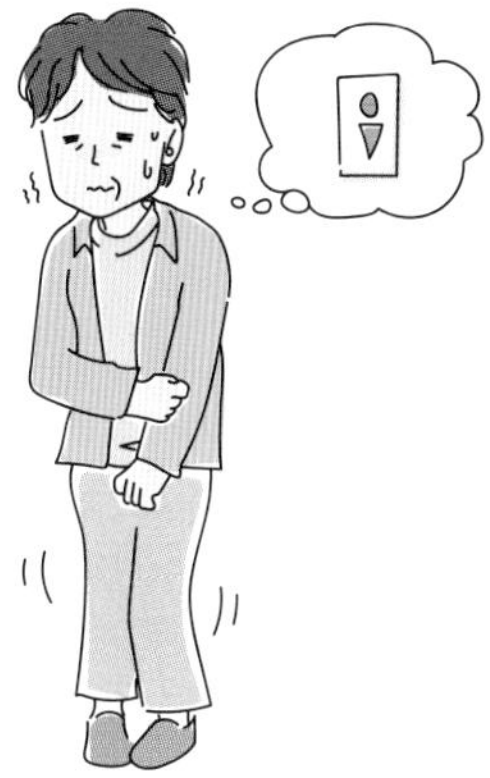

世界をリードする
iPS再生医療

iPS細胞を用いた
角膜細胞移植の臨床研究もスタート

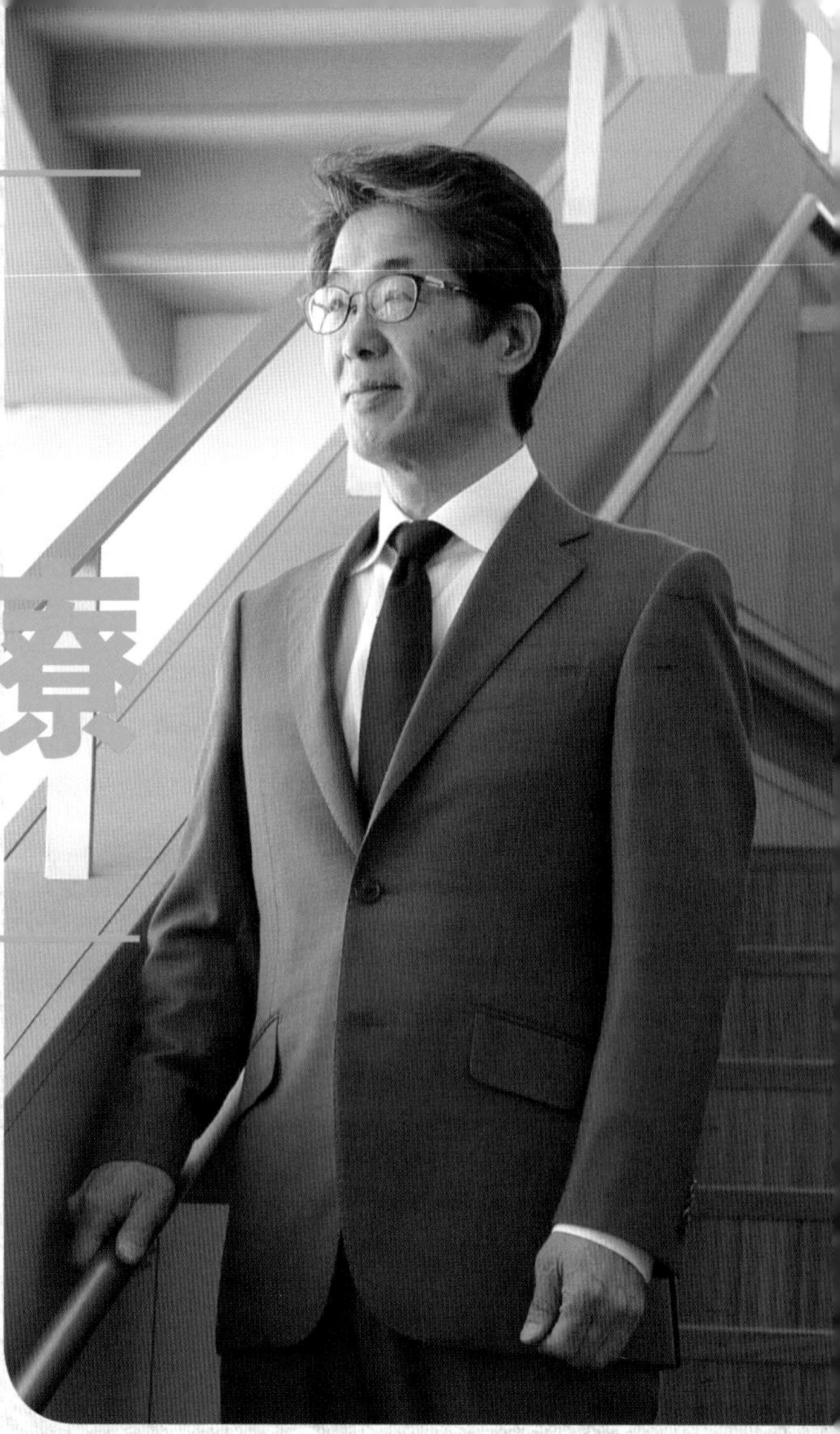

取材
大阪大学大学院医学系研究科
脳神経感覚器外科学（眼科学）教授
西《にし》田《だ》幸《こう》二《じ》

人工多能性幹細胞（iPS細胞）を用いた再生医療には、今まで治療が難しかった疾患への新たな選択肢として、大きな期待が集まっています。その実現に向けて、現在、どこまで来ているのか。iPS細胞を用いた角膜再生の臨床研究を世界で初めて行っている大阪大学の西田幸二医師に話を聞きました。

視覚障害の原因となる角膜疾患

日本では視覚障害の患者が増加傾向にあり、2030年には200万人に達すると予測されています。原因の一つに挙げられるのが、眼球の表面にある透明な組織、角膜の疾患です。

角膜は外側から上皮・実質・内皮と3層で構成され、眼内に光を透過する役割と、カメラのレンズのように、光を屈折させてピントをあわせる役割を担っています。そのうち角膜上皮は活発に新陳代謝しており、もし傷が生じても自然に修復されます。ただ、熱傷や有害な薬剤による外傷、スティーブンスジョンソン症候群などの外傷・疾患で、角膜上皮のもとになる細胞（幹細胞）が失われてしまうと、外側にある結膜が角膜を覆って癒着したり、角膜の混濁を招いたりします。この角膜上皮幹細胞疲弊症が進行すると、眼内に光を導けなくなり、失明の危険まであるのです。

ドナー不足と拒絶反応の解決に向けて

角膜上皮幹細胞疲弊症は自然に治癒することがなく、有効な薬物療法もありません。そこで従来、角膜そのものを移植する手術が行われてきました。ただ日本では、角膜を提供するドナーが慢性的に不足し、なかなか治療が進まない状況にあります。また角膜上皮の場合、異物を排除しようとする免疫の働き（拒絶反応）のリスクが高い点も指摘されています。

　これらの問題点を解消するべく、近年、再生医療の研究が進められています。その一つが、これまで西田医師が進めていた、培養自家口腔粘膜上皮シート移植術です。患者の口腔粘膜細胞から角膜上皮の代替物を作成し、角膜に移植する手法で、患者自身の細胞を用いることから、ドナーの必要が無く、拒絶反応が起きないメリットがあります。ただ西田医師によると、これまでの角膜移植よりも、より良い効果が見込めるものの、何年か経過すると視力が低下するケースがあるとのこと。「口腔粘膜と角膜上皮には、血管の誘導性の有無などの違いがあり、完全な形での代替にはなれないと考えています」

角膜上皮幹細胞疲弊症とは

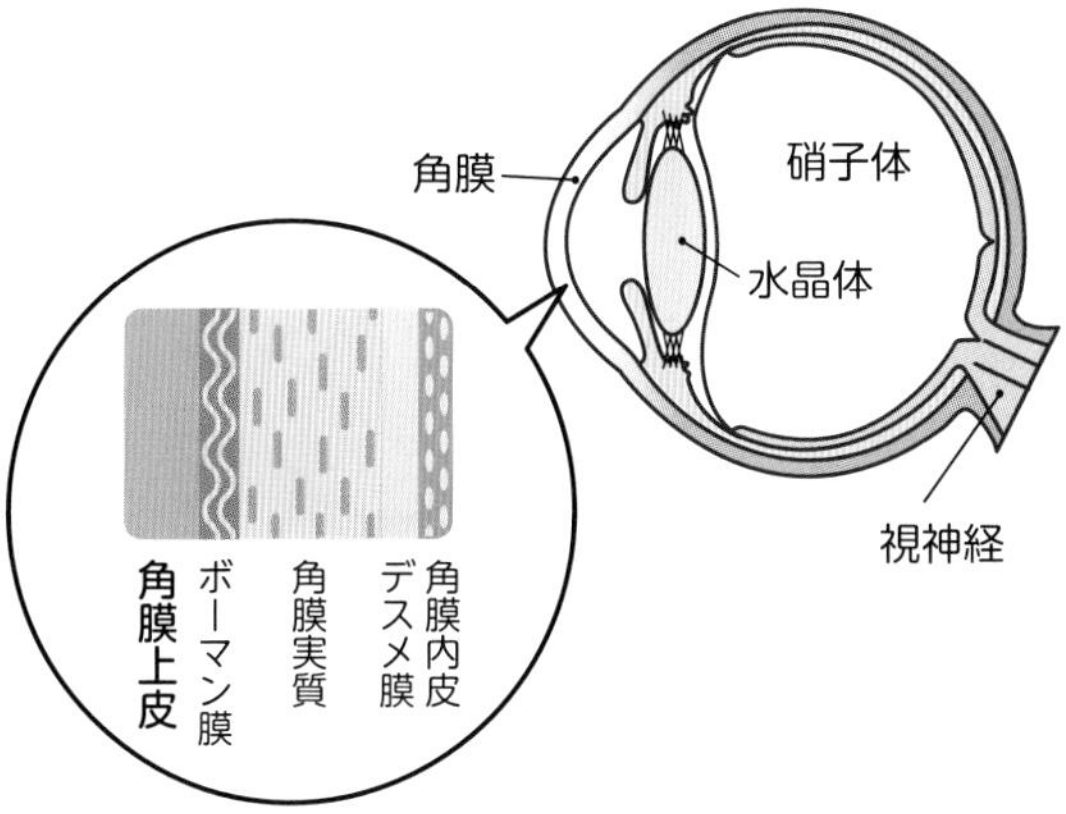

角膜上皮のもとになる細胞（幹細胞）が何らかの原因で失われると、濁った結膜が角膜に侵入して混濁し、視力の低下を招きます。最終的には失明する危険があります。

これまでの治療法

角膜移植

混濁した角膜や侵入した結膜を除去し、他人の角膜を移植する治療法

デメリット：
・日本では提供者（ドナー）が慢性的に不足
・移植後に拒絶反応のリスクがある

培養自家口腔粘膜上皮シート移植術

患者自身の口腔粘膜細胞を培養して角膜上皮の代替物を作成し、移植する治療法

デメリット：
・ドナーの必要が無く、一定の効果が見られるものの、術後数年経過すると視力が低下するケースがある

iPS再生医療へ

世界初となる角膜上皮細胞シート移植を実現

　こうした背景のもと西田医師は、多様な組織・臓器の細胞に分化する能力と、ほぼ無

限に分裂する能力を持つiPS細胞に着目し、角膜上皮そのものを作る研究を進めてきました。そして2017年、iPS細胞から眼全体のさまざまな組織の発生を再現させるSEAM法を確立。角膜上皮のもとになる細胞（前駆細胞）を誘導して分離し、角膜上皮組織（培養角膜上皮細胞シート）を作ることに成功しました。

　SEAM法の最大の特長として挙げられるのが、iPS細胞から角膜や網膜、水晶体、神経といった、眼の組織のもとになる4つの帯状構造の組織体（SEAM）を誘導し、眼の発生・形態形成を再現できる点です。また、特定の層を分離することで、角膜上皮以外の組織も作ることができるといいます。「作成した細胞からは、角膜上皮としての性質をあらわすマーカー、さらには特定のタンパク質の発現を確認できます。つまり、構造的・機能的に、角膜上皮と同じ特性を持つことを科学的に証明できている、そこが重要です。患者さんに応用するため、そうしたエビデンスを積みあげることに年月を要しました」（西田医師）。iPS再生医療は近年、網膜疾患や脊髄損傷など、さまざまな疾患に応用されています。それらの多くは、以前からES細胞を用いた研究が行われてきました。ところが角膜の場合には、そういった研究の蓄積がなく、1からのスタートだったといいます。

世界初 iPS細胞由来角膜移植とは

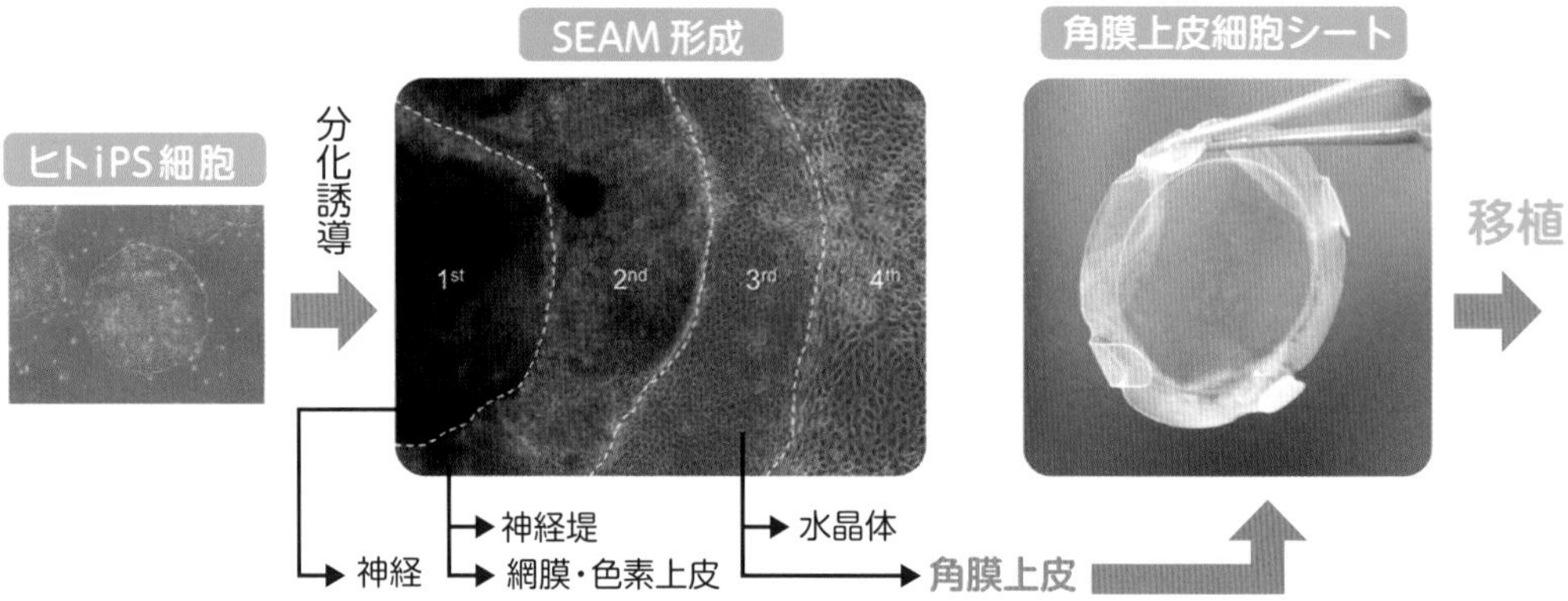

ヒトiPS細胞から、眼全体の発生を再現させる多層状の組織体（SEAM）を作成。
そこから角膜上皮のもとになる細胞（前駆細胞）を分離し、角膜上皮細胞シートを作製、移植する。

Point
- 角膜上皮を含め、眼を構成するさまざまな細胞を誘導できる
- 眼全体の発生を再現している

　そうして2019年、西田医師は臨床研究の第一歩として、角膜上皮細胞シートの移植手術を実施。現在のところ経過は良好で、かなりの視力回復が得られているとのことです。今後、その経過を慎重に見守るといいます。

これからの展望と課題について

西田医師はおよそ5～6年後の実用化を目指しているといいます。「現在、人への臨床研究が始まったところです。これから数例を実施し、まずは安全性を見極め、そのうえで有効性も確認していきます。それらが証明されれば次の治験段階に進めます。そして条件期限付き承認、さらには本承認を得られるよう、ステップを重ねていきます。実用化に向けて、iPS細胞からより多くの細胞・組織を作製できるような効率化も意識しています」。さらに現在、水疱性角膜症などの角膜内皮の疾患へのiPS再生医療も進めている最中とのことです。

　また、今後の再生医療の展望について、西田医師は眼球そのものを作る研究にも注目していると話します。最近ではiPS細胞から、各器官に近似した3次元構造体（オルガノイド）、いわゆるミニ肝臓や小腸、腎臓、さらには肝臓や膵臓、胆管などが連結した多臓器まで、作製できるようになっています。「私たちが確立したSEAM法も、眼の発生を再現できる点が似ています。高いハードルがありますが、私たちもいつかは、眼球そのものを作りたいと考えています。再生医療には、それだけ大きな可能性があるのです」

　ただ、そうした未来が見えてきたからこそ、どういった分野・内容に再生医療を応用していくか、倫理面にも十分配慮しながら考えていく必要があるとのこと。「研究者や医師だけではなく、社会全体でコミュニケーションを重ねていくことが、今後の課題といえるでしょう」

これまでの経緯と今後のロードマップ

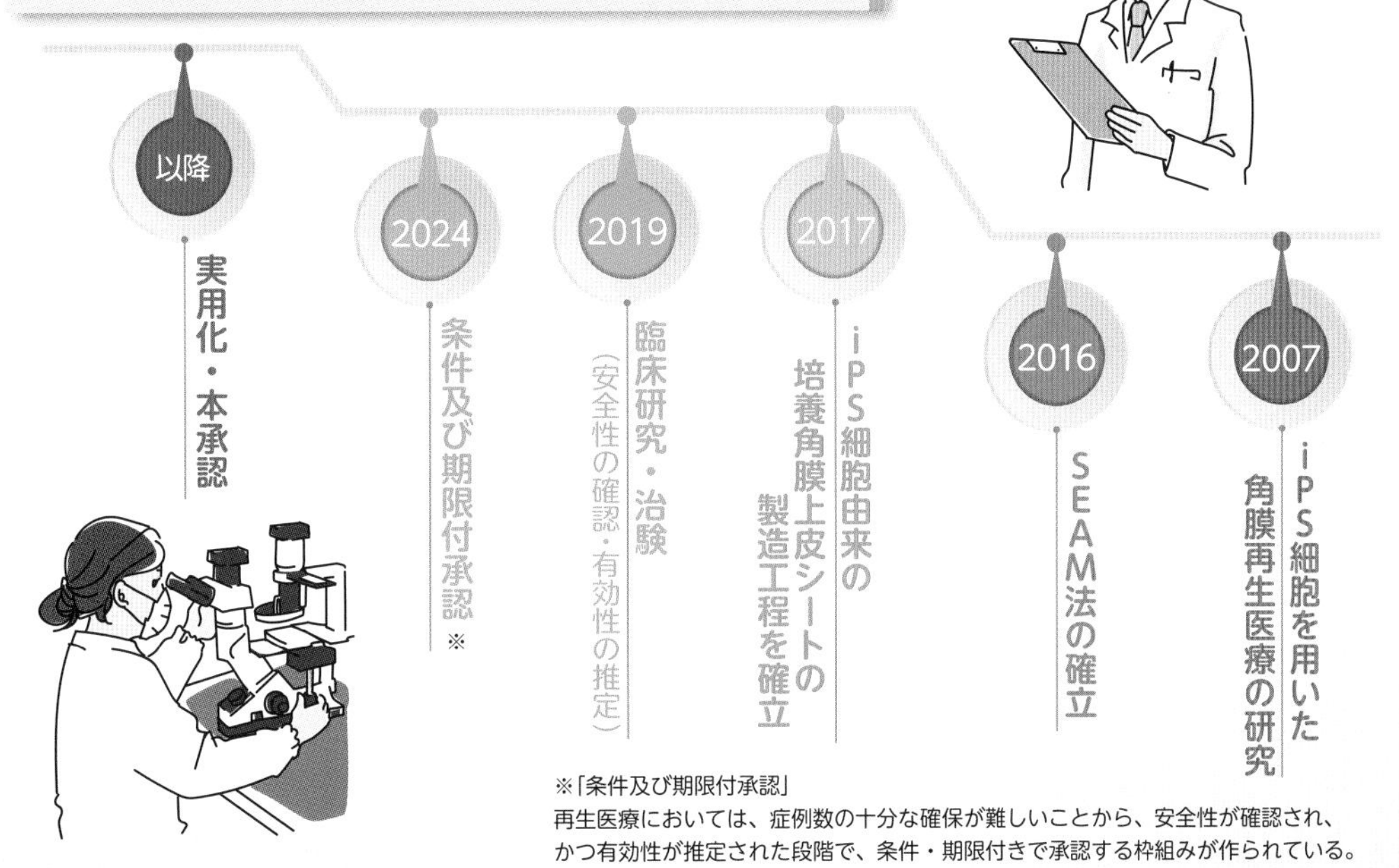

※「条件及び期限付承認」
再生医療においては、症例数の十分な確保が難しいことから、安全性が確認され、かつ有効性が推定された段階で、条件・期限付きで承認する枠組みが作られている。

iPS細胞（人工多能性幹細胞）とは

ｉＰＳ細胞は、体のさまざまな組織・臓器になれる（分化）能力と、ほぼ無限に増殖する能力を有する、多能性幹細胞の一つです。この細胞を活用することで、失われた臓器・組織の再生や、これまで治療が難しかった疾患の治療法の確立、病気の原因の解明、新薬の開発など、さまざまな医療の進展が期待されています。

病気や怪我などで失われた臓器・機能を再生することを目的とした医療技術を再生医療といいます。その研究は数十年前から行われており、１９８１年にはマウスの胚盤胞から、ＥＳ細胞（胚性幹細胞）という多能性幹細胞を作製することに成功しています。人間の細胞は、受精卵の時点では、どの臓器や組織にもなれる能力（全能性）を持っています。ただ、ひとたび分化した細胞は、基本的には、別の細胞に変化することはありません。そこでＥＳ細胞は、受精卵の内部から特定の細胞を採取し、特殊な環境で培養することによって作製されます。しかしその手順から、人間への応用には倫理的な問題が指摘されてきました。

そうした背景の中、２００６年、京都大学の山中伸弥教授らは、皮膚などの体細胞に４つの遺伝子を導入することで、ＥＳ細胞のように分化多能性を持つ、ｉＰＳ細胞（人工多能性幹細胞）を樹立できることを発表しました。ｉＰＳ細胞はどの年齢の体細胞からも作成でき、倫理的な問題もありません。そこでｉＰＳ細胞を用いた再生医療に注目が集まり、現在、さまざまな疾患・障害に対する研究が進められています。視細胞や神経細胞といった特定の細胞を作り出して移植する新たな治療法の開発のほか、難治性疾患の患者からｉＰＳ細胞を作成し、患部の細胞に分化させて観察することで、疾患の原因を解明する研究にも関心が寄せられています。

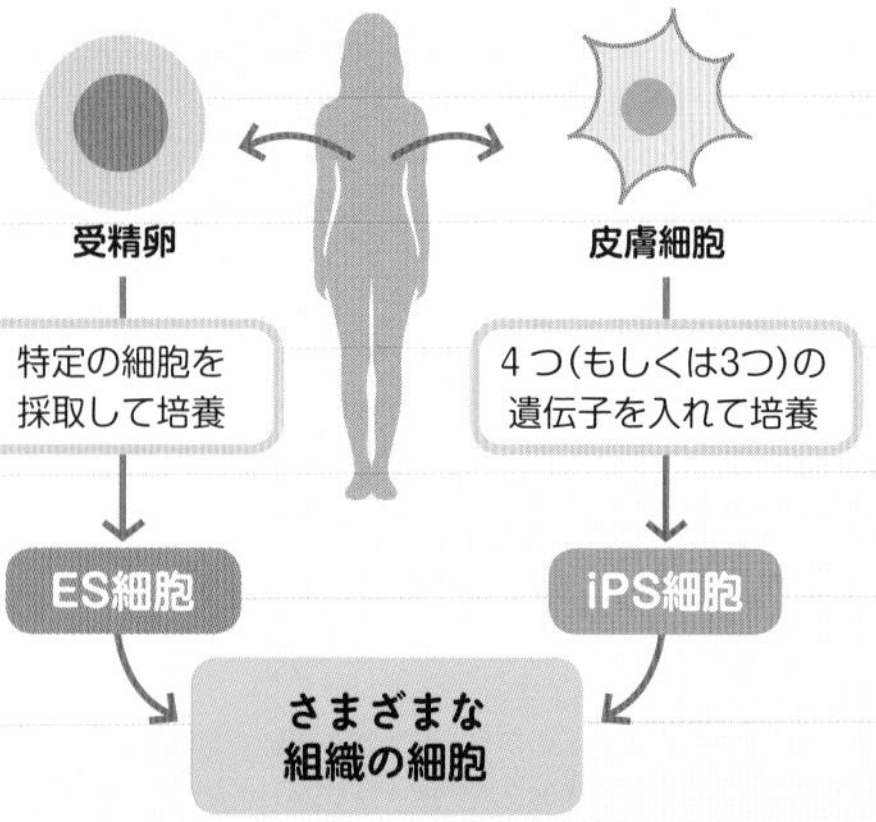

前ページまでに解説した、角膜疾患のほかに、現在、どのような疾患・障害に対する研究が進んでいるのでしょうか。その例として、国内で行われている研究の一部を、次ページで紹介します。今後も幅広い分野における研究が世界中で進み、新たな医療へとつながっていくでしょう。

加齢黄斑変性

加齢に伴い網膜黄斑部の機能が低下する、高齢者の失明原因の多くを占める疾患です。2014年には世界で初めて、患者自身のiPS細胞から作成した網膜色素上皮細胞シートを移植する手術が実施され、また18年からは他人の iPS 細胞を用いた臨床研究が行われています。

パーキンソン病

ドパミンという神経伝達物質を産生する神経細胞が失われ、体が動きにくくなる、こわばる、バランスがとり難くなる、ふるえが起こるなどの障害があらわれる疾患です。iPS細胞から神経細胞を作成し、脳内に移植する研究が進められており、2018年には、その第一例となる手術が実施されています。

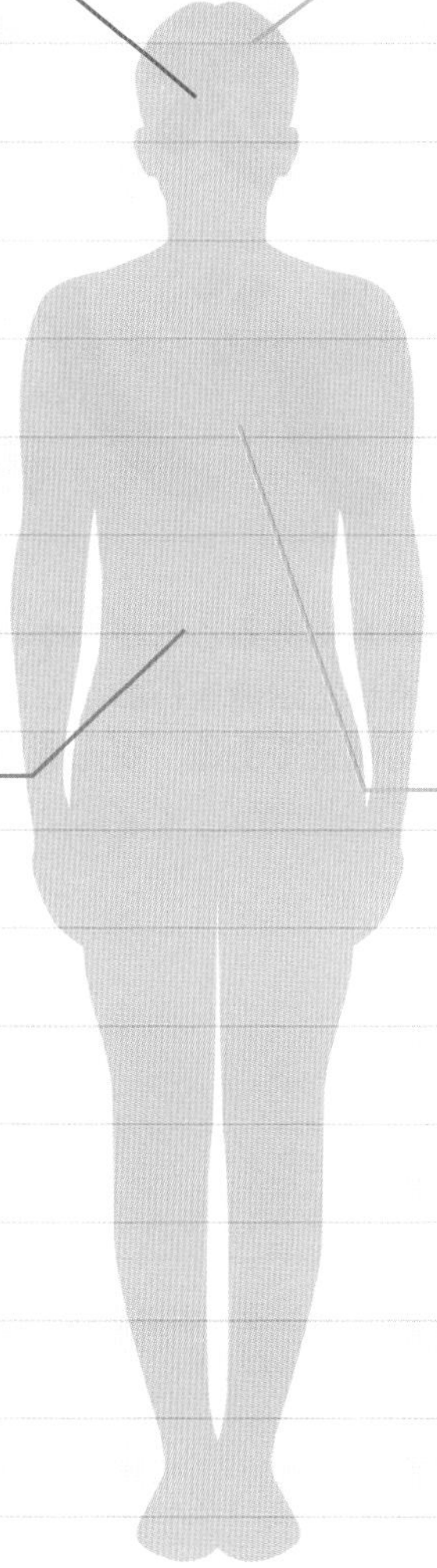

脊髄損傷

脳から全身への命令を伝える脊髄が怪我や事故などで傷つくと、手足の麻痺などが生じ、車いすや寝たきりの生活となることも少なくありません。そこで神経のもとになる細胞を作成・移植する研究が進められ、現在、脊髄損傷から2～4週間経過した亜急性期の患者への移植手術が予定されています。

重症心不全
（虚血性心筋症）

心臓に血液を送る冠動脈が狭まったり（狭心症）、詰まったり（心筋梗塞）すると心臓の筋肉が壊死し、進行すると命に関わります。そうした部位にiPS細胞から作成した心筋シートを貼り付け、心機能を回復させる研究が行われています。早ければ2020年にも、臨床研究がスタートする予定です。

臓器の作成にも成功

iPS細胞から臓器そのものを作る研究も進んでおり、臓器特有の働きを持ったミニ肝臓のほか、肝臓や膵臓、胆管などが連結したミニ多臓器の作成にも成功しています。疾患の原因解明や治療法・創薬の開発、将来の移植手術の実現につながることが期待されています。

一人ひとりに適した治療の実現へ

進歩するがんゲノム医療

近年、がんの原因が遺伝子の異常にあることがわかってきました。そこに着目し、個別のがんに適した治療を行おうとするのが、がんゲノム医療です。関連した検査である、がん遺伝子パネル検査が導入されています。

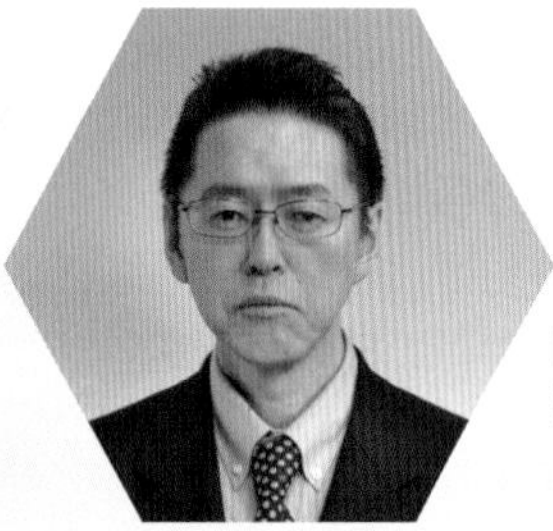

取材対象

国立がん研究センター中央病院
副院長・先端医療科長

山本《やまもと》 昇《のぼる》

遺伝子の異常ががんを引き起こす

人の体は、細胞によって構成されています。細胞内で設計図のような役割を担うのが遺伝子です。がん細胞が発生するのは、遺伝子に異常が生じることに起因します。喫煙や感染症、紫外線、先天的な要因など、何らかのきっかけで際限なく細胞を増殖させる遺伝子が生じたり、細胞の増殖を抑制する遺伝子が働かなくなったりするのです。

こうした仕組みが明らかになったことで、遺伝子の異常に着目した検査・治療が研究され、実際の治療に取り入れられるようになってきました。代表的な成果の一つが分子標的薬で、遺伝子の異常で生じた異常なタンパク質などを標的とし、正常な組織へのダメージを抑えつつ高い効果を挙げることができます。乳

がんの特定の分子を狙い撃つ分子標的薬が登場

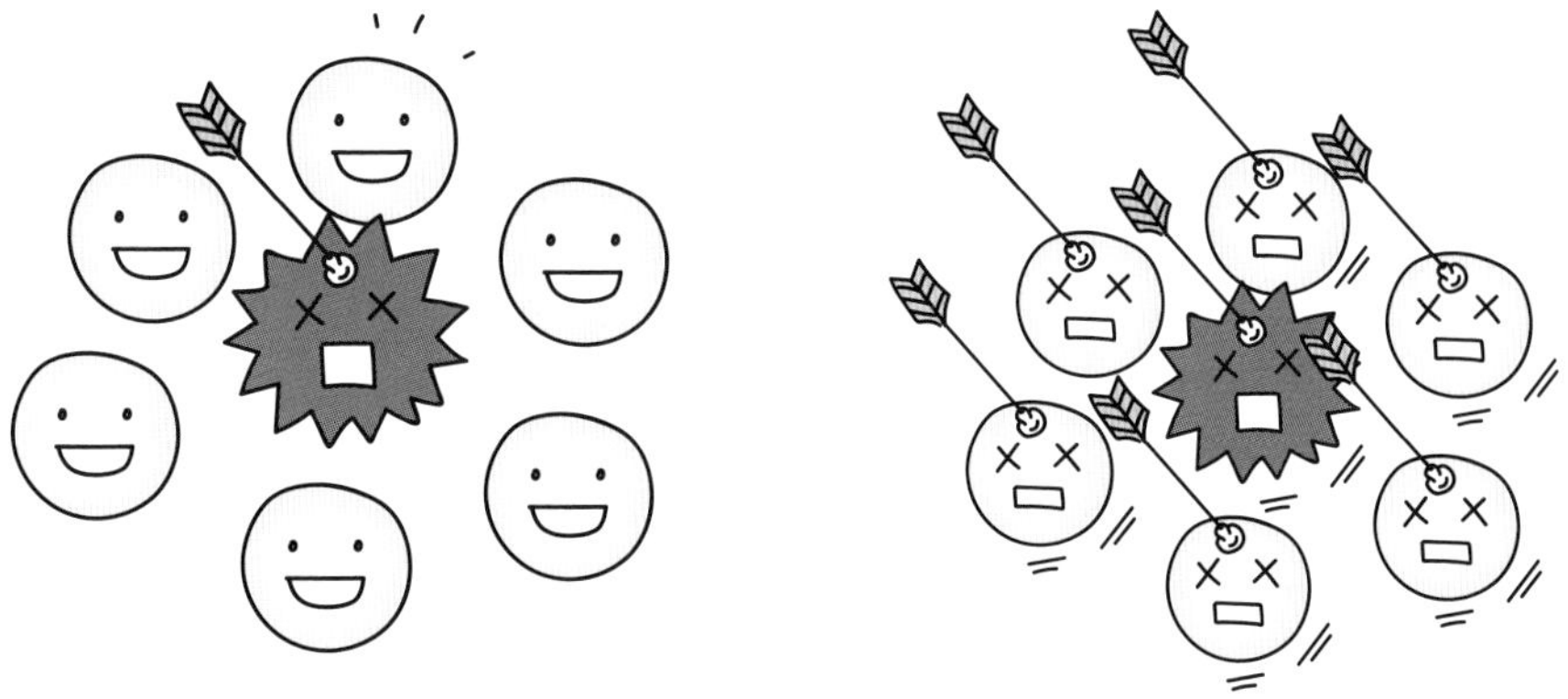

異常なタンパク質などを標的とし、正常組織へのダメージを抑えつつ高い効果を目指す

従来の薬剤では正常な細胞も攻撃の対象に

がん治療は「臓器別」から「遺伝子別」へ

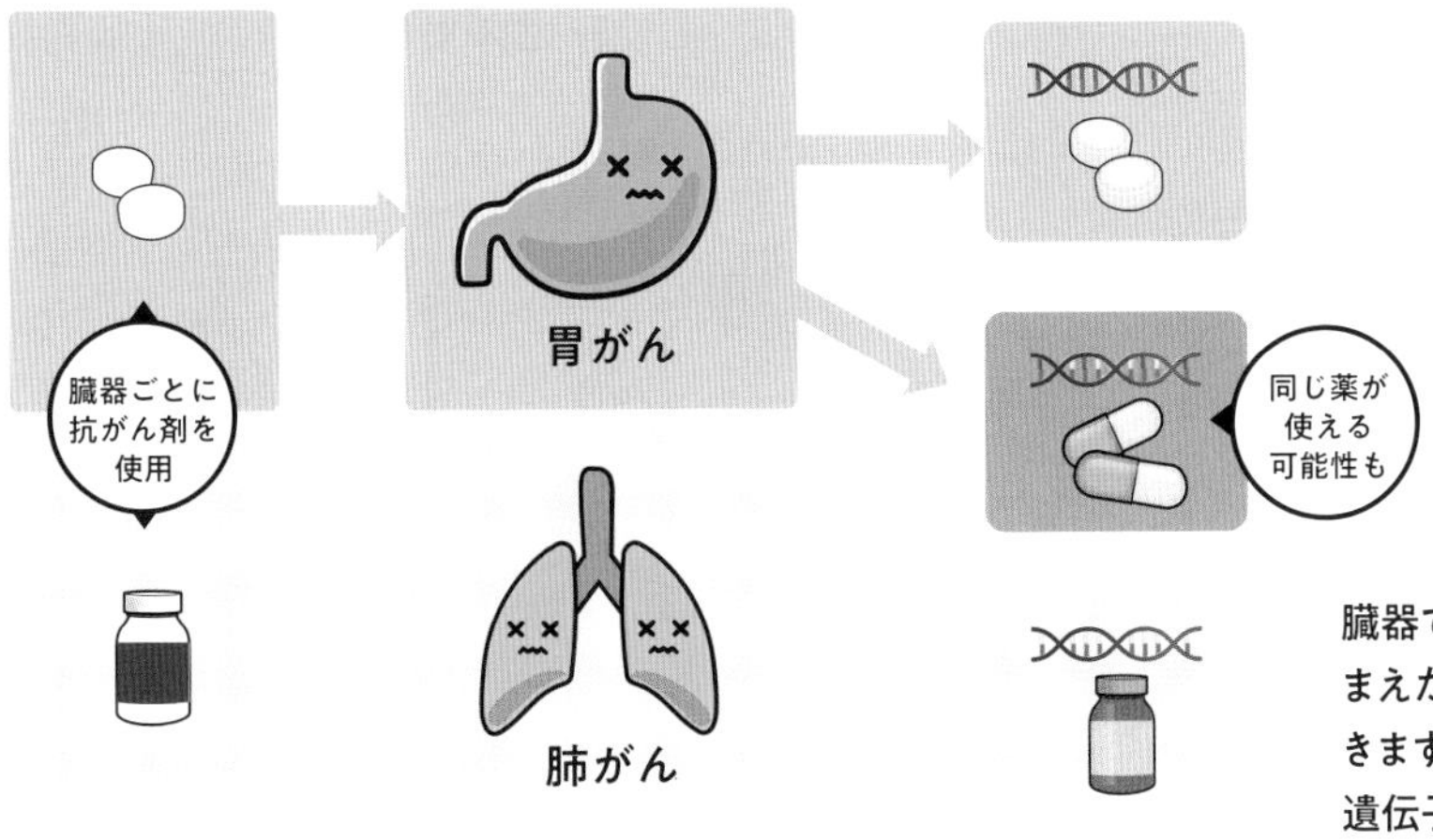

臓器ではなく、原因となる遺伝子を踏まえた治療により、高い効果を期待できます。また、異なるがんでも原因の遺伝子が同じなら、同じ薬剤が使える可能性が出てきます。

がんや肺がんなどでは、適した分子標的薬を探すため、切除したがん細胞の遺伝子を調べる「コンパニオン診断」も積極的に行われるようになりました。

　がんは、一人ひとり異なる特徴を持ちます。「そこから、治療も、個々に応じた手段を選択する、『個別化』を目指して進歩してきました。大雑把にいえば『臓器別』から『組織別』となり、更に絞られて『遺伝子別』になってきたのです」と説明する山本昇医師。例えば、別の部位に生じたがんで、共通する遺伝子異常が原因となっている場合があります。

　多くの患者と医者が望んでいるのは、がんになった時、最も適した抗がん剤がすぐにわかることでしょう。その第一歩と言えるのが、２０１９年６月に保険適用となったがん遺伝子パネル検査です。

数多くの遺伝子を同時に調べる

　従来の遺伝子検査は、ごく一部の遺伝子異常の有無を調べるために行われていました。一方、がん遺伝子パネル検査では、次世代シーケンサーという機器で患者のがん細胞が持つ100種類以上の遺伝子を同時に調べ、異常を探します。血液がんを除く、ほとんどの固形がんで行うことが可能です。保険が適用されるのは、標準治療がない、もしくは標準治療が終了見込みの、検査後に薬物療法が行えそうな患者で、もし判明した遺伝子異常に適した薬剤があれば、そのまま治療へ移ります。

　治療以外の活用も期待されています。その一つが転移したがんが最初に見つかり、どこで発症したかわからない「原発不明がん」の診断です。

適した薬剤を調べる がん遺伝子パネル検査

患者のがん細胞が持つ100種類以上の遺伝子を同時に調べ、遺伝子異常を探します

見つかった遺伝子異常に適した抗がん剤があれば、そのまま治療へ進みます

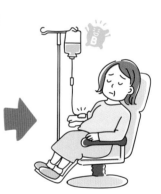

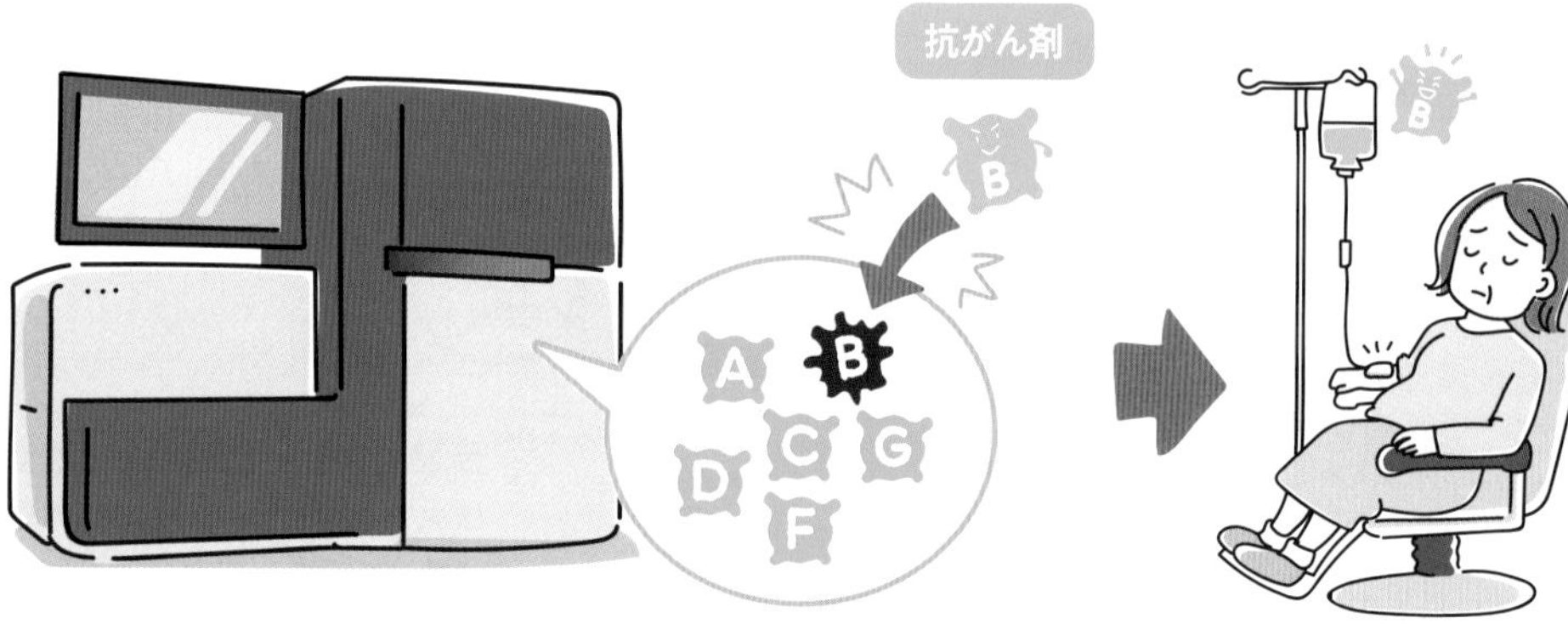

現時点では数は多くないものの、遺伝子の特徴から発生した臓器がわかることもあります。また、予後の推定ができる可能性もあります。「特定の遺伝子があれば予後が良い、逆になければ悪いなど、大まかなふるいわけができる可能性があります」。ほかに、大腸がんや乳がん、卵巣がんなどで見られる家族性腫瘍・遺伝性腫瘍の診断にも役立ちます。

遺伝子異常を対象とする薬物を治療に用いる

　現状、がん遺伝子パネル検査の保険適用が限られる背景の一つに、検査で判明した遺伝子異常に対応した薬剤がまだ数少ないという点が挙げられます。「現時点では、治療に結びつく可能性が決して多くはありません。薬剤が見つかる可能性は、診断したうち

の10～15％くらいでしょう」と説明する山本医師。

改善には、遺伝子異常に応じた新薬の開発が求められることもあり、国内では、製薬会社や医師が主導するさまざまな治験が行われています。それらは、検査を受けた患者にとって、国内未導入の薬剤を用いる手段とも言えるでしょう。例えば国立がん研究センター中央病院の先端医療科では、独自のホームページを立ち上げ、同センターで実施する臨床試験を検索できるようにしています。決して全国の医療機関を対象とするものではありませんが、実際の臨床試験の例を知ることができます。

治験に参加できなかった人など、より多くの人へ治療の幅を広げるための取り組みも進んでいます。それが、患者が国に申請して、海外で既に承認された新薬などを使えるようにする制度「患者申出療養制度」の枠組みを広げた、分子標的薬の臨床研究です。分子標的薬は特定のがんに対して保険が承認されているものの、同じ遺伝子変異を持つ別のがんには保険で使えないというケースもあります。そうしたときに、患者が申し出をすることで、製薬企業から薬剤を無償で提供を受け、臨床研究を行えるというもの。がんゲノム医療中核拠点病院11施設で早ければ19年内に開始される予定です。「優先順位が高いのは、薬の開発につながる治験や先進医療ですが、そこから漏れたときの受け皿になります」と山本医師。

中核拠点病院や連携病院で診療・研究が進む

２０１９年９月現在、診療や研究、教育など、がんゲノム医療の中核を担う、がんゲノム医療中核拠点病院が11施設、それらの病院と連携して検査・治療を提供するがんゲノム医療連携病院が１５６施設認定されています。各施設での検査・治療と共に、それらを通じた、国内でのデータ収集が今後進むと、山本医師は語ります。それにより、さらなる検査・治療の発展に繋がります。例えば、どの遺伝子異常が日本人に多いかわかれば、それに対する新薬の開発が期待できるでしょう。

また、検査自体の改良にも繋がります。症例を集めることで、より早い段階での使用への有用性が判明する、対象を必要最小限に絞って検査費用自体を下げるなど、より多くの人に提供しやすくなる可能性もあります。がんを発症しても原因となる遺伝子異常がすぐに判明し、最適の薬剤が用いられる。その未来に向け、研究が進んでいます。

全国各地にある、がんゲノム医療実施施設

がん遺伝子パネル検査を提供しているのが、がんゲノム医療中核拠点病院、がんゲノム医療拠点病院、がんゲノム医療連携病院です。日本のどこでも、がんゲノム医療を受けられる体制を目指し、全国各地で指定されています。次ページで、指定された病院をまとめています。

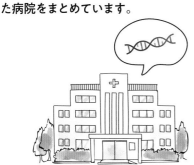

がんゲノム医療が受けられる病院

がんゲノム医療を牽引する高度な機能を有する「中核拠点病院」、自施設でがんゲノム医療を完結できる「拠点病院」、中核拠点病院と連携して診療にあたる「連携病院」をまとめた。中核拠点病院と連携病院は2019年4月時点、拠点病院は2019年9月時点のもの。

中核拠点病院

都道府県	医療機関名称	所在地
北海道	北海道大学病院	札幌市北区
宮城	東北大学病院	仙台市青葉区
千葉	国立がん研究センター東病院	柏市
東京	国立がん研究センター中央病院	中央区
	慶應義塾大学病院	新宿区
	東京大学医学部附属病院	文京区
愛知	名古屋大学医学部附属病院	名古屋市昭和区
京都	京都大学医学部附属病院	京都市左京区
大阪	大阪大学医学部附属病院	吹田市
岡山	岡山大学病院	岡山市北区
福岡	九州大学病院	福岡市東区

拠点病院

都道府県	医療機関名称	所在地
北海道	北海道がんセンター	札幌市白石区
青森	弘前大学医学部附属病院	弘前市
山形	山形大学医学部附属病院	山形市
茨城	筑波大学附属病院	つくば市
埼玉	埼玉医科大学国際医療センター	日高市
	埼玉県立がんセンター	北足立郡伊奈町
千葉	千葉県がんセンター	千葉市中央区
東京	東京都立駒込病院	文京区
	東京医科歯科大学医学部附属病院	文京区
	がん研有明病院	江東区
	国立成育医療研究センター	世田谷区
神奈川	神奈川県立がんセンター	横浜市旭区
	聖マリアンナ医科大学病院	川崎市宮前区
	東海大学医学部付属病院	伊勢原市
新潟	新潟大学医歯学総合病院	新潟市中央区
富山	富山大学附属病院	富山市
石川	金沢大学附属病院	金沢市
長野	信州大学医学部附属病院	松本市
静岡	静岡県立静岡がんセンター	駿東郡長泉町
愛知	愛知県がんセンター	名古屋市千種区
三重	三重大学医学部附属病院	津市
大阪	大阪市立総合医療センター	大阪市都島区
	大阪国際がんセンター	大阪市中央区
	近畿大学病院	大阪狭山市
兵庫	神戸大学医学部附属病院	神戸市中央区
	兵庫県立がんセンター	明石市
	兵庫医科大学病院	西宮市
広島	広島大学病院	広島市南区
香川	香川大学医学部附属病院	木田郡三木町
愛媛	四国がんセンター	松山市
福岡	九州がんセンター	福岡市南区
	久留米大学病院	久留米市
長崎	長崎大学病院	長崎市
鹿児島	鹿児島大学病院	鹿児島市

連携病院

都道府県	医療機関名称	所在地
北海道	札幌医科大学附属病院	札幌市中央区
	恵佑会札幌病院	札幌市白石区
	市立函館病院	函館市
	函館五稜郭病院	函館市
	旭川医科大学病院	旭川市
青森	青森県立中央病院	青森市
岩手	岩手医科大学附属病院	盛岡市
宮城	宮城県立がんセンター	名取市
秋田	秋田大学医学部附属病院	秋田市
福島	福島県立医科大学附属病院	福島市
茨城	茨城県立中央病院	笠間市
栃木	栃木県立がんセンター	宇都宮市
	自治医科大学附属病院	下野市
	獨協医科大学病院	下都賀郡壬生町
群馬	群馬県立がんセンター	太田市
埼玉	埼玉県立小児医療センター	さいたま市中央区
	埼玉医科大学　総合医療センター	川越市
	獨協医科大学埼玉医療センター	越谷市
千葉	千葉大学医学部附属病院	千葉市中央区
	亀田総合病院	鴨川市
東京	聖路加国際病院	中央区
	東京慈恵会医科大学附属病院	港区

都道府県	医療機関名称	所在地
連携病院		
東京	虎の門病院	港区
	東京医科大学病院	新宿区
	国立国際医療研究センター病院	新宿区
	順天堂大学医学部附属順天堂医院	文京区
	日本医科大学付属病院	文京区
	NTT 東日本関東病院	品川区
	東京医療センター	目黒区
	東邦大学医療センター大森病院	大田区
	日本赤十字社医療センター	渋谷区
	東京女子医科大学東医療センター	荒川区
	帝京大学医学部附属病院	板橋区
	日本大学医学部附属板橋病院	板橋区
	武蔵野赤十字病院	武蔵野市
	杏林大学医学部付属病院	三鷹市
	東京都立多摩総合医療センター	府中市
神奈川	神奈川県立こども医療センター	横浜市南区
	横浜市立市民病院	横浜市保土ケ谷区
	横浜市立大学附属病院	横浜市金沢区
	北里大学病院	相模原市南区
新潟	新潟県立がんセンター新潟病院	新潟市中央区
富山	富山県立中央病院	富山市
石川	金沢大学附属病院	金沢市
	金沢医科大学病院	河北郡内灘町
福井	福井大学医学部附属病院	吉田郡永平寺町
山梨	山梨県立中央病院	甲府市
	山梨大学医学部附属病院	中央市
長野	長野赤十字病院	長野市
岐阜	岐阜大学医学部附属病院	岐阜市
	岐阜県総合医療センター	岐阜市
	岐阜市民病院	岐阜市
	大垣市民病院	大垣市
	岐阜県立多治見病院	多治見市
	木沢記念病院	美濃加茂市
静岡	静岡県立総合病院	静岡市葵区
	浜松医療センター	浜松市中区
	総合病院聖隷浜松病院	浜松市中区
	浜松医科大学医学部附属病院	浜松市東区
	聖隷三方原病院	浜松市北区
愛知	名古屋第一赤十字病院	名古屋市中村区
	名古屋医療センター	名古屋市中区
	名古屋第二赤十字病院	名古屋市昭和区
	名古屋市立大学病院	名古屋市瑞穂区
	豊橋市民病院	豊橋市
	公立陶生病院	瀬戸市
	豊田厚生病院	豊田市
	安城更生病院	安城市
	藤田医科大学病院	豊明市
	愛知医科大学病院	長久手市
滋賀	滋賀医科大学医学部附属病院	大津市
	滋賀県立総合病院	守山市
京都	京都府立医科大学附属病院	京都市上京区
京都	京都第二赤十字病院	京都市上京区
	京都市立病院	京都市中京区
	京都第一赤十字病院	京都市東山区
	京都医療センター	京都市伏見区
	京都桂病院	京都市西京区
大阪	大阪赤十字病院	大阪市天王寺区
	大阪市立大学医学部附属病院	大阪市阿倍野区
	大阪急性期・総合医療センター	大阪市住吉区
	大阪労災病院	堺市北区
	大阪医科大学附属病院	高槻市
	関西医科大学附属病院	枚方市
	大阪医療センター	東大阪市
	市立東大阪医療センター	東大阪市
兵庫	神戸市立医療センター中央市民病院	神戸市中央区
	姫路赤十字病院	姫路市
	関西労災病院	尼崎市
奈良	奈良県立医科大学附属病院	橿原市
	近畿大学奈良病院	生駒市
和歌山	和歌山医療センター	和歌山市
	和歌山県立医科大学附属病院	和歌山市
鳥取	鳥取県立中央病院	鳥取市
	鳥取大学医学部附属病院	米子市
島根	島根大学医学部附属病院	出雲市
	島根県立中央病院	出雲市
岡山	倉敷中央病院	倉敷市
	川崎医科大学附属病院	倉敷市
広島	広島市民病院	広島市中区
	県立広島病院	広島市南区
	安佐市民病院	広島市安佐北区
	呉医療センター	呉市
	福山市民病院	福山市
山口	山口大学医学部附属病院	宇部市
	岩国医療センター	岩国市
	徳山中央病院	周南市
徳島	徳島大学病院	徳島市
香川	香川県立中央病院	高松市
愛媛	愛媛大学医学部附属病院	東温市
高知	高知医療センター	高知市
	高知大学医学部附属病院	南国市
福岡	北九州市立医療センター	北九州市小倉北区
	産業医科大学病院	北九州市八幡西区
	九州医療センター	福岡市中央区
	福岡大学病院	福岡市城南区
佐賀	佐賀大学医学部附属病院	佐賀市
	佐賀県医療センター好生館	佐賀市
熊本	熊本大学病院	熊本市中央区
大分	大分大学医学部附属病院	由布市
宮崎	宮崎大学医学部附属病院	宮崎市
鹿児島	相良病院	鹿児島市
沖縄	琉球大学医学部附属病院	中頭郡西原町

特別広告企画

最新医療が受けられる医療機関2020

【企画・制作】 株式会社リアライズエス TEL.03-5332-7510

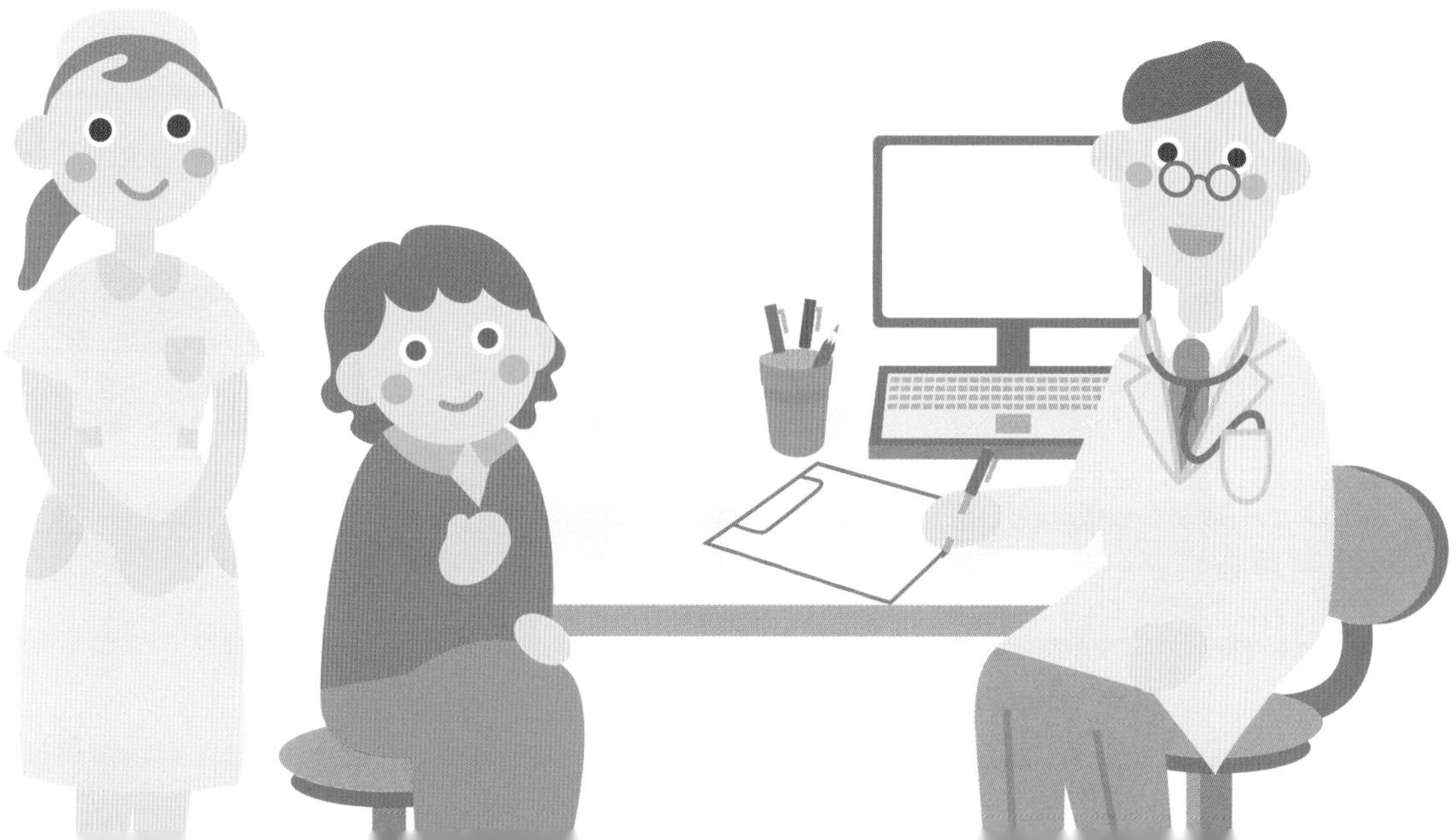

認知症を中心とした精神疾患全般で総合的な治療を実践

医療法人髙仁会　戸田病院

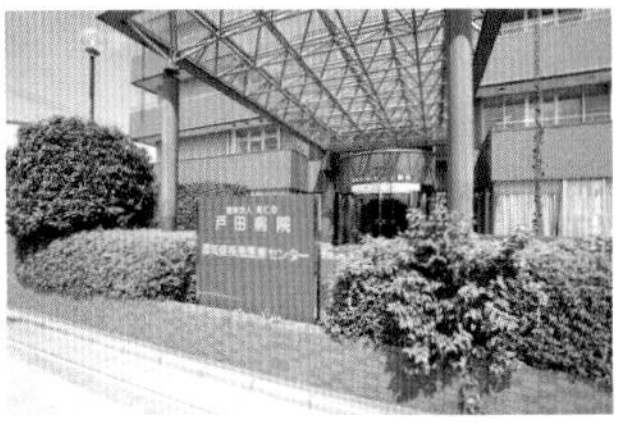

診療科目：精神科、内科、皮膚科、歯科
休診日：日曜日　病床数：550床
精神科診療：月〜土 8:45〜11:00
認知症診療：月・水 12:45〜15:30 木 8:45〜11:00

〒335-0026 埼玉県戸田市新曽南3-4-25
TEL.048-442-3824 FAX.048-447-0751
https://toda-hp.jp/

外来から入院での治療 退院後のケアまで実践

うつ病や認知症、統合失調症などの精神疾患全般に対応した幅広い治療を実践するのが、埼玉県戸田市の戸田病院だ。「医師や看護師、臨床心理士、作業療法士、理学療法士、介護スタッフなどの多職種がかかわり、総合的な治療を提供しています」と井口喬院長。その体制を生かし、力を入れているのが高齢者の治療だ。認知症疾患医療センターとして、地域の認知症診療の中核を担う他、悩みやストレスによる適応障害など、他疾患の患者も積極的に受け入れる。

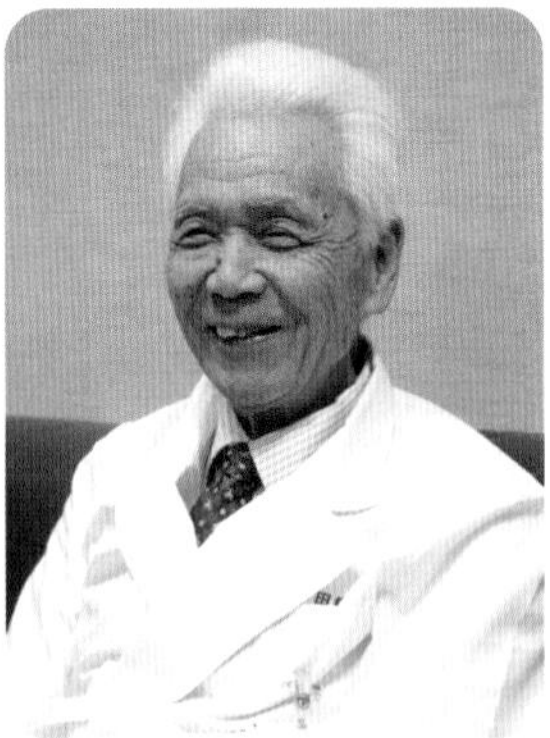

院長　井口 喬

いぐち・たかし●１９６４年、大阪市立大学医学部卒業。98年〜２００６年、昭和大学附属烏山病院院長・精神神経科教授。06年より現職。

「認知症に限らず、心理状態を客観的に評価します。それに必要な心理テストなどの多様な評価手段も用意しています」と井口院長。うつ病にも国内でいち早く専用のストレスケア病棟を備え、積極的に治療を進めている。

入院が可能なのも特徴の一つだろう。例えば、急性期で重度の精神症状が出た際には、短期入院による治療も可能だ。3カ月以内での社会復帰を目指すプログラムのもと、効率よく集中的に治療を実施し、退院後のデイケアへつなげていく。あわせて、関連施設としてグループホームを設け、自宅での生活に不安がある人を受け入れ、アフターケアとリハビリを進めていけるという。

戸田病院が実践する認知症の非薬物療法

認知症の周辺症状は、薬物療法だけでは十分な効果が得られないため、さまざまな治療を組み合わせていく

● バリデーション

言語的・非言語的技法を組み合わせたコミュニケーション技術。共感を示すことで患者が安心し、状態の安定につながる。

● 作業療法

患者が興味を示した活動や、過去に経験した活動を実践。楽しみながら身体的機能・活動性の維持を図る。

● 回想法

患者が過去の経験をさまざまな思いと共に回想し、治療者がそれを受容することで内面と社会性の回復をめざす。

● リアリティ・オリエンテーション

患者周辺のさまざまな情報を繰り返し確認・示し、注意を向けるようにする。見当識障害の改善をはかり、対人関係・協調性を回復させて認知機能障害の進行を遅らせる。

● 支持的精神療法

受容的共感的態度で患者の苦悩を理解し、支援することで日常生活の改善を図る。

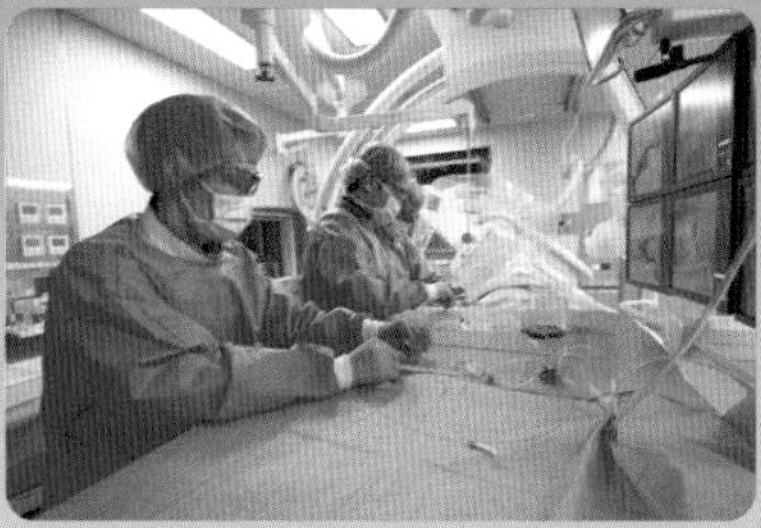

24時間体制の脳血管内治療で地域の救急医療を力強く支える

医療法人社団英明会

大西脳神経外科病院

受付時間：8:30～11:30／13:30～16:30
休診日：土・日・祝・年末年始
〒674-0064 兵庫県明石市大久保町江井島1661-1
TEL.078-938-1238　FAX.078-938-1236
http://www.onc.akashi.hyogo.jp/

脳血管内治療　治療実績
(2018年1～12月)

血管内治療総数 ※t-PA8件は除外	255
破裂脳動脈瘤	37
未破裂脳動脈瘤	63
頸動脈ステント留置術	75
血栓回収術	50

脳卒中のエキスパートが救急搬送に対応し迅速な治療を提供

我が国における死因の上位を占め、要介護の主な原因でもある脳卒中。２０１８年には脳卒中・循環器病対策基本法が成立するなど、その対策が国を挙げて取り組まれている。そうした脳卒中の急性期医療を軸に、幅広い脳血管障害の診療を担い、兵庫県明石市を中心とした地域を支えているのが、大西脳神経外科病院である。

脳卒中医療においては近年、開頭せずに血管内から治療する脳血管内治療が確立され、適応の幅も広がっている。その治療体制の拡充に努めてきた同院では現在、脳血管内治療専門医が５名も在籍し、24時間３６５日、即応できる体制を構築。「脳卒中の救急医療は時間との戦い。いかに早く治療を開始できるかが重要です。その意識をスタッフ全員で共有している点が治療成績に結びついています」と大西宏之医師が話すように、４台の最新MRIを常時稼働し、救急搬送から検査・診断、治療まで、60分以内に開始できる態勢を整えている。また髙橋賢吉医師も次のように説明する。「初期対応から脳卒中のエキスパートが担当し、スピーディーに診断、治療できる点もポイントです。開頭手術の経験も豊富な医師が揃い、手術と脳血管内治療、どちらかに偏ることなく最適な治療を選択、併用しています」。来院までの時間短縮も重視し、救急隊との密な連携をはじめ、近隣の子ども達に脳卒中の危険性を伝えて家族間に知識を伝達する取り組みや、定期的な市民公開講座などの啓発活動を率先しているのも、同院ならではといえるだろう。

最新機器も積極的に導入し、治療の質の向上を追求する同院。たとえば、従来の脳血管内治療が適応しづらい大型の脳動脈瘤にも対応できる、フローダイバーターステントの導入も予定し、現在は大阪医科大学との連携によって、大西医師が同大学内で実施できる体制を整えている。

予防医療や回復期医療の拡充にも努め、予防から診断・治療、術後のフォローと継ぎ目なく受けられる体制を強化すると大西医師。「地域の脳卒中患者さんはすべて当院で支える、そういった信念で取り組んでまいります」

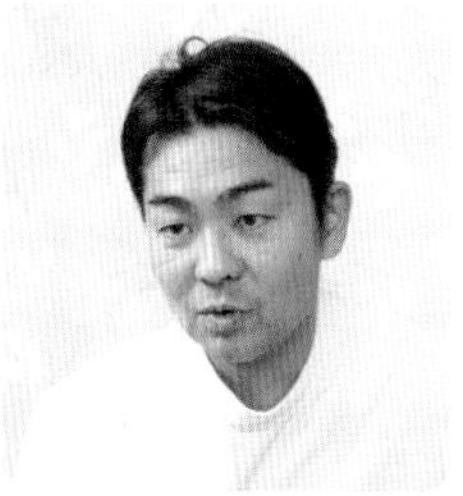

脳卒中センター長・脳血管内治療科主任部長
大西 宏之
日本脳神経血管内治療学会認定
脳血管内治療専門医
日本脳神経外科学会認定脳神経外科専門医

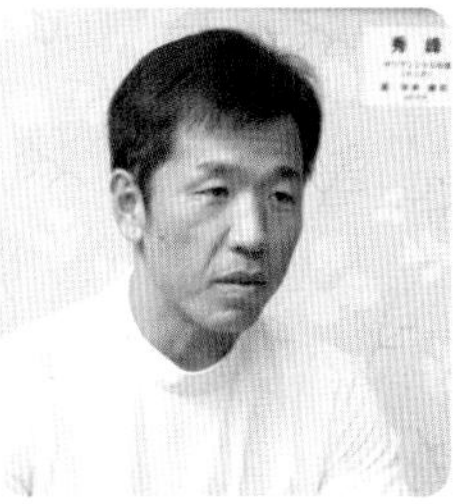

脳神経外科部長
髙橋 賢吉
日本脳神経血管内治療学会認定
脳血管内治療専門医
日本脳神経外科学会認定脳神経外科専門医

脳血管内治療と手術の両輪で 地域住民を脳卒中から守る

一般社団法人 日本海員掖済会
名古屋掖済会病院

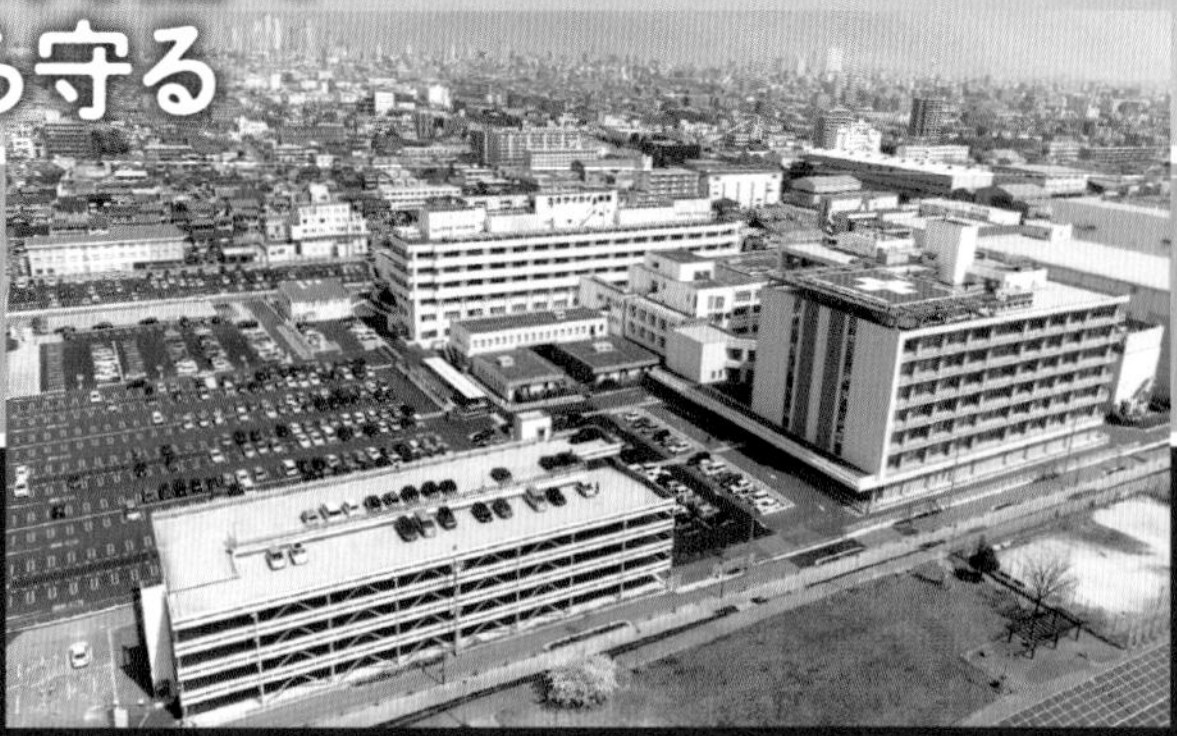

診療受付時間（初診）8:00〜11:30
休診日：土・日・祝・年末年始（12/29〜1/3）
〒454-8502 愛知県名古屋市中川区松年町4-66
TEL.052-652-7711
http://www.nagoya-ekisaikaihosp.jp/

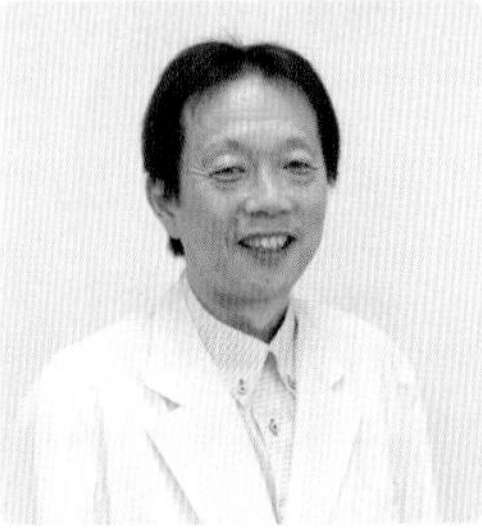

脳神経外科部長 鈴木 宰

すずき・おさむ●1995年、名古屋大学卒業。日本脳神経外科学会認定脳神経外科専門医。

迅速な救急医療や脳卒中を防ぐ治療を

開頭することなく、脳血管の病変を治療できる脳血管内治療。名古屋掖済会病院の脳神経外科ではこの治療を軸に、名古屋南西部の脳疾患治療を担ってきた。その一つが、脳梗塞やくも膜下出血といった、脳卒中への救急医療だ。もともと救急を積極的に受け入れていた背景を踏まえ、救急科、脳神経内科との連携体制のもと、適切な治療を実践している。

例えば、特に患者数が多く生じる脳梗塞に対しては、詰まった血管を再開通させる血栓回収療法を迅速に実施する。「この治療は『1分でも早く』と言われています。当院でも、看護師や放射線技師などと連携して迅速に提供すると共に、問題点を洗い出して更なる迅速化に努めています」と鈴木宰医師。血栓回収療法だけでなく、開頭手術の経験も豊富で、両治療の得意不得意を踏まえて選択することも可能だ。くも膜下出血においても、脳血管内治療の一つ、コイル塞栓術と、開頭クリッピング術から病態を踏まえて選択するという。

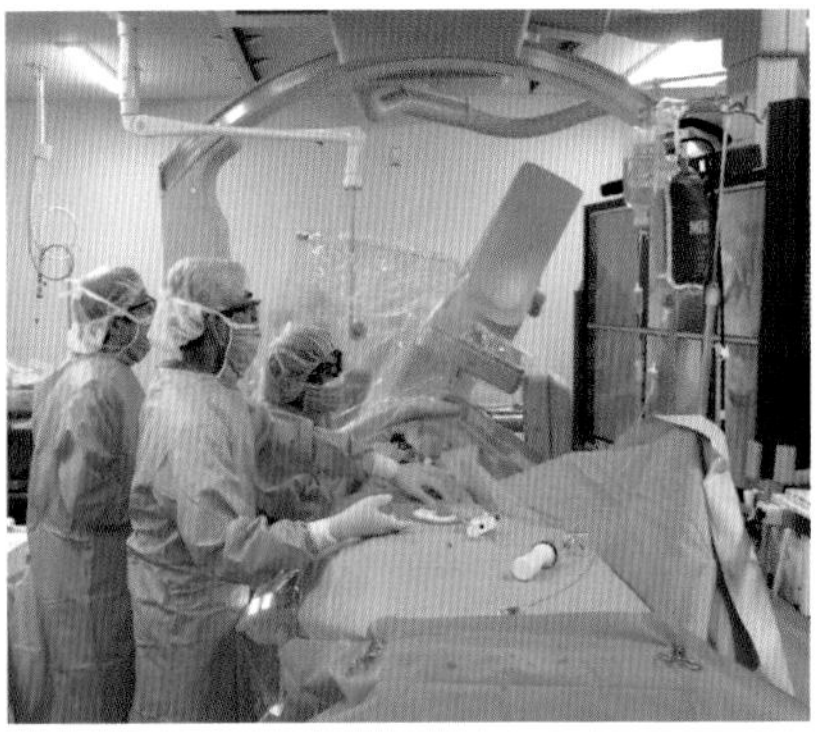

脳血管内治療では最新の機器を導入し、精度を高めている

あわせて、脳卒中の予防につながる治療も積極的に手掛けている。くも膜下出血の原因となる未破裂脳動脈瘤に対しては開頭しないコイル塞栓術を主に実施。脳梗塞の原因となる頸動脈狭窄症の治療にも力を入れており、ステントと呼ばれる金属の筒で血管を広げる、頸動脈ステント留置術（ＣＡＳ）で対応する。「これらの治療の前、患者さんの多くは不安そうな顔をされています。それを取り除けるよう、声をかけたりして安心していただけるよう心がけています」と鈴木医師は語る。

同科の症例数はここ数年増え続けている。今後も地域のニーズに応えることを目指すという。

■血管内手術件数

※16〜18年は1〜12月の合計

2016年	58件
2017年	71件
2018年	90件
2019年（1月〜9月）	86件

脳動脈瘤や脳梗塞などの低侵襲治療

進歩の著しい脳血管内治療

脳血管や頸動脈の病変に切開を抑えた治療を

脳内の血管や頸動脈が詰まる脳梗塞、破れると大出血につながる脳動脈瘤などで、近年導入が進んできたのが脳血管内治療です。血管内に通したカテーテルを脳に到達させて病変を処置する治療で、開頭手術に比べて体への負担を抑えられるほか、手術ではアプローチが困難な位置の症例にも対応できます。

脳梗塞では、血管をつまらせる血栓を直接取り除く血栓回収療法が導入されています。血栓を溶かす薬剤のｔ-ＰＡに比べ、発症からある程度時間が経過しても使用可能で、より高い治療効果も期待できます。頸動脈が詰まる頸動脈狭窄症も、血管内にステントと呼ばれる金属の筒を留置する頸動脈ステント留置術（ＣＡＳ）で、頸部の切開をせず、治療が行えます。

脳動脈瘤では、脳動脈瘤の内部に細い金属の糸を詰めるコイル塞栓術が行われます。当初は、脳動脈瘤の入り口が広い症例の治療は困難でしたが、バルーンで押さえたり、ステントを留置したりすることで対応可能になってきました。さらに、従来法で治療が難しい大型の脳動脈瘤を治療できるフローダイバーターステントと呼ばれるステントも登場し、一部の医療機関で導入が進んでいます。

愛媛

社会医療法人石川記念会

HITO｜病院

脳血管内治療科

四国の真ん中で脳卒中に素早く対応

【診療科目】
平日 8:30〜17:30　第1･3･5土 8:30〜12:30
【休診日】第2･4土･日･祝

〒799-0121 愛媛県四国中央市上分町788-1
TEL.0896-58-2222　FAX:0896-58-2223
http://hito-medical.jp

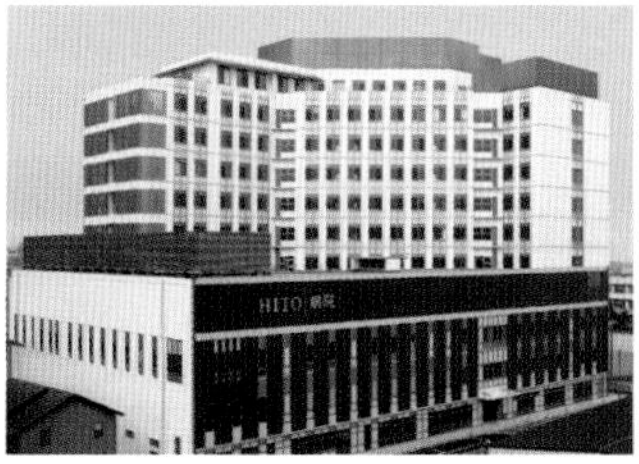

2019年4月より脳血管内治療科を設立し、高い技術を生かした診療を行っています。脳血管疾患で悩む患者さん一人ひとりに合った治療を提供できるよう心がけています。脳血管内治療は開頭手術と比較して、負担が少なく短い入院期間で治療できることが特徴の一つです。

当院では脳卒中の原因となる脳動脈瘤や頸動脈狭窄症を中心とした脳血管内治療を行っています。特に治療困難な脳動脈瘤には、バルーンやステントなど最新の機器を駆使したカテーテル治療を実践しています。また脳梗塞の原因となる頸動脈狭窄症に対しては、ステントを用いた血管内治療を積極的に行っています。四国の各県庁所在から約1時間という立地条件を生かし、突然発症した脳卒中にも迅速に対応できるよう、夜間に緊急で血管内治療ができる体制を整えています。リハビリスタッフ、看護師、薬剤師、栄養士など多職種でのチーム医療を行い患者さんの社会復帰を目指しています。

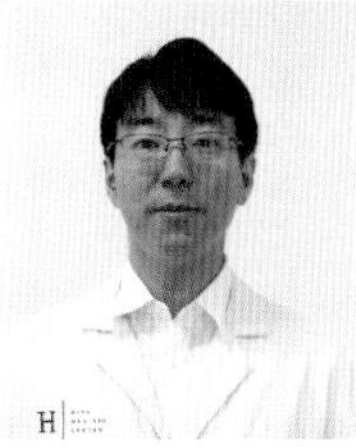

脳血管内治療科
部長 **岡本 薫学**
日本脳神経血管内治療学会認定
脳血管内治療専門医

最新のロボットで泌尿器・消化器がん手術の安全性を高める

一般社団法人 日本海員掖済会

名古屋掖済会病院

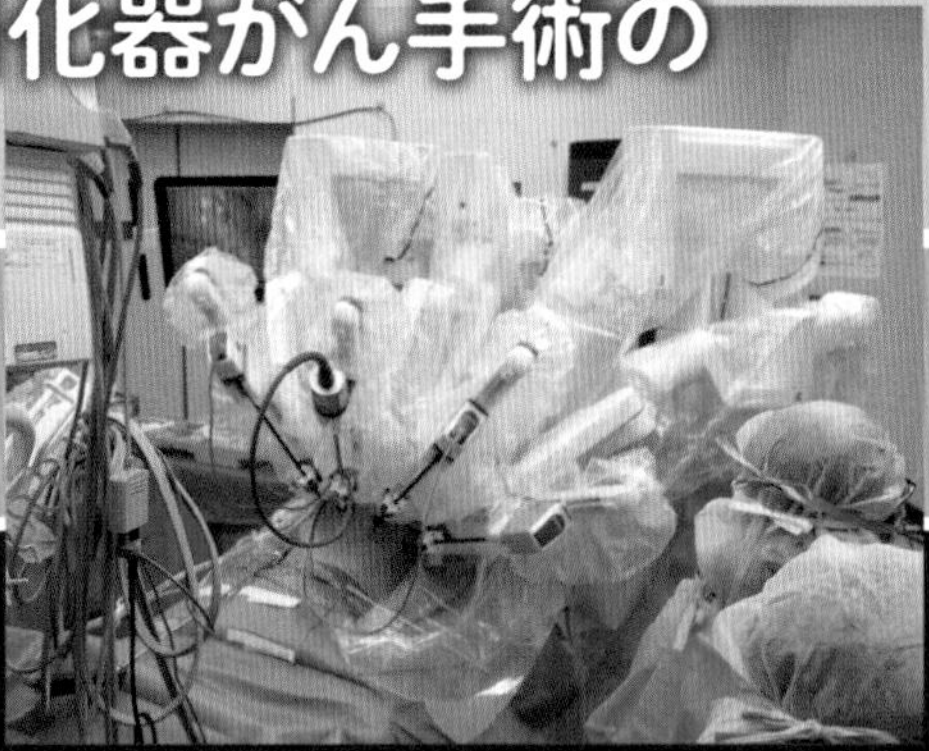

診療受付時間（初診）8:00〜11:30
休診日：土・日・祝・年末年始（12/29〜1/3）
〒454-8502 愛知県名古屋市中川区松年町4-66
TEL.052-652-7711　http://www.nagoya-ekisaikaihosp.jp/

出血量を大きく抑えた前立腺がん・腎がん手術

名古屋掖済会病院では、2018年にダビンチXを導入し、泌尿器科と外科で活用してきた。

泌尿器科では、前立腺がん手術と、腎がんの部分切除を対象とする。「ロボットでは細かい操作が実現できると共に、出血量が大きく抑えられます。今まで携わった多くの症例でも、輸血をせずに行ってきました」と語る竹中政史医師。その上で前立腺がんでは、できる限り神経を温存するほか、ハイリスクな症例には術前内分泌治療も併用して根治を追求していく。一方の腎がんの部分切除では、腎臓が血流の豊富な臓器であり、術中はそれを一時的に遮断することとなる。故に、迅速さや出血防止が重要となるが、正確な止血や、早期に血流を再開する工夫で、安全性と腎機能の温存を高めている。

開始から現在まで、同科では合併症を起こすことなく症例を重ねてきた。今後は膀胱がんへの導入も目指しており、その準備を進めているという。

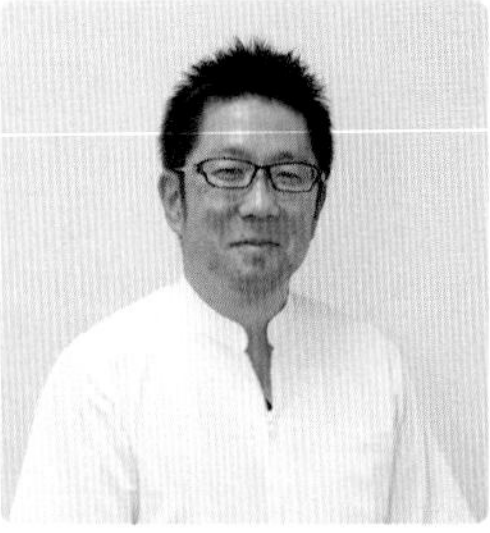

消化器外科部長 加藤 祐一郎

かとう・ゆういちろう●1997年、名古屋大学卒業。日本消化器外科学会認定消化器外科専門医ほか。

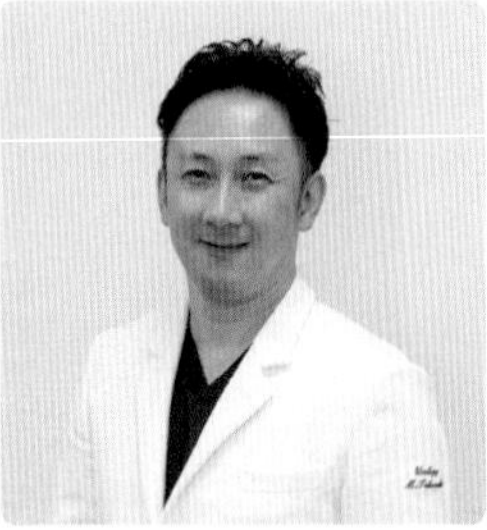

泌尿器科部長 竹中 政史

たけなか・まさし●2004年、藤田保健衛生大学卒業。日本泌尿器科学会認定泌尿器科専門医ほか。

胃がん、直腸がんでも新しく開始

外科では胃がんと直腸がんで開始している。もともと同院は両疾患で切開を抑えられる腹腔鏡下手術を積極的に実施していた。それも踏まえてロボットを導入したことで多くの利点が得られたと加藤祐一郎医師は語る。

直腸がんでは、骨盤奥深くの狭いスペースで処置を進めることとなる。体内で自在にアームを動かせるロボットにより、正常な組織の損傷を抑えられる。胃がんでは、縫合が容易になって手術時間が短縮されたほか、膵臓近くの腫瘍の切除にも役立ったという。「その際、膵臓近くのリンパ節の切除も必要です。腹腔鏡では膵臓を押さえなければならず、膵臓を傷つける可能性があります。一方のロボットでは膵臓を避けて病変に到達できるのです」

こうした利点を踏まえ、同科ではテーラーメードでの手術を実践。血管の走行など、一人ひとり異なる構造を術前の検査で見極め、より安全性の高い手術を心がけるという。

正確な手術で合併症を防ぐ

緻密な手術を実現する ロボット支援下手術

人間以上の正確さで 難しい手術も可能に

ロボットの導入により、これまで以上に複雑な手術が可能になりました。機械ならではの正確・緻密さで、治療に伴う患者の肉体的負担（侵襲）も軽減します。2012年の保険適用から対象疾患も増え、今では前立腺や腎、肺、胃、食道、直腸、膀胱、子宮体がんなどに使用できます。

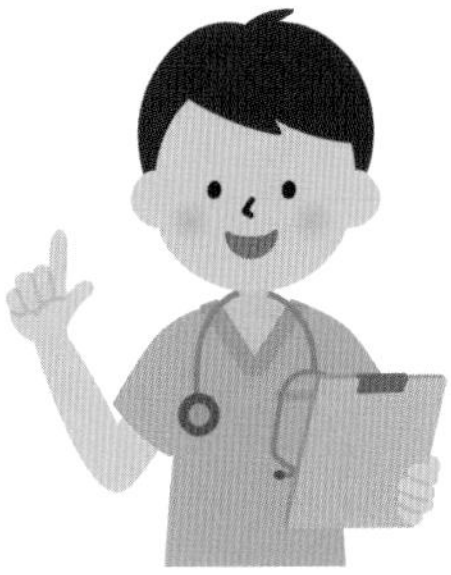

ロボット支援下手術は、腹腔鏡下手術の進化版と言えます。腹腔鏡下手術は、腹部に数ミリの穴を複数開け、内視鏡（腹腔鏡）と鉗子を挿入・操作する治療法で、腹部を数十センチ切開する開腹手術よりも低侵襲です。しかし、穴を支点としたシーソーのような鉗子操作の不自由さや、狭い骨盤内など深部の治療の難しさがありました。

ロボット支援下手術では、ロボットアームを介して内視鏡と鉗子を挿入・操作します。多くの関節がある鉗子は、深部へのアクセスが容易で、人間以上の可動域もあるため、従来よりも複雑な手術ができます。術者の手の動きをリアルタイムに再現する機能もあり、自分の体のように操作可能です。高い操作性に加え、鉗子の手ぶれ補正機能や、ズーム機能のある内視鏡の3D映像などが、正確・緻密な低侵襲手術を実現します。

低侵襲手術には、患者に多くのメリットがあります。切開や出血などの肉体的負担が減れば、早期の回復が可能です。周囲の神経・組織を避けて正確に病変を切除すれば、関係する機能の温存も期待できます。傷口の感染も少なくなるので、合併症のリスクも抑えられます。

ロボット支援下手術は便利ですが、万能ではありません。患者に合わせた治療法の選択が重要で、例えば、大きな腫瘍などには開腹手術が適する場合もあります。鉗子には触覚がないため、術者には慣れも必要です。

ロボット支援下手術を受ける場合は、実績のある医療機関が望ましいでしょう。

DBS（脳深部刺激療法）

パーキンソン病や振戦・ジストニアに保険適用

　脳の深部に小さな電極を埋め込み、脳内の局所を刺激することで、異常な神経活動を抑える治療法が脳深部刺激療法（ＤＢＳ）です。パーキンソン病や本態性振戦、ジストニアに対して健康保険の適用となっているほか、難治性疼痛の治療としても普及しています。

　脳内では、神経伝達物質が細胞同士の情報伝達を担っています。その一つ、ドパミンを産生する神経細胞が減少・喪失し、ドパミンが欠乏して手足のふるえや、動作の緩慢さ、筋肉の拘縮、歩行の障害や姿勢反射障害などの運動症状を引き起こすのがパーキンソン病です。進行すると歩行や起床などの動作が困難になって、車いすや寝たきりの生活となることも珍しくありません。その治療では、不足したドパミンを補う薬物療法が基本となり、ドパミンの原料となる成分を補充する薬剤や、ドパミンの代わりとなる物質を用いた薬剤などを必要に応じて組み合わせます。

　多くの場合、薬剤療法で症状を改善でき、数年間、日常生活を過ごせるといわれています。ただ進行すると、薬の効き目が出ている時と出ていない時の調子の波が生じ、生活に支障をきたすことがあります。具体的には、手足や口などが勝手に動いて止められなくなったり、薬の効果が出ていない時に体がまったく動かなくなったりするのです。

　一方、本態性振戦は体の一部がふるえ続ける神経疾患です。発症部位は手が特に多く、頭部や腕、足などに生じることもあります。悪化すると文字を書いたり、箸を使ったりすることに不自由するほか、スマートフォンやコンピューターなどの操作が困難になることもあります。本態性振戦の治療では、交感神経の興奮を抑える薬剤などが主に用いられていますが、中には薬物療法を続けても改善が見られないことがあります。

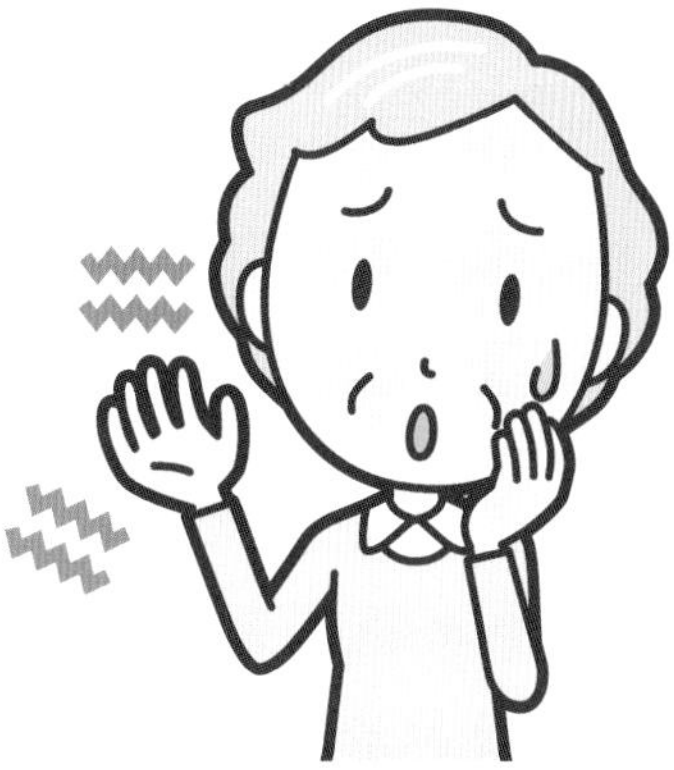

運動症状の軽減が期待できる

DBSは、これらの難治例に対する手段として発展を遂げてきた治療法です。治療の流れとしては、まず刺激を発する電極を脳内に植え込み、体外の刺激装置とつないで試験刺激を行います。その効果や副作用の有無を確認し、有用だと判断されたら、刺激装置を体内に埋め込みます。装置はすべて体内に留置するため、外見からその存在はわかりません。ふるえや筋肉の拘縮といった運動症状の軽減が期待でき、またパーキンソン病においては、薬の効果が切れて生じる症状の改善や、減薬を進められる可能性があります。DBSでは脳内の目標部位に、正確に電極を留置する必要があります。そこで術前には、フレームと呼ばれる器具を頭部に装着してCT・MRI撮影を行い、その画像をもとにターゲットの位置をミリ単位で計算します。そのうえで前頭部を数センチ切開し、頭蓋骨に小さな穴をあけて電極を留置します。適切に実施するためには、専門的な機器と設備、術者の高度な技術が要求され、どの医療機関でも提供できるわけではありません。治療を希望する際には、日本定位・機能神経外科学会が施設認定・技術認定している施設などの情報も参考に、実績ある医療機関を探すと良いでしょう。

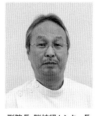

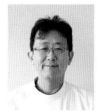

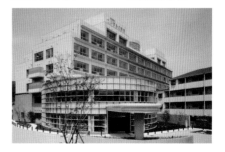

世界の重粒子線治療をリード

千葉県千葉市のQST病院（旧:放射線医学総合研究所病院）は、重粒子線治療を中心とした、放射線医療に特化した医療機関である。同院は放射線の医学利用と被ばく医療の研究拠点として1961年に設立された。以来、先進的な放射線医学の臨床研究を牽引し、1994年には世界で初めて重粒子線治療を導入。2019年6月までに世界最多、1万2000件以上の実績を積み重ね、その発展に大きく貢献している。

　重粒子線治療の特長としては、これまでの放射線治療より、ピン

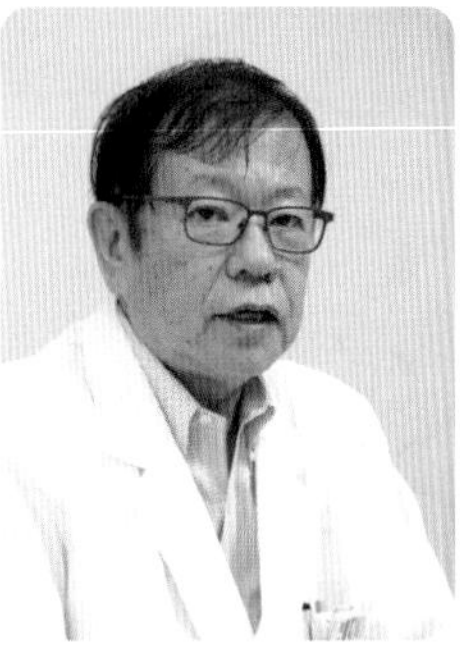

院長 辻 比呂志

重粒子線治療のパイオニアとして、高度な治療技術で多くの患者を救う

国立研究開発法人 量子科学技術研究開発機構

QST病院

（旧：放射線医学総合研究所病院）

- Quantum and Radiological Science and Technology -

〒263-8555 千葉県千葉市稲毛区穴川 4-9-1
TEL.043-206-3306(代表)
【受付時間】8:30〜17:00
https://www.nirs.qst.go.jp/hospital/

●重粒子線治療や受診方法のお問合せ
TEL.043-284-8852
【受付時間】9:00〜11:30 ／ 12:30〜15:00

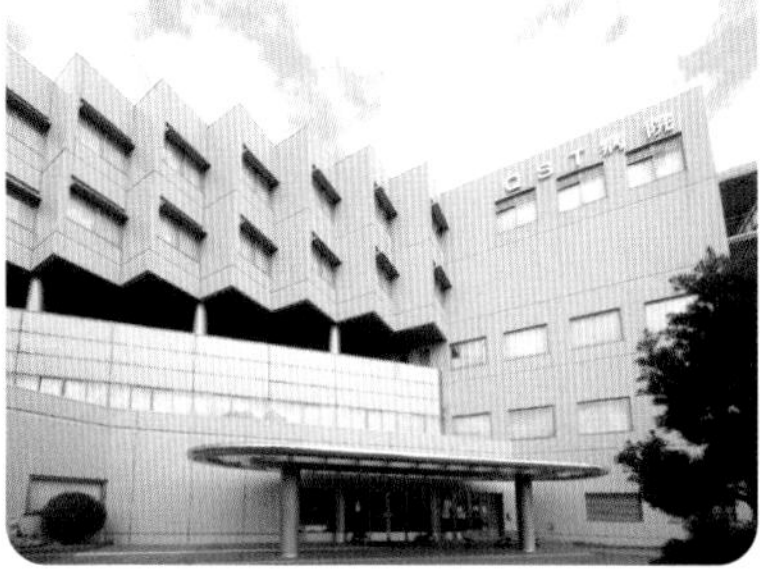

ポイントで高い線量を患部に集中できる点が挙げられる。線量集中性が高いという特性と、がん細胞を死滅させる効果がX線・陽子線の2~3倍ほど高いという特性から、従来の放射線治療が難しいがんの治療も期待できると辻比呂志院長。「長期間通院することなく治療できる利点もあり、初期の肺がんや肝臓がんの場合、当院では2日間で治療を完了できます」

　重粒子線治療の普及を目指し、同院では機器の高性能化・小型化の研究にも力を入れている。その結果、現在では国内6カ所で重粒子線治療が受けられるようになった。「多施設が協力して臨床研究を進めた結果、骨軟部腫瘍、及び前立腺がんと頭頸部がんの一部については保険適用となり、身近な治療法としてより多くの人に利用していただけるようになりました」と辻院長は説明する。普及とともに、重粒子線を患部に照射するための技術も進歩し、細いビームによる高速スキャンや360度任意の角度からの照射などにより、患者は楽な姿勢でより精密かつ高度な重粒子線治療を受けることができるようになったという。

　同院の豊富な経験・ノウハウと、それらの進歩があわさり、難治がんの治療成績も向上していると辻院長。「すでに保険適用となった疾患ばかりでなく、X線治療では効果が不十分なすい臓がんや直腸がん再発例などに対しても、高い有効性が示されています。そうした点を知っていただき、選択肢の一つとなれば幸いです」

　重粒子線治療を含めた量子科学技術（QST）における臨床研究の主体を担う存在として、2019年に改称、機能強化を遂げた同院。これからも最先端の放射線医療の技術開発を主導し、「がん死ゼロ 健康長寿社会」の実現を目指すという。

腫瘍へのピンポイント照射が発展

最新のがん放射線治療

放射線でがんを攻撃 患者の負担も軽く

がん放射線治療は、患部に放射線を照射して、がん細胞を縮小・消滅させる治療法です。手術や薬物療法と並ぶ、がんの3大治療法の一つとされています。主なメリットは、手術のように体を切る必要がないので、肉体的負担が比較的軽いことです。根治療法のほか、症状の緩和にも使います。

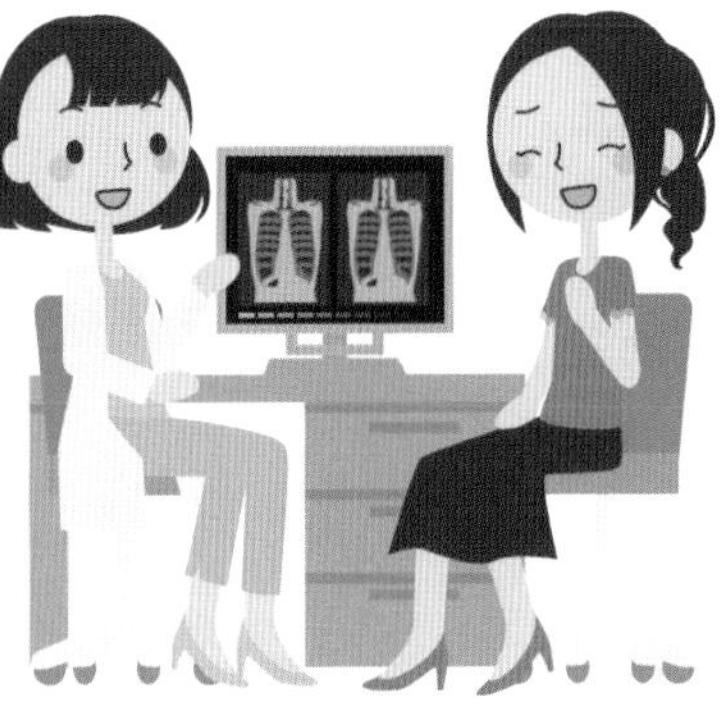

一般的な放射線治療では、通院頻度は週5日で、治療時間は1回10～40分です。実際に放射線が照射されるのは数分で、痛みはなく、週1回は医師の診察を受けます。治療期間は、がんの種類や治療目的により変わります。

放射線治療のポイントは、治療と安全の両立です。放射線は、がん細胞だけでなく正常細胞も傷つけます。しかし正常細胞は、がん細胞よりも高い回復力があるので、放射線治療は、正常細胞の回復とがん細胞の縮小・消滅が両立できるように行います。とはいえ放射線の影響は、がんの種類ごとに異なるので、それぞれの患者に合った治療が重要です。

病巣を狙い撃ち さまざまな治療法

高い治療効果と少ない副作用を目指し、さまざまな放射線治療が開発されてきました。定位放射線治療は、小さな病巣に有効な治療法で、主な対象は脳腫瘍です。多方向から放射線を病巣に照射することで、線量をがん細胞に集中させ、正常細胞への影響を抑えることができます。

強度変調放射線治療は、病巣の形に合わせた放射線照射が可能な装置などを使い、正常細胞への線量を抑える治療法です。その特徴から、病巣の周りに眼や唾液腺などの重要器官が多い頭頸部がんなどに使われます。

呼吸などによる病巣の動きに対応するため、放射線を正確に照射する補助技術も開発されています。画像誘導放射線治療では、治療中のX線撮影などの画像情報を基に、照射位置の誤差が修正できます。

粒子線も活用
小児がんなどで期待

放射線治療では、一般的にX線を使いますが、粒子線を使う治療法も登場してきました。照射されたX線の線量は、体の表面から内部にかけて逓減しますが、粒子線の線量は、体内の一定の深さで最大に達します。この特性を活かし、粒子線治療では、線量を体内のがん細胞に集中させることが可能です。

粒子線治療には現在、陽子線治療と重粒子線治療があります。いずれも、2016年に保険適用された新しい治療法です。陽子線治療には、放射線の影響に弱い小児患者への、重粒子線治療には、放射線に抵抗性のある骨軟部腫瘍への治療効果などが期待されています。

放射線治療には、さまざまな種類があり、それぞれに得意分野があります。本稿では、体外から放射線を照射する一般的な治療法（外部放射線治療）を紹介しましたが、体内に放射線源を埋め込む小線源治療（内部放射線治療）も子宮がんや前立腺がんなどでは使われています。治療法は、医療施設の持つ装置などで異なる場合もあるので、治療の詳細も含めて直接問い合わせてみると良いでしょう。

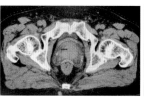

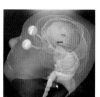

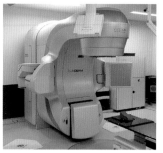

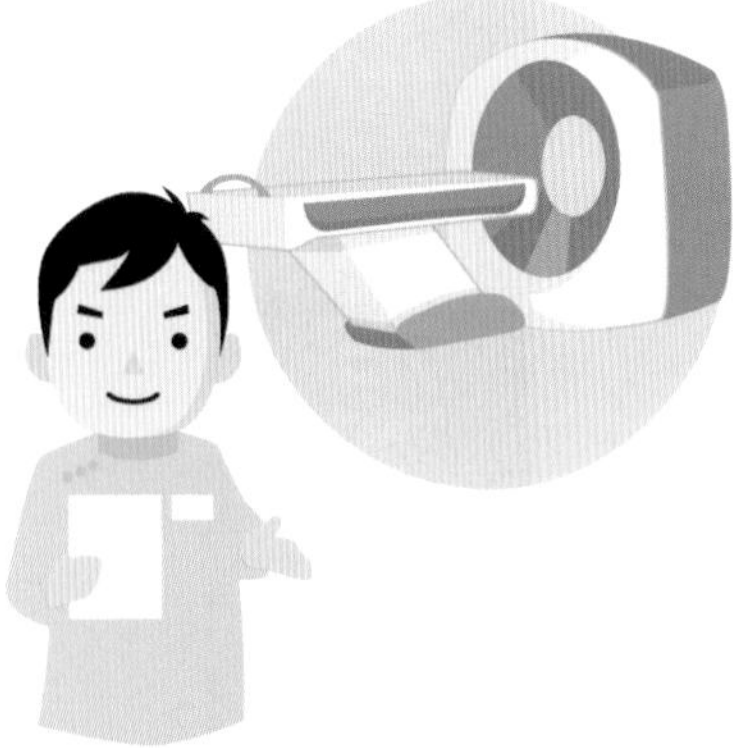

心疾患治療後に行い、再発や心不全の予防を目指す

心臓リハビリテーション

充実リハで社会復帰 再発・心不全も予防

医療技術の進歩により、多くの心臓病が治療可能になりました。今注目されているのは、再発予防などが期待できる心臓リハビリテーションです。対象疾患には、狭心症や心筋梗塞、心臓弁膜症、大動脈解離などがあります。

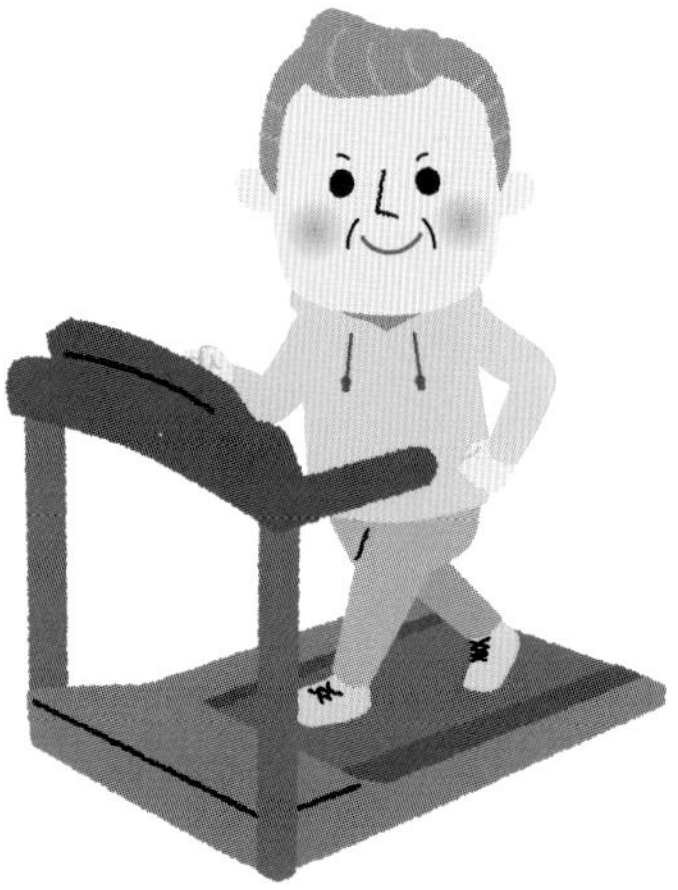

心臓リハビリには、3つの期間があります。それぞれの主なリハビリ目標は、入院中の急性期が十全な日常動作、病状が安定してくる回復期が社会復帰、生涯続く維持期が再発予防です。各期に合わせて、入院・通院・在宅の運動療法のほか、学習指導やカウンセリングを行います。

運動療法は、病気と入院生活の影響で衰えた心臓や運動能力を回復させます。運動内容は、ウォーキングや自転車こぎなどの有酸素運動と、筋力トレーニングです。具体的なトレーニングメニューは、運動能力の測定（運動負荷試験）を通じて、患者に最適な内容に設定されます。

また運動療法には、心臓病の原因となる動脈硬化の抑止効果があり、再発や心不全の予防が期待できます。心不全は、病気などで心臓に負担がかかり続けると最終的に陥る状態で、体に十分な血液が回らなくなり、命の危険も高まります。心臓リハビリでは、患者が維持期にも健康でいられるよう、在宅でできる運動療法も指導します。

学習指導では、講義やパンフレットなどで、心臓病の知識や食事療法、禁煙、日常生活の注意事項を学びます。カウンセリングでは、社会復帰や職場復帰のアドバイスが受けられるほか、不安やうつの相談も可能です。

具体的なリハビリ内容やスケジュールは、病気や医療機関ごとに異なるので、個別に問い合わせると良いでしょう。

大阪

きのうクリニック

心臓リハビリで再発予防や体力増進をサポート

当院は、生活習慣病はもとより循環器疾患の診療に力を入れております。

心臓病の患者さんを継続的に診療する上で重要となるのが心臓リハビリテーションです。当院では、急性期病院で急性心筋梗塞や狭心症、弁膜症や動脈瘤などの手術を受けた患者さん達を積極的に受け入れています。135㎡の開放的な空間には、8台のエルゴメーターとトレッドミルを備えております。心肺運動負荷試験(CPX)も行うことが可能であり、患者さん個々にあった運動療法を提供しています。

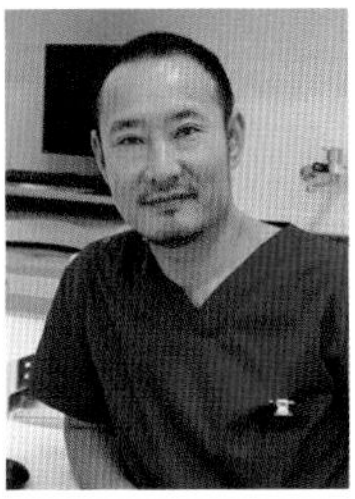

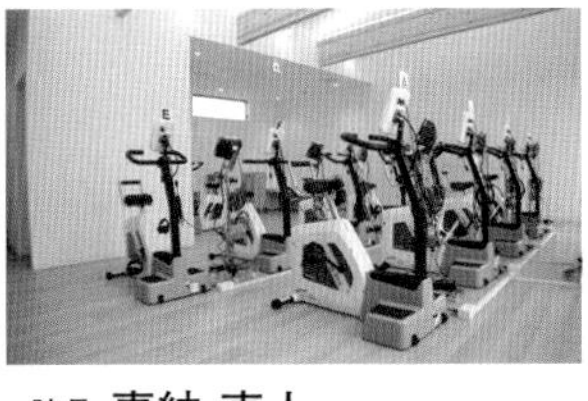

院長 喜納 直人
日本循環器学会認定 循環器専門医

〒583-0872 大阪府羽曳野市はびきの2-1-19
TEL. 072-958-3388 FAX. 072-958-3396

在宅血液透析

腎機能を代替する人工透析

腎臓は、体内の老廃物や不要な水分を排出したり、水分とミネラルのバランスを保ったりする働きを担っています。もし何らかの原因でその機能が大きく低下する（腎不全）と、尿毒素などの有害な老廃物が血中に蓄積し、進行すると、尿毒症や高カリウム血症、心不全などを招いて命にも関わります。そうした末期腎不全には、腎臓そのものを移植する手術、または腎臓に代わって人工的に血液を浄化する人工透析療法が不可欠です。ただ現状、国内では臓器の提供者が不足しており、人工透析が主に提供されています。

人工透析は血液透析と腹膜透析に大別されます。血液透析では、体外のダイアライザ（透析器）まで血液を循環し、人工膜を介して血液と透析液を接触させることで、浸透圧と拡散の作用を利用して老廃物などを除去します。一方、腹膜透析では患者自身の腹腔内に透析液を注入し、腹膜を介して老廃物などを取り除きます。血液透析では定期的な通院の必要があり、腹膜透析は自宅で行えるものの、数年経過すると腹膜が劣化するため、血液透析に移行する必要があります。そこで近年、それらの解消につながる手段として、患者自身が自宅で行う在宅血液透析に注目が集まっています。

ライフスタイルに応じて行える在宅血液透析

在宅血液透析では医師の管理のもと、自宅に透析装置を設置し、介助者のサポートを受けながら、患者自身が装置の管理や操作、血管の穿刺などを行います。その最大の特長は、自分の生活スタイルに沿って透析を行えるため、ＱＯＬ（生活の質）の向上が期待できる点です。仕事や家族との時間に合わせて実施できるうえ、特に生命予後が良いとされる頻回・長時間の透析も、自らのタイミングで行えます。ただ安全確保のため、導入前には一定期間、治療に関する教育を受ける必要があります。腎不全や血液透析、日常生活の注意点などに関する学習や、自己穿刺などの技術の習得、自己管理の姿勢などについて指導を受け、また介助者も、緊急事態への対応を含めて、それらの教育・訓練を受けることが要求されます。

生活と深く関わるだけに、他の透析との違いや、必要な設備などについて十分な説明を受け、介助者と相談した上で治療を選択することが好ましいでしょう。

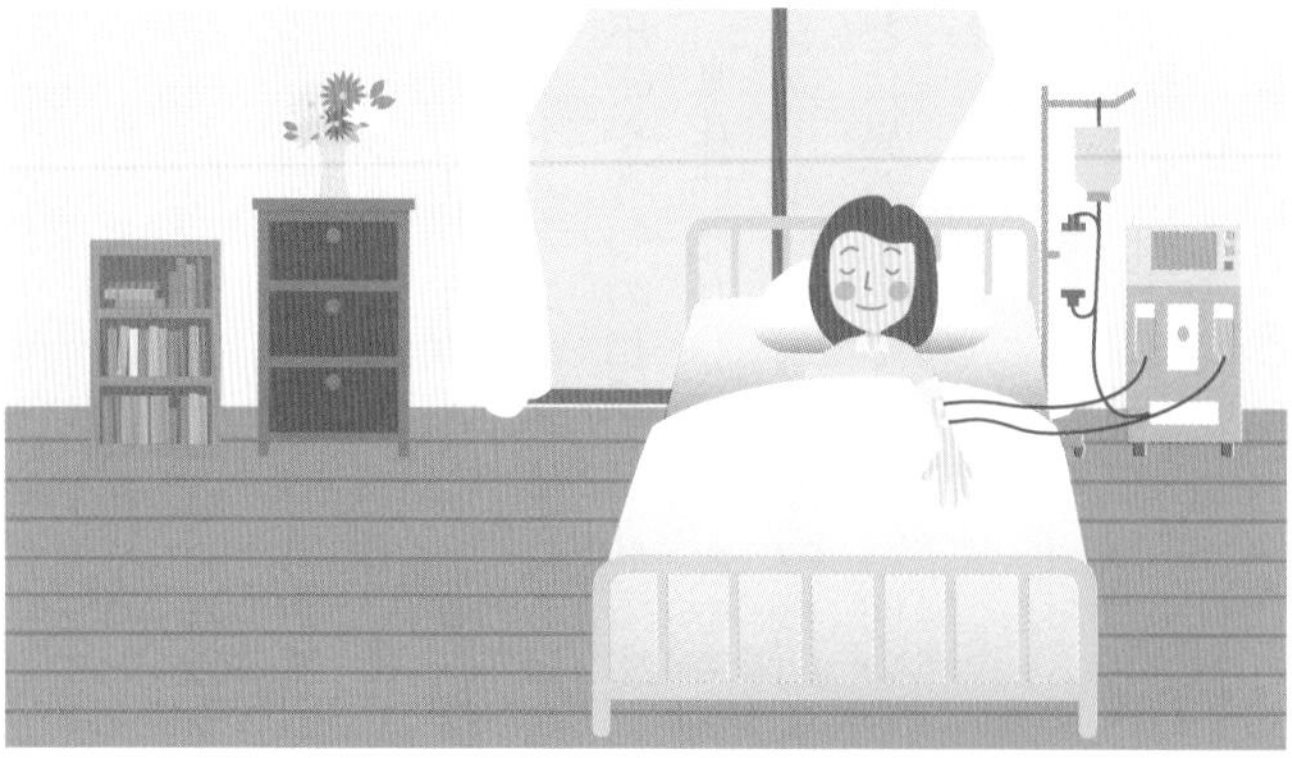

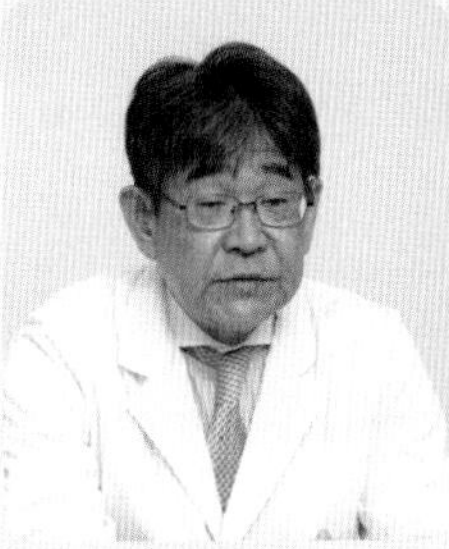

かつらぎクリニック 院長
西野 俊彦

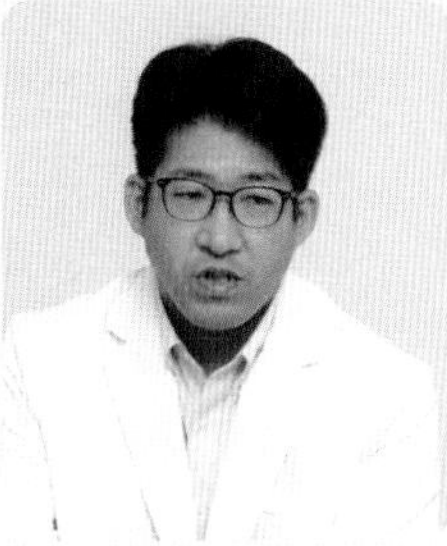

しらかしクリニック 院長
左官 弘和

医療法人友愛会

在宅血液透析を日本で初めて外来通院で導入
安全対策を追求して普及を促進する

医療法人友愛会 理事長 **沢田 泉**

かつらぎクリニック

診療時間（人工透析）：月・水・金 8:30〜13:30
17:00〜22:20
火・木・土 8:30〜13:30
14:00〜18:30

〒639-2113
奈良県葛城市北花内616-1
TEL.0745-69-0801
http://www.katsuragi-clinic.asia/

しらかしクリニック

診療時間（人工透析）：月・水・金 8:30〜13:30
13:30〜18:00
火・木・土 8:30〜13:30
休診日：日
〒634-0051
奈良県橿原市白橿町2丁目2211番1
メディカルモールかしはら健康の森
TEL.0744-51-0801
http://shirakashi-clinic.jp/

在宅血液透析の良さを、自信をもって伝えたい

人工透析には血液透析、腹膜透析などの種類がある中、友愛会が注力しているのが、在宅血液透析だ。文字通り自宅で血液透析を行う方法で、奈良県では2003年、友愛会が初めて導入を実施した。「当時は、血液透析の知識と技術のトレーニングのため、3週間以上の教育入院が必要と考えられていました。しかし、我々にとって初めての患者さんには、小さいお子さんと介護を必要とする母親がおられたことから、日本で初めての外来通院だけで導入教育を進めました」と沢田泉理事長は当時を振り返る。また、その8カ月後には、当時、在宅血液透析には不向きと言われていた糖尿病患者にも日本で初めて導入を行うなど、着実に成果をあげてきた。

在宅血液透析は、通院の手間がかからず、生活スタイル・病状にあわせた透析ができるうえ、時間と回数を増やせることから、病状が改善し、内服薬の使用量も減り、生命予後がよくなるなど、利点が多い。しかし一般的に普及しているとはいえず、自分で針を刺し、透析管理することに不安を抱く人も少なくない。「透析中に、万一トラブルが起きた時の対応策を事前に示し、対応を訓練します。その上で、機械や自分の体調に少しでも違和感があれば、無理をしないよう徹底しています。また信頼関係を築くため、連絡を密にとることも大事です」と西野俊彦院長。月に1度の面談と自宅訪問の際には、技術力や緊急時の対応能力のチェック、機器や部屋の清潔さの確認もしっかりと実施。こうした対応により、大きなトラブルは一度もないという。「在宅血液透析は患者さんにとってハードルが高いかもしれませんが、我々が自信をもってこの治療法を案内することで、興味を持ってもらえれば」と左官弘和院長は話す。

最近では導入時の訓練の際、よりわかりやすく楽しく学べるよう、ゲーム感覚でできるコンテンツの開発も進める。「これからは医者まかせの医療ではなく、患者さん自らが理解し、治療法を選ぶ時代。在宅血液透析の良さを積極的に伝え、さらに多くの方に選択して頂きたい」と、両院長は力を込める。

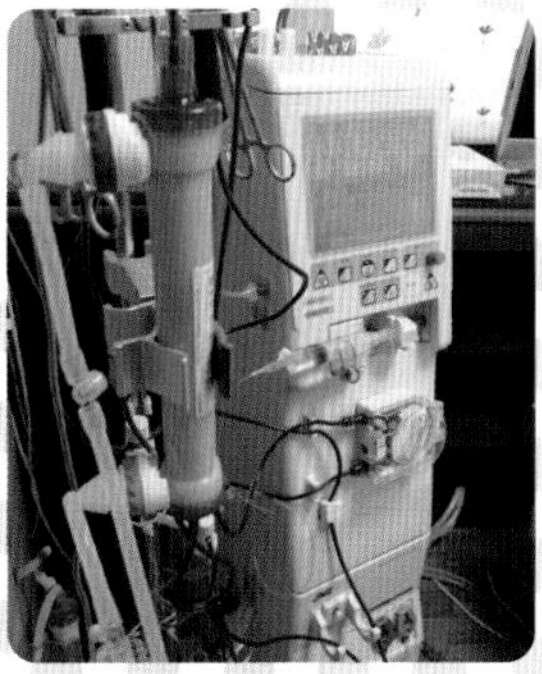

在宅血液透析専用の機器。
集合住宅にも置くことが可能

神経疾患や脳卒中のリハビリで導入が進む

リハビリ支援ロボット

歩行機能の改善をサポート

神経疾患や脳血管障害、脊髄損傷などが生じると、運動機能が低下したり、日常生活動作に支障をきたしたりすることが少なくありません。そこで疾患・障害の治療だけではなく、機能低下の予防や、低下した機能を取り戻すためのリハビリテーションが行われています。その内容は、歩行や立ち上がり、手作業の訓練などさまざまで、多くの場合、リハビリスタッフがサポートします。

近年、そうしたリハビリを支援するロボットが開発され、導入する医療機関が増えています。

その代表例が、下肢に装着することで、歩行などの動作をアシストしてくれるロボットです。人間の体では、脳から発せられた指令が脊髄や神経を通じて筋肉に伝わります。このとき、皮膚の表面には微弱な信号があらわれます。その信号をロボットのセンサーが読み取り、意志に沿った動きをアシストします。そうすることで、脳は歩行に必要な指令の出し方を少しずつ学習し、機能の改善が期待できるのです。

現在では、肘・肩関節や腰の動きをサポートする機種など、さまざまなロボットが開発されています。今後も発展・普及が進むことでしょう。

愛媛

社会医療法人石川記念会

HITO病院 統合型歩行機能回復センター

歩くを支える。

「いつまでも自分の足で歩きたい」。その思いをどこまで支えることができるのか、臓器別や疾患別ではなく、歩くという機能にフォーカスし、診療機能を統合して、歩くという事を患者さんの視点で捉え直すことで、歩行再建に挑戦しています。

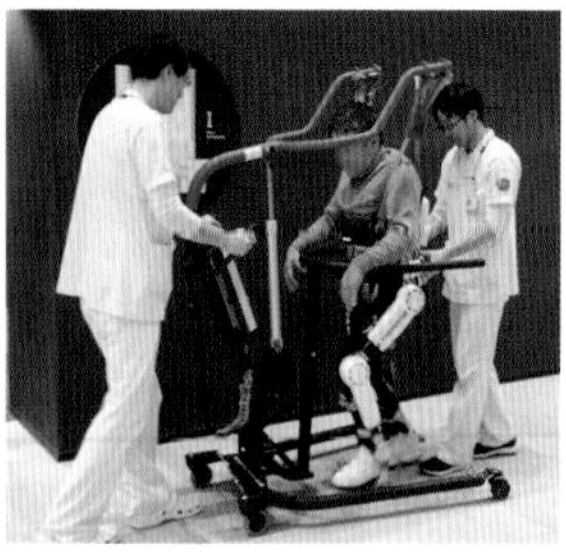

装着型サイボーグ（医療用下肢タイプ・腰タイプ・単関節タイプ）を導入し、歩行機能が低下した患者さんに対してのサイバニック治療も開始しております。

【営業時間】
平日 8：30～17：30（土日祝は休診）
事前予約制（TEL.0896-58-2226）
担当医：リハビリテーション部部長 篠原直樹

〒799-0121 愛媛県四国中央市上分町788-1
http://hito-medical.jp/

愛媛

機能回復センター

HITO Plus

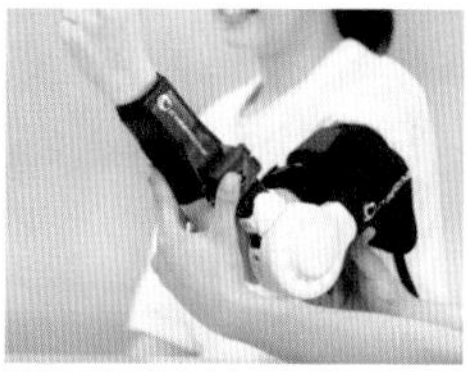

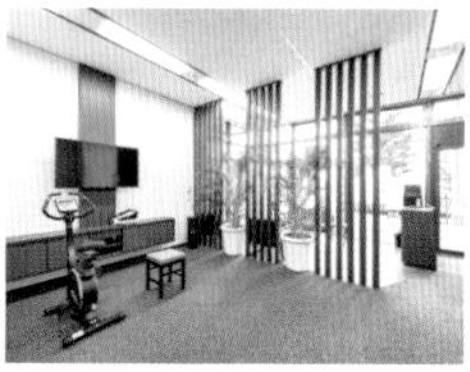

30～70代の現役世代を中心に社会復帰・職場復帰を目指す方の機能向上をサポートしています。運動機能の向上や身体の柔軟性向上を目指したい方、バランス機能の向上を望む方、痺れやこわばりといった後遺症の緩和を望む方などに、最新の装着型サイボーグのトレーニングを取り入れながら、それぞれのニーズや暮らしに合ったプログラムをカスタマイズして提供する、フィジカルトレーニング施設です。

【営業時間】
平日 10：00～16：00（土・日・祝休み）

〒790-0005 愛媛県松山市花園町3-21
朝日生命松山南堀端ビル1F
ご予約専用TEL.080-2854-6542
http://hitoplus-reha.com

低侵襲な腹腔鏡手術も活用される

肥満症の外科手術

高度肥満を主な対象に手術も提供される

肥満は高血圧や脂質異常症などを招き、脳血管障害や虚血性心疾患、脂肪肝、睡眠時無呼吸症候群、月経異常・妊娠合併症などの発症リスクを上昇させます。そうした健康障害を合併していたり、合併が予測されたりする病的な肥満（肥満症）には、治療が必要となります。

肥満症の治療では、減量（ダイエット）を目的とした食事療法や運動療法などが行われているほか、BMI※が35以上の高度肥満を主な対象に、外科手術も提供されています。その一例が、胃の一部を切除し、胃をバナナのように細くするスリーブ状胃切除術です。残胃の容量が100ミリリットルほどになるため、摂食量を制限でき、食欲に関するホルモンも抑えられます。またスリーブ状胃切除術の後に、十二指腸を切除して小腸を接続することで、更なる減量や糖尿病の改善を期待できる、スリーブバイパス術も行われています。

これらの手術では近年、内視鏡を用いて低侵襲に治療する、腹腔鏡下手術も取り入れられています。ただその実施には、高度な技術が求められます。希望する場合には、実績ある医療機関を選ぶことが大切でしょう。

※BMI：体重（kg）÷身長（m）÷身長（m）

仙骨神経刺激療法でQOLの改善を

肛門括約筋や直腸などの異常で便漏れが生じる

気がついたら便が漏れている、便意を我慢できずに漏れてしまうなどといった、無意識または自分の意志に反して便が漏れる症状を便失禁といいます。その新たな治療法として、２０１４年から保険適用となっているのが、排泄に関する神経を電気で刺激することで症状の改善を目指す、仙骨神経刺激療法です。

人間の体では、摂取した食べ物を消化・吸収し、不要なものを便として排出しています。排便には直腸と肛門が深く関わり、直腸は便を貯めたり、知覚したりする働きを担い、また肛門では括約筋という筋肉が、便が漏れないように締まったり、必要に応じて開いたりしています。

それらの機能に何らかの異常が生じ、便が漏れてしまうのが便失禁です。そのタイプには、気が付かないうちに便が漏れる漏出性便失禁、我慢しきれず漏れてしまう切迫性便失禁、両方が混在する混合性便失禁などがあります。特に多いのが高齢者の漏出性便失禁で、加齢によって肛門括約筋の機能や直腸の感覚が低下することが原因となります。また分娩時に、会陰裂傷を起こして括約筋の機能が低下したり、骨盤が圧迫・牽引されて骨盤底の神経が麻痺したりすることも原因となるため、女性の患者も少なくありません。そのほか、直腸がんや痔ろうの手術の後遺症、脊髄の損傷、過敏性腸症候群や炎症性腸疾患などの腸疾患、糖尿病の合併症など、さまざまな要因によって発症します。

排泄に関わる神経を電気で刺激する治療法

便失禁の治療においては、薬

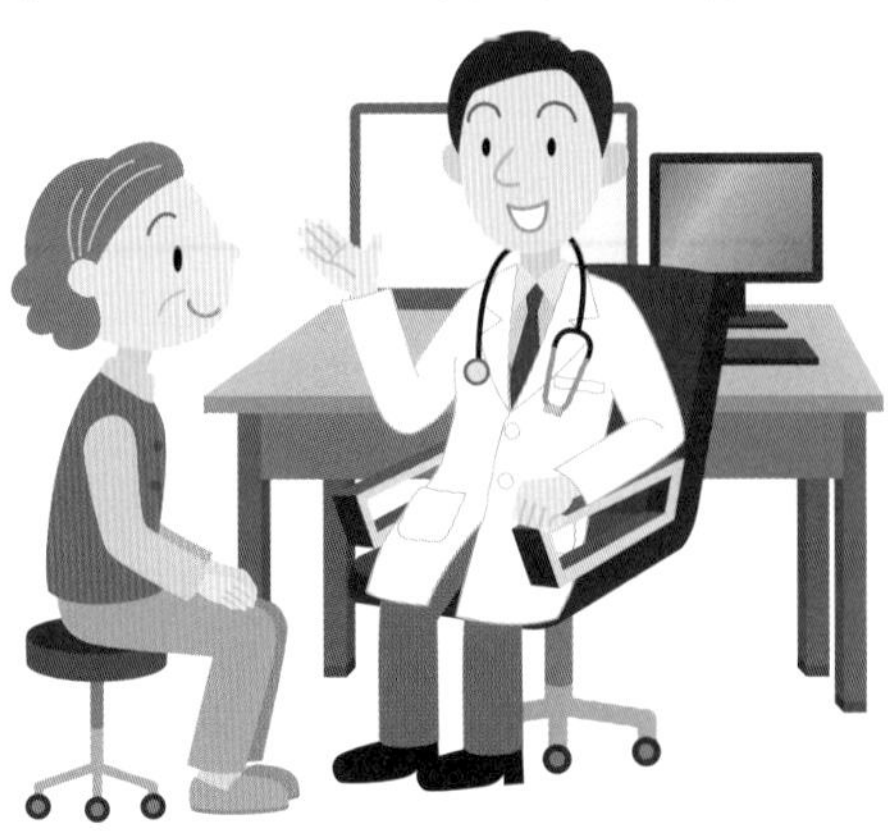

京都

京《きょう》都《と》逓《てい》信《しん》病《びょう》院《いん》

便漏れの無い明るい人生を取り戻すチャンスです！

便漏れ改善に向け肛門専門医(※)、看護師、放射線技師、理学療法士、栄養士、薬剤師などのチームで強力にサポートします。保存療法で改善しない時、仙骨神経刺激療法(SNM)を検討します。排便に関係する神経に電気刺激し、8割以上の方に効果が期待でき、保険適用です。ガイドラインで外科治療として最も推奨され、身体への負担や痛みも軽度です。小さなキズで治療効果を確認し、効果を実感できれば小さな装置を目立たない臀部に埋め込みます。また元の状態に戻すこともできる大きな長所があります。京都逓信病院はSNMを行っている数少ない病院の一つです。

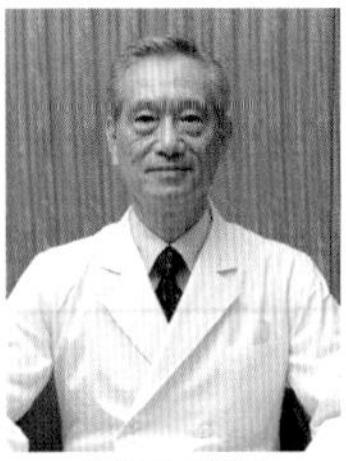

肛門外科部長
佐々木 宏和

※日本大腸肛門病学会認定 大腸肛門病専門医

【初診受付】8:30～11:30／12:30～15:30 【休診日】土・日・祝
〒604-8798 京都府京都市中京区六角通新町西入西六角町109
TEL.075-241-7170 FAX.075-252-2542
https://www.hospital.japanpost.jp/kyoto/

物療法や生活習慣の指導といった保存的治療が基本となり、肛門の状態をモニターに映し出しながら、排便に関わる筋肉のトレーニングを行う、バイオフィードバック療法も取り入れられています。また括約筋が損傷している場合、縫い合わせて修復する外科手術を選択することもあります。

それらで改善が見込めない難治例に対する治療法として、発展してきたのが仙骨神経刺激療法です。この治療法では、まず直腸や肛門、膀胱に続く仙骨神経の近くにリード線（電線）を植えこみ、体外の刺激装置から試験的に電流を流して、効果を確認します。そのうえで改善が見込める場合、刺激装置を臀部に埋入し、仙骨神経を継続的に刺激します。試験刺激の結果を確認してから実施でき、これまで治療手段がなかった難治例にも効果が期待できる点が、この治療法の大きなメリットといえるでしょう。難治性の過活動膀胱による尿失禁にも効果が見込めることから、17年より、健康保険の適用となっています。

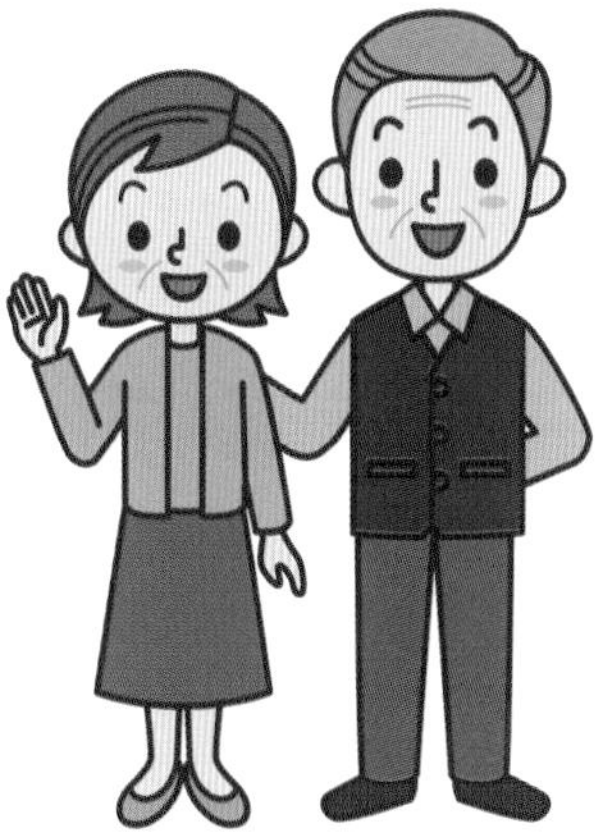

便失禁はひとたび発症すると、便漏れに対する不安から外出・就労などに消極的になることが多く、QOL（生活の質）の大幅な低下を招きます。また自尊心が傷つき、精神面にも悪影響を与えかねません。症状や悩みがあれば、積極的に医療機関を受診してみましょう。

熊本

社会医療法人社団高野会

大腸肛門病センター高野病院

COLOPROCTOLOGY CENTER TAKANO HOSPITAL

大腸・肛門リハビリテーション科

全国でも珍しいおしりの機能を診る診療科がある病院。最良の医療の提供に努めています。

【診療時間】
平日:8:30～11:30 / 13:30～16:30
土曜:8:30～11:30
日祝:8:30～11:30 ※消化器外科 / 肛門科のみ

〒862-0971 熊本県熊本市中央区大江3丁目2番55号
TEL.096-320-6500
FAX.096-320-6555

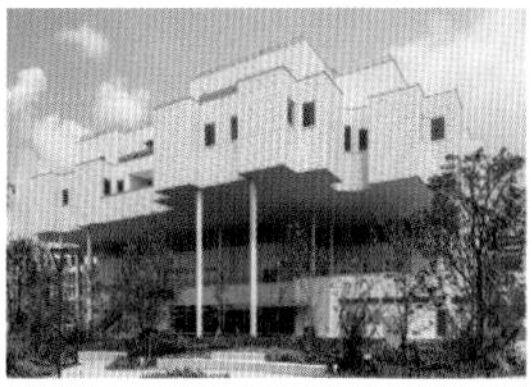

当院は大腸肛門病に特化した病院であり、主に大腸がん・痔などの肛門疾患、そして便秘などのおしりの機能を診ております。当科には、便秘や便もれや肛門の痛み等で悩んでいる方々が全国から来院されており、その方々に対して看護師・臨床検査技師・理学療法士・薬剤師などを交えたチーム医療を実施しています。便もれに対しては仙骨神経刺激療法（SNM）だけでなく、括約筋を鍛える訓練（バイオフィードバック療法）や投薬など多様な治療法を有しており、患者さんの症状に合った治療方法を選択することが可能です。そのためには、専門の検査機器を用いておしりの機能の状態を正確に把握することが大切です。SNMは比較的新しい治療法ではありますが、当院は2014年から開始し５年が経過しておりますので、豊富な経験を有しております。便もれに悩む人の７割以上が女性とも言われております。もともと女性は肛門を締める括約筋が弱いうえ、出産時にこの筋肉が傷つけられてしまうことも要因の１つです。便もれはデリケートな問題である一方、専門の医療機関であれば〝治せる可能性がある病気〟です。専門の相談員が常駐し無料で相談できる患者支援センターがあり、女性専用の外来もある当院へ一度ご相談ください。

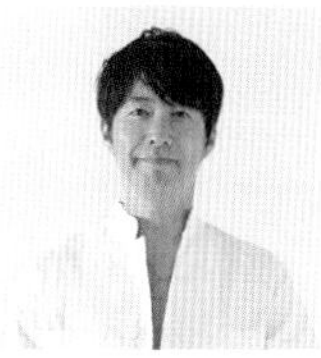

副院長　高野正太
日本大腸肛門病学会認定 大腸肛門病専門医

遠方と中間距離、両方が見やすい新たなレンズが保険適用に

屈折型多焦点眼内レンズを用いた白内障治療

複数のピントで「脱眼鏡」も可能に

白内障治療の新たな選択肢となる多焦点眼内レンズが、2019年に初めて保険収載されました。眼内レンズの種類が増えたことで、ライフスタイルに合わせた治療選択の可能性が広がります。

白内障は、眼の水晶体が白く濁り、視力が低下する病気です。主な原因は加齢で、早ければ40代から発症し、80代になると大部分の人が罹患しています。完治には手術が必要で、薬では予防や抑制しかできません。手術では一般的に、濁った水晶体を取り除き、代わりに眼内レンズを挿入します。

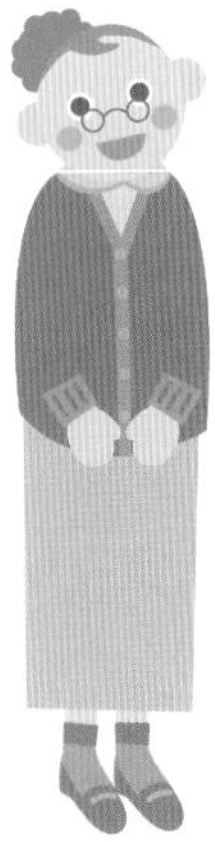

水晶体の役割は、カメラのレンズのように、ピントを合わせることです。眼内レンズは、この役割を代替するもので、単焦点（ピントが合う距離が1つ）と多焦点（距離が2つ以上）に大別されます。水晶体は、ピントを自由に調節できますが、眼内レンズは、ピントが固定されています。

眼内レンズは、患者の希望に合わせてピントが設定され、手術で挿入されます。単焦点眼内レンズでは、ピントが合わない距離は眼鏡でフォローします。多焦点眼内レンズには、遠方と近方など複数のピントが設定できるので、眼鏡はほぼ不要です。

従来の自由診療で使われていた多焦点眼内レンズには主に、遠方から中間距離を見るのに秀でた屈折型と、近方に秀でた回折型があります。屈折型は、回折型よりも綺麗に見える傾向があり、このたび保険収載されました。回折型は、屈折型と異なり、近方の視力が瞳孔の大きさに依存しないので、瞳孔の調節機能が衰えた高齢者に向いています。

眼内レンズは、それぞれに一長一短があります。単焦点眼内レンズは基本的に、多焦点眼内レンズよりも綺麗に見ることができ、パソコン作業など一定距離を見続ける仕事に向いています。一方、スポーツなどで眼鏡を避けたい人には、多焦点眼内レンズが望ましいでしょう。

東京

東京みどり会

新宿東口眼科医院

受診後1ヵ月以内の白内障手術が可能です

当院は新宿駅に位置し、手術経験が豊富な眼科専門医である院長医師の執刀による日帰り白内障手術を行っていることが特長です。視能訓練士も複数勤務しており、丁寧で優しい検査と説明がモットーで、当院の日帰り白内障手術は受診してから1ヵ月以内での手術が可能です。最近話題の多焦点眼内レンズも使用し、手術もスピーディでありながらも安全性を最重視しております。そして患者様のライフスタイルにぴったり合った見え方になるようしっかりとした診察、手術を行います。白内障以外にも目の悩みがあれば遠慮なく来院して頂きご相談ください。

【診療時間】平日 11:30～13:45
15:00～19:30
土 11:00～13:45
15:00～19:00
日・祝 11:00～18:00（昼休みなし）
※祝日以外の月曜に手術を行っています
【休 診 日】年末年始

〒160-0022 東京都新宿区新宿3丁目25－1
ヒューリック新宿ビル9階
TEL.03-5363-0507
http://www.shec.jp

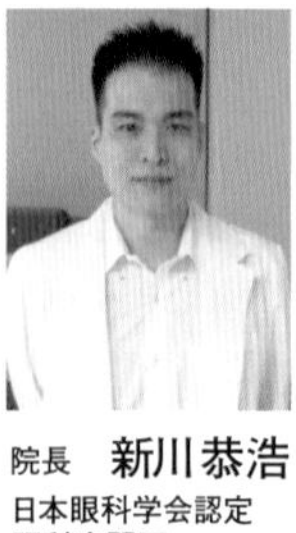

院長 新川恭浩
日本眼科学会認定
眼科専門医

白内障手術で快適な視機能を
早朝診療など幅広く対応

医療法人社団　優あい会

小野眼科クリニック

診療時間　7：30〜12：00/14：00〜18：00
（水曜日は17:00まで、土曜日は15:00まで）
休診日:日・祝祭
〒410-0056 静岡県沼津市高島町 8-8
TEL.055-929-1881
http://www.ono-ganka.jp/

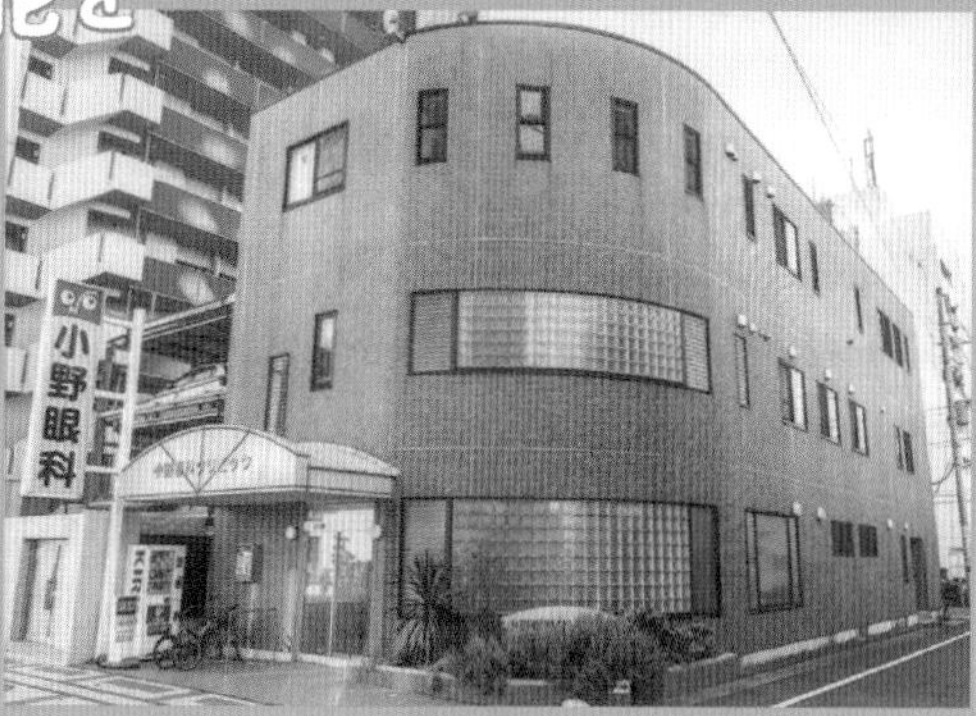

最新の眼内レンズに注力「先進医療」実施施設にも

「当院は、早朝の7時30分より診察を行うとともに、白内障治療から硝子体手術、幼児の弱視訓練、コンタクトの処方まで幅広いニーズに対応しています」と話すのは、小野眼科クリニックの小野純治院長だ。

白内障治療に力を入れ、04年の開業から19年11月までに7880眼を手術してきた。「手術は、基本的に日帰りで行いますが、遠方から来院される方のため、3床の入院設備も用意しています。満床の時でも、当院が契約している隣接のホテルが利用出来ます」。先進医療の「多焦点眼内レンズを用いた水晶体再建術」の実施施設にも09年11月に認定され、19年10月までに460眼を挿入した。

最新の眼内レンズによる白内障治療にも注力している。保険適応内で唯一のプレミアム眼内レンズには、遠距離から中間距離の快適な視力が期待されており、19年4月の発売から同年11月までに30眼を挿入した。国内で初めて薬事承認された3焦点眼内レンズでは、先行販売施設に選ばれた19年8月から同年11月までに20眼の挿入実績がある。このほか、乱視を軽減するトーリック眼内レンズも、開業から19年10月までに486眼を挿入した。これらの豊富な治療実績は、同院の魅力の一つだろう。

白内障以外では、加齢黄斑変性や網膜硝子体疾患の治療にも力を入れている。小野院長は「セカンドオピニオンとしての役割も踏まえて、病気についてはわかりやすい説明を心がけています。気になることがあれば、遠慮なくお問い合わせください」と結んだ。

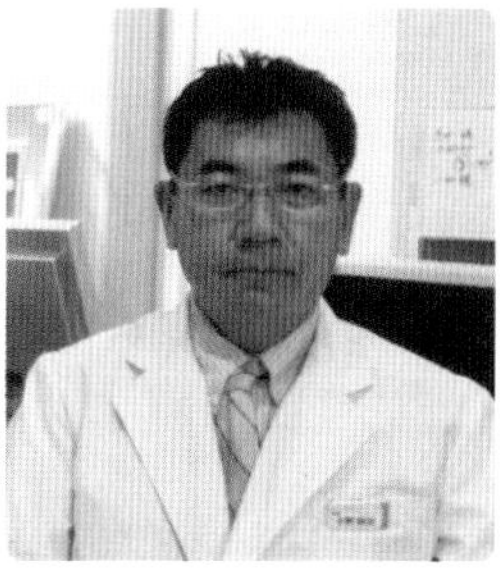

院長　**小野純治**

おの・じゅんじ●1992年、順天堂大学卒業。医学博士。日本眼科学会認定眼科専門医。

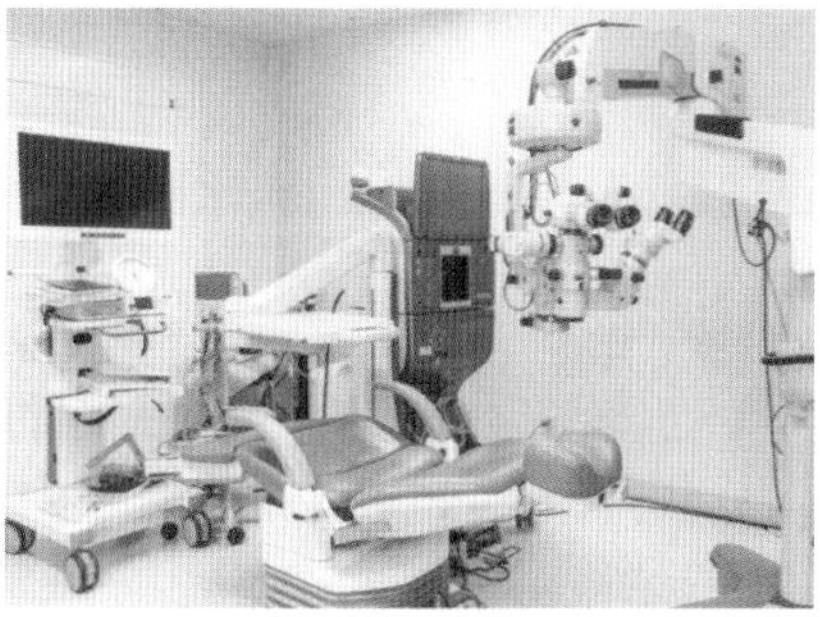

白内障や硝子体の手術では、最新の医療機器を使用している

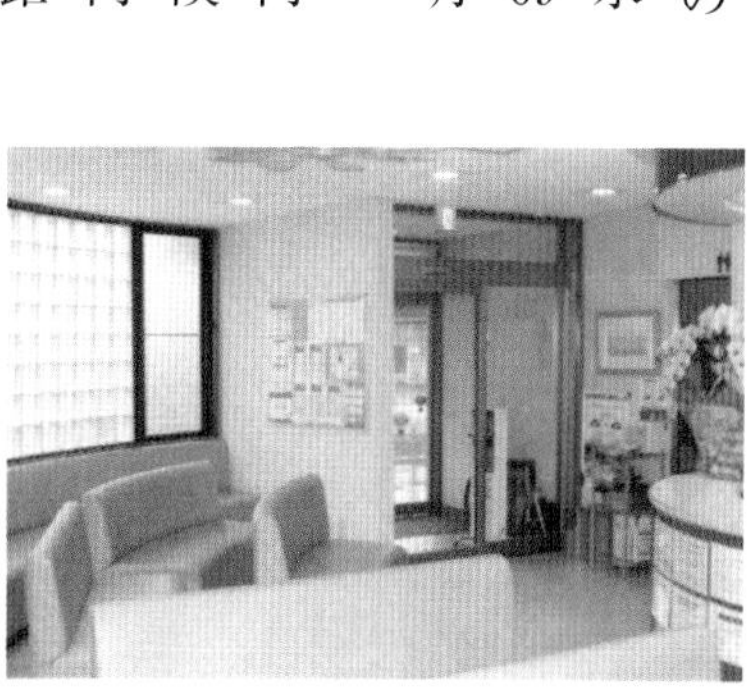

早朝の7時30分から診察しており、受診もしやすい

※3焦点眼内レンズによる白内障治療は自由診療。費用は片眼約45万円（税込）。先進医療が適用されるため通常の治療との共通部分は保険診療

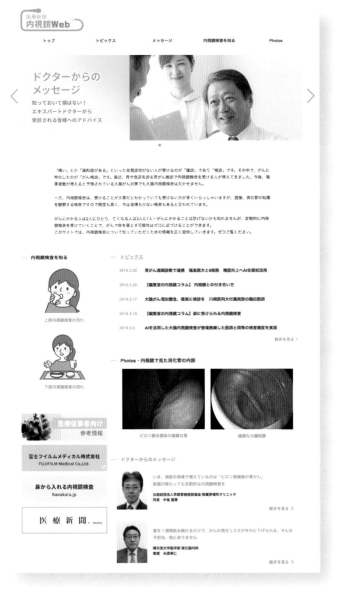

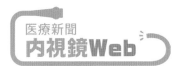

注目される最新医療

本誌では、「がん・脳・心臓」「神経・精神」「生活の質」の３分野において導入されている１３の最新治療を取り上げ、実施施設をまとめたリストと共に掲載いたしました。最新治療を導入できる体制を持つこと自体、医療機関の質の目安の一つと言えます。各疾患に悩む人や、充実した診療体制を持つ医療機関を探している人の参考になれば幸いです。

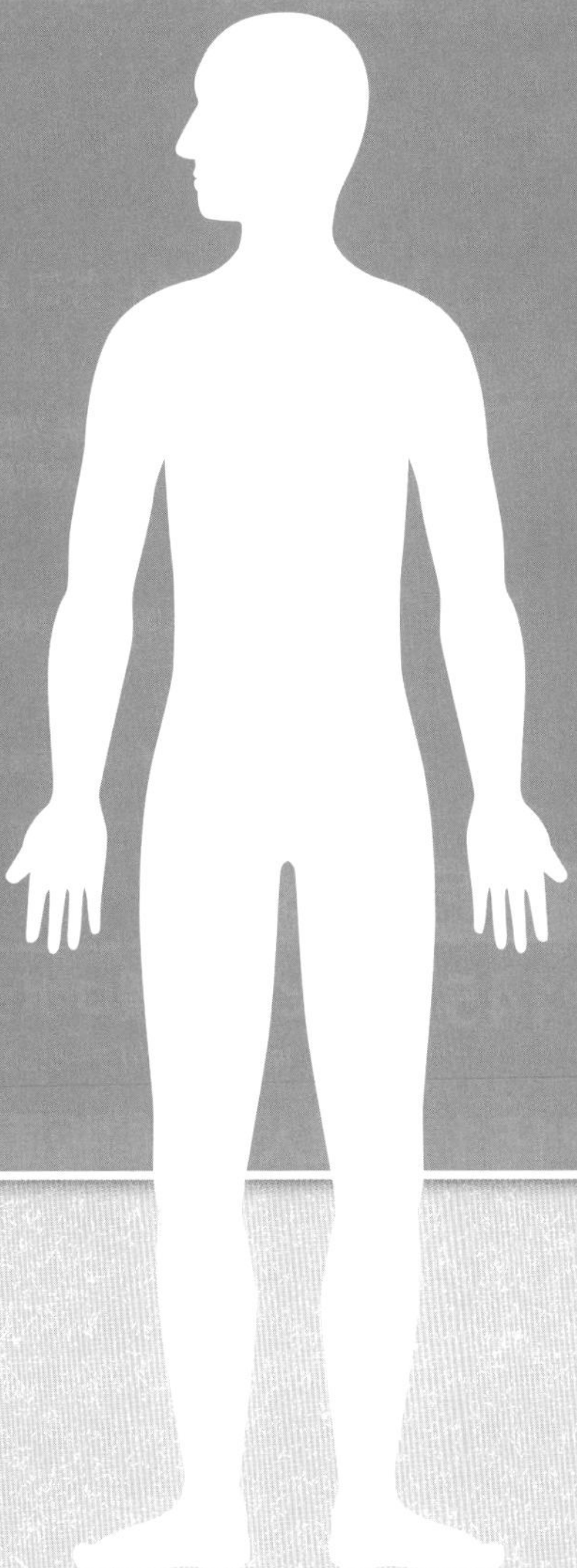

実施施設リストについて

一部の検査・治療を保険診療として行うための条件である「施設基準」や、厚生労働省、学会、研究会などの公開情報をもとにまとめています。各内容は 2019 年 8 月時点のもので、名称は参照元に準じています。

INDEX

がん・脳・心臓❶

より正確・精密な治療を実現

がんに対するロボット手術

医療技術の進歩に伴い、現在では、ロボットを用いた手術が実現しています。手術支援ロボットを活用することで、これまでの手術をより正確・精密に行えるうえ、人間の手では難しい手術内容も実施できることから、幅広い疾患に適応が拡がっています。

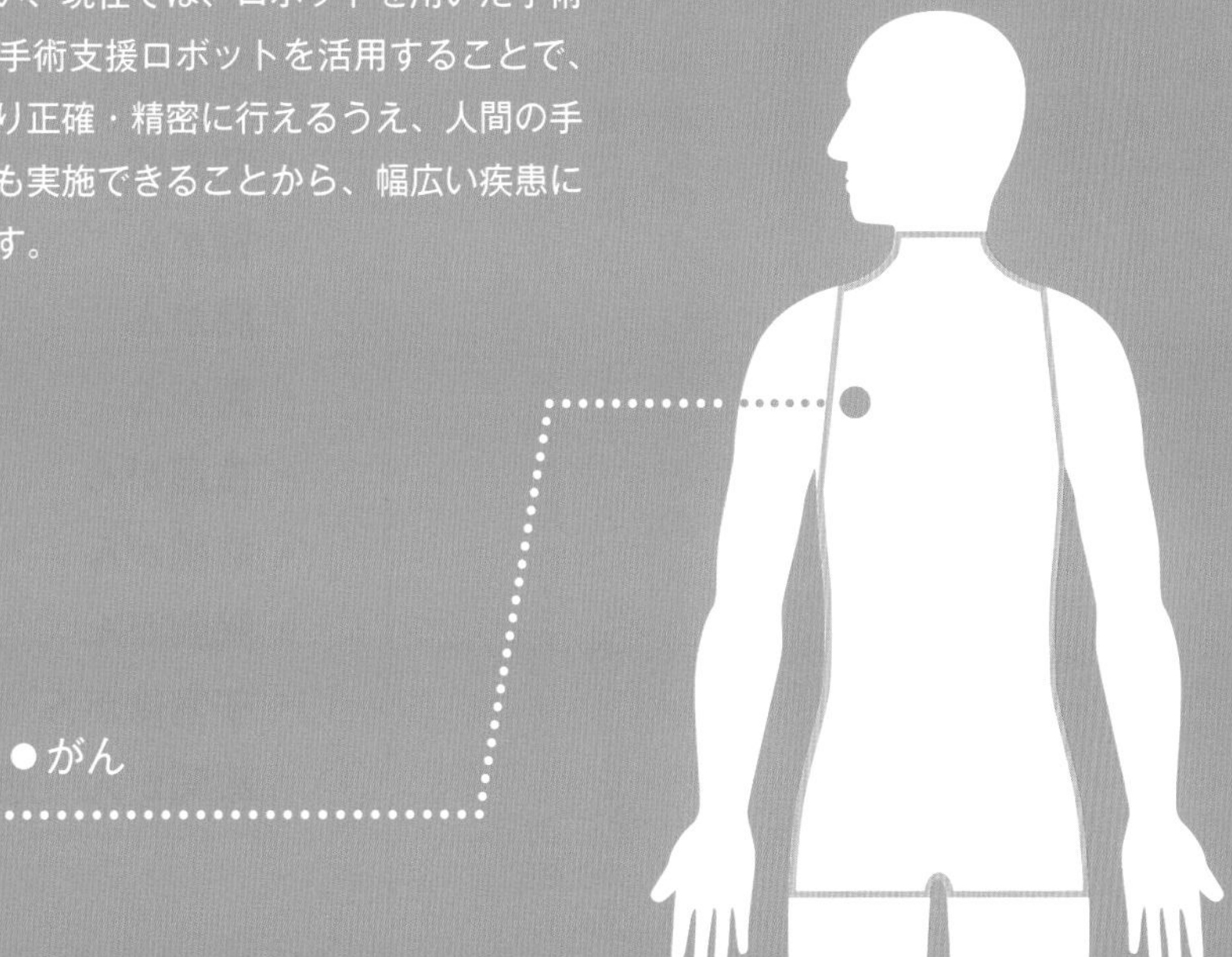

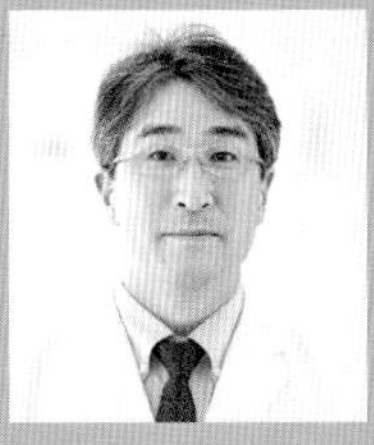

取材協力

東京医科歯科大学
医学部附属病院
大腸・肛門外科教授

絹笠《きぬがさ》 祐介《ゆうすけ》

腹腔鏡下手術の難点を ロボットでカバー

外科手術では近年、体の負担の軽減に重点をおいた術式が広まっています。がんの手術などには、腹部を小さく切開し、内視鏡と手術器具を挿入して治療する腹腔鏡下手術が提供されています。従来の開腹手術のように、腹部を大きく切開する必要がなく、より早い術後の回復・社会復帰を目指せるうえ、整容性の向上も期待できる点から、多くの医療機関で取り入れられています。

この術式では身体の外側から器具を操作します。ただ、器具の特性上、その動きは前後といった直線的な動きや、円状の動きに限定されます。そのため、臓器や骨盤の裏側に位置する病変などに対し、治療が困難なことがあります。そうした問題点の解消につながる手段として、最近ではダビンチという手術支援ロボットを導入する医療機関が増えています。

正確性の向上が 手術成績につながる

ダビンチを用いた手術では、ロボットのアームに取り付けた鉗子・内視鏡を遠隔操作し、カメラで拡大・立体視された映像を見ながら治療します。医師が手や指を動かすと、その通りにアームが動き、手首の動作まで再現されるなど、その操作は直観的です。手振れを防ぐ機能や、動きを縮小してアームに伝える機能も搭載され、きわめて精密な操作が可能になります。

また、術者自身がカメラを操作するため、希望に沿った視野を安定して得られるのも特長です。腹腔鏡下手術では、術者と、内視鏡を操作するスタッフが別々のため、術者が見たい箇所を、最適なタイミングで映し出せないことがありました。これらの点から、術者が理想とする手技を実現でき、出血量の減少や合併症リスクの抑制といった、手術成績の向上を追求できると絹笠祐介医師は説明します。「がんには、神経が癒

対象の疾患

保険適用

- **前立腺がん**
- **腎がん**
- **肺がん**
- **胃がん**
- **食道がん**
- **直腸がん**
- **膀胱がん**
- **子宮体がん**
- **縦隔がん（悪性・良性）**

ロボット支援下手術は前立腺がん、次いで腎がんに対して保険適用となり、さらに最近、数種類のがん、心臓弁膜症、良性子宮腫瘍などにも適用が拡大しています。

着していることが多々あり、がんと神経の間にメスを入れて、剝離する必要があります。ただこれまでは、がんを避けて神経に接触したり、その逆が生じたりすることがありました。その点、ロボットを用いることで、どちらも傷つけず、より正確に剝離することが容易になります。また、例えば進行直腸がんにおいては、がんを取り残して局所再発を起こすようなケースも少なくなっています」

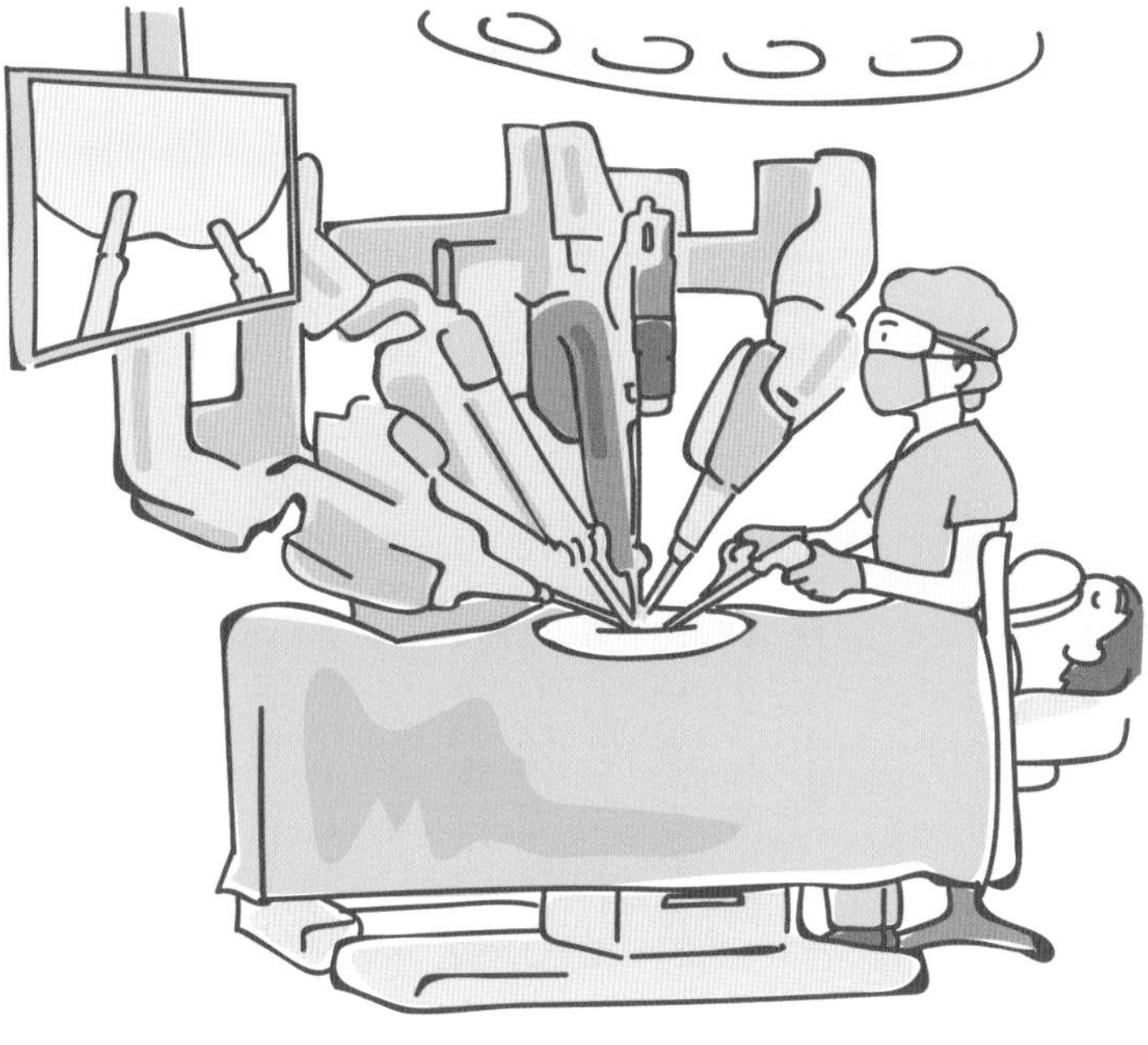

幅広い疾患に適応が拡がる

ロボット支援下手術は現在、前立腺がんや腎がんをはじめ、胃・食道・直腸・肺・膀胱・縦隔・子宮体がん、心臓弁膜症、子宮良性腫瘍にまで保険適用が拡がっています。さらに結腸がんも、3年以内の保険適用を目標に、臨床試験が行われている最中だと絹笠医師はいいます。「さまざまな分野で行われている外科手術、そのすべてが、いずれはロボット支援下で行われるのではないでしょうか。そのためには、コストの削減や、小型化したり、触覚がついたりといった、ロボットの進歩も不可欠でしょう」

また絹笠医師は、ロボット手術と遠隔医療の組み合わせにも注目しているといいます。ロボットは術者の操作を再現するツールであって、ロ

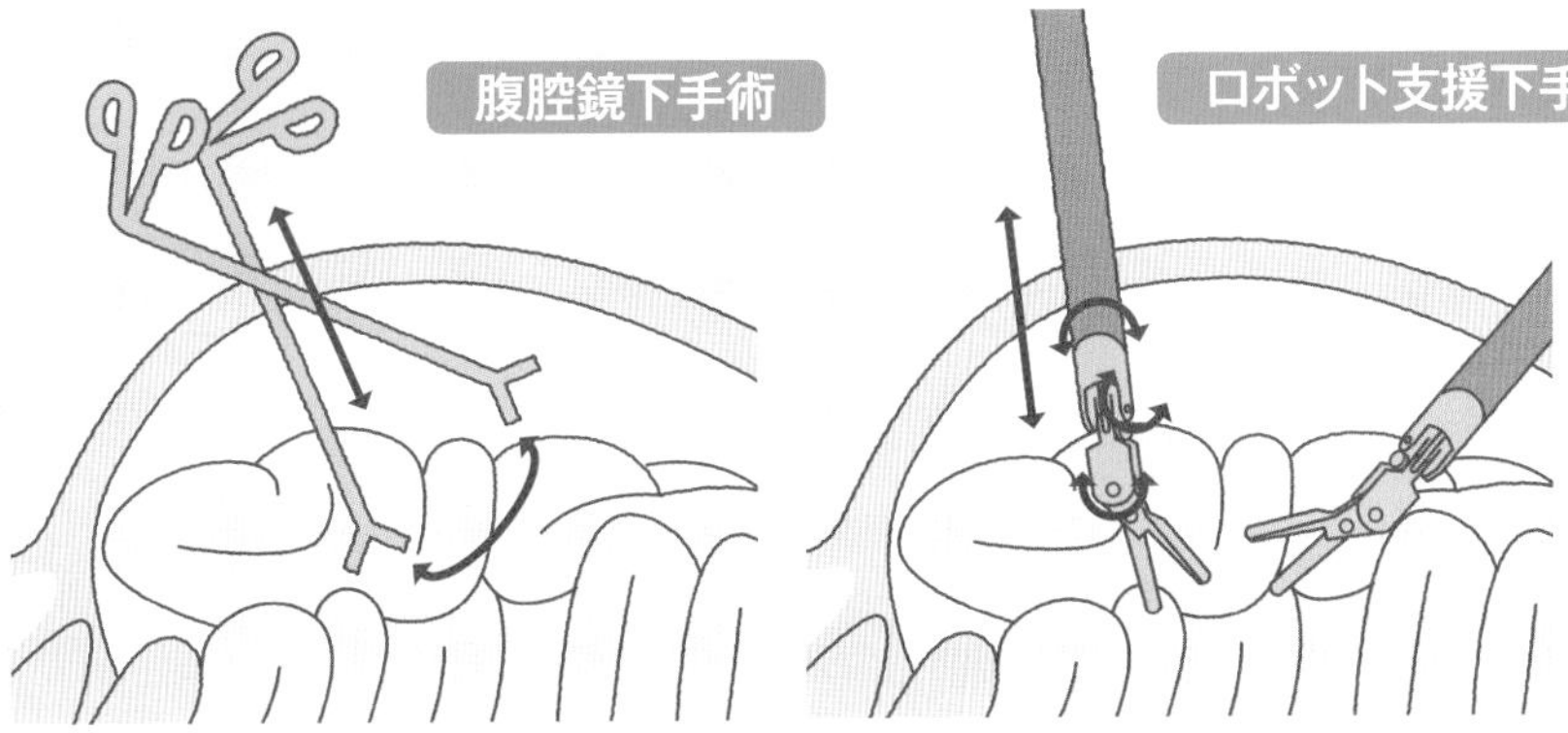

腹腔鏡下手術における鉗子の動きは、直線的、または円方向の動きに限られる。一方、手術支援ロボットのアームは多関節で構成され、人間の手首のような自由度を備えている。体の奥深くにおいても、複雑な動きが可能だ。

ボットを使えば良い手術が可能になるわけではありません。高度な技術を持つ医師が、遠くにいる患者のロボット手術を行う、そうした未来も期待されるとのことです。

十分な説明を受けたうえで治療の選択を

ロボット支援下手術を実施するための条件は、領域ごとに異なります。例えば消化器外科では、日本内視鏡外科学会のガイドラインに沿って、施設側には一定の治療実績、術者側には内視鏡外科学会の技術認定医といった資格など、高いハードルが要求されます。ただ、それらをクリアした医療機関でも、導入したばかりの段階では、ロボット支援下手術をスムーズに実施するのはなかなか難しいのではないかと絹笠医師。ロボット支援下手術、腹腔鏡下手術、開腹手術それぞれの治療実績や、ロボットを使うことで何が変わるか、しっかりと説明を受けたうえで治療を選択して欲しいとのことです。

「ロボット支援下手術は、あくまでより良い治療結果を追求するための手段の一つ。症例に応じて、開腹・腹腔鏡・ロボットと使い分けるだけの技術と知識、経験を兼ね備えていることが肝心です」

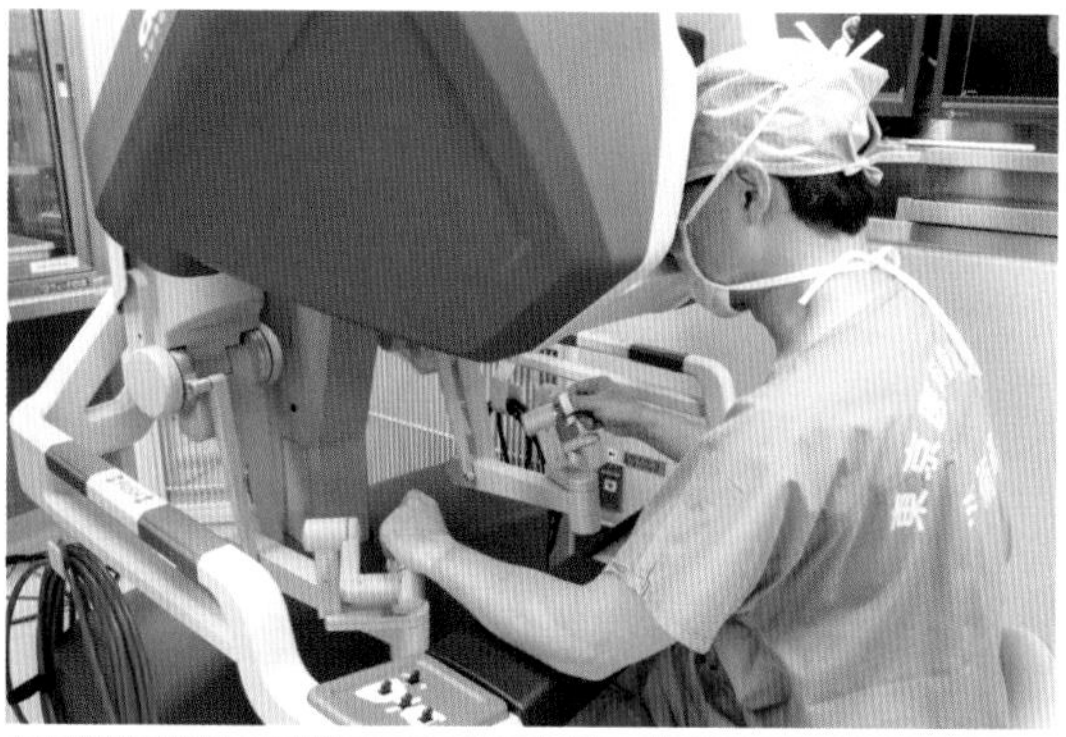

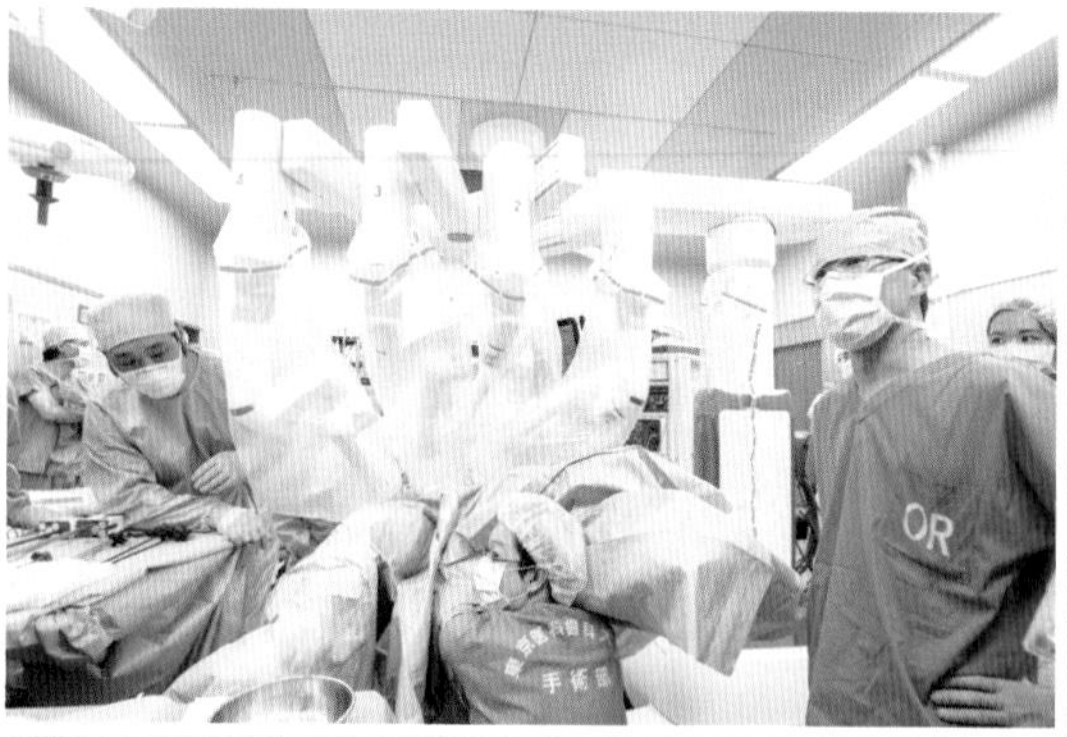

またもう一つの注目点として、絹笠医師は在院日数にも目を向けて欲しいと話します。

「在院日数が少ないということは、患者さんの負担を抑えたうえで、合併症を起こさずスムーズに退院できているということ。そういった点も参考にしながら、信頼できる医療機関を選んでいくことが大切です」

最新治療の特徴

- ☑ 手首や指の動きが再現され、直観的に操作できる
- ☑ 狭い空間でも自在に操作できる
- ☑ 術者の希望に沿った視野を安定して得られるうえ、拡大・立体視された映像を見ながら治療できる
- ☑ 手振れを防ぐ機能や、術者の手の動きを縮小してアームに伝える機能が備わり、精密な操作が可能である
- ☑ 出血量の減少や合併症のリスクの抑制といった、手術成績の向上を追求できる

がん・脳・心臓 ❶

ロボット支援手術　実施施設

各厚生局が公表している「施設基準の届出状況」より、疾患ごとにロボット支援手術の届出状況をまとめた。

縦悪：縦隔悪性腫瘍	腎：腎がん	胃全：胃全摘術	弁：弁形成術
縦良：良性縦隔腫瘍	前：前立腺がん	膀：膀胱がん	
肺：肺がん	胃切：胃切除術	食：食道がん	
直：直腸がん	胃噴：噴門側胃切除	子：子宮全摘	

都道府県	医療機関名称	所在地	対象となる疾患
北海道	NTT 東日本　札幌病院	札幌市中央区	縦悪、縦良、肺、直、腎、前
	市立札幌病院	札幌市中央区	前
	札幌医科大学附属病院	札幌市中央区	縦悪、縦良、肺、直、腎、前、胃切、胃噴、胃全、膀
	国家公務員共済組合連合会　斗南病院	札幌市中央区	前
	北海道大学病院	札幌市北区	腎、前、胃切、胃噴、胃全
	社会医療法人　恵佑会　札幌病院	札幌市白石区	肺、腎、前、胃切、胃噴、胃全、膀、食
	社会医療法人　北楡会　札幌北楡病院	札幌市白石区	腎
	独立行政法人国立病院機構　北海道がんセンター	札幌市白石区	縦悪、縦良、腎、前、膀、子
	社会医療法人孝仁会　北海道大野記念病院	札幌市西区	弁
	手稲渓仁会病院	札幌市手稲区	縦悪、縦良、肺、腎、前、膀、食、子
	社会福祉法人　函館厚生院　函館五稜郭病院	函館市	腎、前、胃切、胃噴、胃全、膀
	市立旭川病院	旭川市	腎、前、膀
	JA 北海道厚生連　旭川厚生病院	旭川市	腎、前、膀
	旭川医科大学病院	旭川市	直、腎、前
	社会医療法人　製鉄記念室蘭病院	室蘭市	縦悪、縦良、肺、前
	市立釧路総合病院	釧路市	縦悪、縦良、肺、腎、前
	JA 北海道厚生連　帯広厚生病院	帯広市	腎、前、胃切、胃噴、胃全、子
	北見赤十字病院	北見市	前
	岩見沢市立総合病院	岩見沢市	腎、前
青森	青森県立中央病院	青森市	前
	弘前大学医学部附属病院	弘前市	直、腎、前、膀、子
	三沢市立三沢病院	三沢市	直、前
岩手	岩手医科大学附属病院	盛岡市	直、腎、前、膀
	岩手県立胆沢病院	奥州市	前
宮城	東北大学病院	仙台市青葉区	腎、前、膀、食、子
	東北医科薬科大学病院	仙台市宮城野区	腎、前
	独立行政法人国立病院機構仙台医療センター	仙台市宮城野区	直、腎、前、膀、子
	仙塩利府病院	宮城郡利府町	前
秋田	市立秋田総合病院	秋田市	腎
	秋田大学医学部附属病院	秋田市	腎、前、膀、食、子

都道府県	医療機関名称	所在地	対象となる疾患
山形	国立大学法人山形大学医学部附属病院	山形市	腎、前
	日本海総合病院	酒田市	前
福島	公立大学法人福島県立医科大学附属病院	福島市	縦悪、縦良、腎、前
	竹田綜合病院	会津若松市	腎、前、胃切、胃噴、胃全、膀
	会津中央病院	会津若松市	前
	一般財団法人　脳神経疾患研究所附属総合南東北病院	郡山市	直、胃切、胃噴、胃全
	公益財団法人ときわ会常磐病院	いわき市	腎、前、膀
茨城	水戸赤十字病院	水戸市	腎、前、胃切、胃噴、胃全
	株式会社　日立製作所　日立総合病院	日立市	腎、前、子
	茨城県立中央病院	笠間市	縦悪、縦良、腎、前
	筑波大学附属病院	つくば市	縦悪、縦良、腎、前、子
	独立行政法人国立病院機構水戸医療センター	東茨城郡茨城町	腎、前
栃木	済生会宇都宮病院	宇都宮市	前
	日本赤十字社栃木県支部足利赤十字病院	足利市	縦悪、縦良、肺、胃切、胃噴、胃全
	那須赤十字病院	大田原市	前
	国際医療福祉大学病院	那須塩原市	前、胃切、胃噴、胃全
	自治医科大学附属病院	下野市	腎、前、膀
	獨協医科大学病院	下都賀郡壬生町	腎、前、胃切、胃噴、胃全
群馬	国立大学法人群馬大学医学部附属病院	前橋市	腎、前、子
	医療法人社団　日高会　日高病院	高崎市	腎、前
	伊勢崎市民病院	伊勢崎市	腎、前、胃切
埼玉	自治医科大学附属さいたま医療センター	さいたま市大宮区	前、膀
	さいたま市立病院	さいたま市緑区	前
	社会医療法人　壮幸会　行田総合病院	行田市	直、腎、前
	春日部市立医療センター	春日部市	前
	医療法人社団　愛友会　上尾中央総合病院	上尾市	直、腎、前、胃切、胃噴、胃全、膀、弁
	学校法人　獨協学園　獨協医科大学埼玉医療センター	越谷市	腎、前
	医療法人社団　東光会　戸田中央総合病院	戸田市	腎、前
	北里大学メディカルセンター	北本市	前
	埼玉県立がんセンター	北足立郡伊奈町	直、腎、前、胃切、胃噴、胃全、膀
千葉	千葉県がんセンター	千葉市中央区	腎、前、膀
	国立大学法人　千葉大学医学部附属病院	千葉市中央区	縦悪、縦良、肺、腎、前、膀、子
	船橋市立医療センター	船橋市	前
	医療法人沖縄徳洲会　千葉徳洲会病院	船橋市	腎、前
	国保直営総合病院　君津中央病院	木更津市	前、膀
	社会医療法人社団木下会　千葉西総合病院	松戸市	直、腎、前、膀、弁
	医療法人社団誠馨会　新東京病院	松戸市	直、胃切、胃噴、胃全
	総合病院国保旭中央病院	旭市	腎、前、胃切、胃噴、胃全
	国立研究開発法人国立がん研究センター東病院	柏市	直、前、胃切、胃噴、胃全、膀
	東京女子医科大学附属八千代医療センター	八千代市	縦悪、縦良、腎、前、膀
	医療法人社団太公会　我孫子東邦病院	我孫子市	前
	社会医療法人社団木下会鎌ケ谷総合病院	鎌ケ谷市	前

都道府県	医療機関名称	所在地	対象となる疾患
千葉	学校法人順天堂　順天堂大学医学部附属浦安病院	浦安市	縦悪、縦良、前、胃切、胃噴、胃全
	医療法人徳洲会　成田富里徳洲会病院	富里市	前
東京	社会福祉法人　三井記念病院	千代田区	直、腎、前、胃切
	聖路加国際病院	中央区	縦悪、縦良、肺、直、腎、前、子
	国立研究開発法人　国立がん研究センター中央病院	中央区	直、前、食
	医療法人財団　順和会　山王病院	港区	前
	東京医科大学病院	新宿区	縦悪、縦良、直、腎、前、食、子
	東京女子医科大学病院	新宿区	縦悪、縦良、肺、直、腎、前、胃切、胃噴、胃全、膀、子
	独立行政法人　地域医療機能推進機構　東京新宿メディカルセンター	新宿区	前
	慶應義塾大学病院	新宿区	直、腎、前、胃切、胃噴、胃全、食
	国立研究開発法人　国立国際医療研究センター病院	新宿区	直、腎、前
	日本医科大学付属病院	文京区	縦悪、縦良、前
	東京都立駒込病院	文京区	直、前
	順天堂大学医学部附属　順天堂医院	文京区	縦悪、縦良、肺、直、腎、前、胃切、胃噴、胃全、膀
	東京医科歯科大学医学部附属病院	文京区	直、前、胃切、胃噴、胃全、子
	東京大学医学部附属病院	文京区	直、腎、前、膀、食、子
	同愛記念病院	墨田区	腎、前
	公益財団法人　がん研究会　有明病院	江東区	肺、直、前、胃切、胃噴、胃全、膀
	昭和大学病院	品川区	腎、前、食、子
	NTT 東日本関東病院	品川区	縦悪、縦良、肺、直、腎、前、子
	独立行政法人　国立病院機構　東京医療センター	目黒区	腎、前、胃切、胃噴、胃全、膀
	東邦大学医療センター大森病院	大田区	腎、前、膀、子
	日本赤十字社医療センター	渋谷区	腎、前
	ニューハート・ワタナベ国際病院	杉並区	縦悪、縦良、弁
	東京女子医科大学東医療センター	荒川区	腎、前、膀
	日本大学医学部附属板橋病院	板橋区	前
	医療法人社団　明芳会　板橋中央総合病院	板橋区	腎、前
	帝京大学医学部附属病院	板橋区	腎、前、膀
	医療法人財団　明理会　東京腎泌尿器センター大和病院	板橋区	前
	社会福祉法人　仁生社　江戸川病院	江戸川区	前
	武蔵野赤十字病院	武蔵野市	胃切、胃噴、胃全
	杏林大学医学部付属病院	三鷹市	縦悪、縦良、肺、腎、前、膀
	医療法人社団　實理会　東京国際大堀病院	三鷹市	前
	東京都立多摩総合医療センター	府中市	前、胃切、胃噴、胃全
	医療法人徳洲会　東京西徳洲会病院	昭島市	前
	医療法人社団　長尽会　長久保病院	国立市	前、膀
神奈川	社会福祉法人恩賜財団済生会支部神奈川県済生会　横浜市東部病院	横浜市鶴見区	腎、前、胃切、胃噴、胃全、膀、子
	横浜市立みなと赤十字病院	横浜市中区	直、腎、前、膀
	国家公務員共済組合連合会　横浜南共済病院	横浜市金沢区	前
	公立大学法人　横浜市立大学附属病院	横浜市金沢区	縦悪、縦良、直、腎、前、胃切、胃噴、胃全、膀

都道府県	医療機関名称	所在地	対象となる疾患
神奈川	独立行政法人労働者健康安全機構　横浜労災病院	横浜市港北区	腎、前、膀
	神奈川県立がんセンター	横浜市旭区	腎、前
	川崎市立川崎病院	川崎市川崎区	前
	川崎市立井田病院	川崎市中原区	前
	帝京大学医学部附属溝口病院	川崎市高津区	腎、前、子
	医療法人社団　三成会　新百合ヶ丘総合病院	川崎市麻生区	縦悪、縦良、肺、腎、前、膀
	独立行政法人地域医療機能推進機構　相模野病院	相模原市中央区	前
	北里大学病院	相模原市南区	直、腎、前、胃切、胃噴、胃全、膀、食
	国家公務員共済組合連合会　横須賀共済病院	横須賀市	腎、前、子
	横須賀市立うわまち病院	横須賀市	前
	医療法人沖縄徳洲会　湘南鎌倉総合病院	鎌倉市	前
	医療法人徳洲会　湘南藤沢徳洲会病院	藤沢市	腎、前
	湘南東部総合病院	茅ヶ崎市	前
	医療法人徳洲会　茅ヶ崎徳洲会病院	茅ヶ崎市	前
	東海大学医学部付属病院	伊勢原市	腎、前
新潟	新潟市民病院	新潟市中央区	直、前、胃切、胃噴、胃全
	新潟大学医歯学総合病院	新潟市中央区	腎、前
	独立行政法人国立病院機構　西新潟中央病院	新潟市西区	肺
	済生会三条病院	三条市	前
富山	富山県立中央病院	富山市	腎、前、胃切、胃噴、胃全
	国立大学法人富山大学附属病院	富山市	縦悪、縦良、直、腎、前、膀
	市立砺波総合病院	砺波市	腎、前
石川	石川県立中央病院	金沢市	縦悪、縦良、肺、腎、前、胃切、胃噴、胃全、膀、子
	国立大学法人　金沢大学附属病院	金沢市	縦悪、縦良、肺、腎、前、胃切、胃噴、胃全、膀、食
	公立能登総合病院	七尾市	前
	公立松任石川中央病院	白山市	腎、前
	金沢医科大学病院	河北郡内灘町	腎、前
福井	福井赤十字病院	福井市	直、腎、前、胃切、胃噴、胃全、膀
	福井大学医学部附属病院	吉田郡永平寺町	腎、前
山梨	山梨県立中央病院	甲府市	腎、前、胃切、胃噴、胃全、子
	山梨大学医学部附属病院	中央市	肺、腎、前、胃切、胃噴、胃全、膀
長野	長野赤十字病院	長野市	腎、前、膀
	長野市民病院	長野市	腎、前、胃切、胃噴、胃全、膀
	国立大学法人　信州大学医学部附属病院	松本市	腎、前
	諏訪赤十字病院	諏訪市	縦悪、縦良、肺、前
岐阜	岐阜市民病院	岐阜市	前
	岐阜県総合医療センター	岐阜市	腎、前、膀
	国立大学法人岐阜大学医学部附属病院	岐阜市	縦悪、縦良、肺、直、腎、前、胃切、膀
	大垣市民病院	大垣市	腎、前
	社会医療法人厚生会　木沢記念病院	美濃加茂市	前
	松波総合病院	羽島郡笠松町	腎、前

都道府県	医療機関名称	所在地	対象となる疾患
静岡	静岡県立総合病院	静岡市葵区	直、腎、前、胃切、胃噴、胃全、膀、食、子
	静岡市立静岡病院	静岡市葵区	腎、前
	社会福祉法人聖隷福祉事業団　総合病院聖隷浜松病院	浜松市中区	前、子
	浜松医科大学医学部附属病院	浜松市東区	縦悪、縦良、肺、腎、前、胃切、胃噴、胃全、膀、食
	総合病院聖隷三方原病院	浜松市北区	縦悪、縦良、肺、腎、前
	市立島田市民病院	島田市	腎、前
	掛川市・袋井市病院企業団立中東遠総合医療センター	掛川市	前
	順天堂大学医学部附属静岡病院	伊豆の国市	前
	静岡県立静岡がんセンター	駿東郡長泉町	縦悪、縦良、肺、直、腎、前、胃切、胃噴、胃全
愛知	愛知県がんセンター	名古屋市千種区	縦悪、腎、前、胃切、胃噴、胃全
	名鉄病院	名古屋市西区	腎、前、膀
	名古屋第一赤十字病院	名古屋市中村区	縦悪、縦良、肺、直、腎、前、胃切、胃全
	独立行政法人国立病院機構名古屋医療センター	名古屋市中区	腎、前、膀
	名古屋第二赤十字病院	名古屋市昭和区	腎、前、胃切、胃噴、胃全、膀
	名古屋大学医学部附属病院	名古屋市昭和区	縦悪、縦良、肺、直、腎、前、膀
	名古屋市立大学病院	名古屋市瑞穂区	縦悪、縦良、肺、直、腎、前、胃切、胃噴、胃全、膀
	名古屋掖済会病院	名古屋市中川区	腎、前
	独立行政法人地域医療機能推進機構　中京病院	名古屋市南区	腎、前
	豊橋市民病院	豊橋市	直、腎、前、胃切、胃噴、胃全、膀、子
	一宮市立市民病院	一宮市	前
	公立陶生病院	瀬戸市	腎、前、胃切、胃噴、胃全
	春日井市民病院	春日井市	腎
	医療法人徳洲会　名古屋徳洲会総合病院	春日井市	直、腎、前
	医療法人豊田会　刈谷豊田総合病院	刈谷市	直、腎、前、膀
	トヨタ記念病院	豊田市	直、腎、前、子
	小牧市民病院	小牧市	前
	藤田医科大学病院	豊明市	縦悪、縦良、肺、直、腎、前、胃切、胃噴、胃全、膀、食、子
	愛知県厚生農業協同組合連合会　海南病院	弥富市	腎、前
	愛知医科大学病院	長久手市	縦悪、縦良、肺、腎、前、胃切、胃噴、胃全、膀
三重	国立大学法人三重大学医学部附属病院	津市	腎、前、胃切、胃噴、胃全、食、子
	伊勢赤十字病院	伊勢市	前
滋賀	大津赤十字病院	大津市	前
	市立大津市民病院	大津市	腎、前、膀
	滋賀医科大学医学部附属病院	大津市	縦悪、縦良、直、腎、前、胃切、胃噴、胃全、膀、子
	長浜赤十字病院	長浜市	前、胃切、胃噴、胃全、子
	滋賀県立総合病院	守山市	子
	社会福祉法人恩賜財団　済生会滋賀県病院	栗東市	直、腎、前
京都	京都府立医科大学附属病院	京都市上京区	縦悪、縦良、直、腎、前、胃切、胃噴、胃全

都道府県	医療機関名称	所在地	対象となる疾患
京都	国立大学法人　京都大学医学部附属病院	京都市左京区	縦悪、縦良、肺、直、腎、前、胃切、胃噴、胃全、膀、食、子
	京都市立病院	京都市中京区	縦悪、縦良、肺、腎、前、胃切、胃噴、胃全、膀
	独立行政法人国立病院機構京都医療センター	京都市伏見区	腎、前、胃切、胃噴、胃全、子
	社会福祉法人京都社会事業財団　京都桂病院	京都市西京区	直、前、胃切、胃噴、胃全、子
	国家公務員共済組合連合会　舞鶴共済病院	舞鶴市	前
	医療法人徳洲会　宇治徳洲会病院	宇治市	腎、前
大阪	大阪市立総合医療センター	大阪市都島区	腎、前、胃切、胃噴、胃全、膀、食、子
	公益財団法人日本生命済生会　日本生命病院	大阪市西区	前、子
	大阪赤十字病院	大阪市天王寺区	縦悪、縦良、直、腎、前、胃切、胃噴、胃全、膀、食
	医療法人警和会　大阪警察病院	大阪市天王寺区	前、膀、子
	社会医療法人愛仁会　千船病院	大阪市西淀川区	前、子
	宗教法人　在日本南プレスビテリアンミッション　淀川キリスト教病院	大阪市東淀川区	腎、前
	大阪市立大学医学部附属病院	大阪市阿倍野区	腎、前、胃切、胃噴、胃全、膀、弁
	地方独立行政法人大阪府立病院機構　大阪急性期・総合医療センター	大阪市住吉区	腎、前
	健康保険組合連合会　大阪中央病院	大阪市北区	前
	一般財団法人　住友病院	大阪市北区	腎、前
	公益財団法人　田附興風会　医学研究所　北野病院	大阪市北区	腎、前、胃切、胃噴、胃全
	社会福祉法人恩賜財団　大阪府済生会中津病院	大阪市北区	腎、前
	地方独立行政法人大阪府立病院機構　大阪国際がんセンター	大阪市中央区	直、腎、前、胃切、胃噴、胃全、子
	堺市立総合医療センター	堺市西区	縦悪、縦良、肺、直、腎、前、膀
	独立行政法人労働者健康安全機構　大阪労災病院	堺市北区	直、腎、前、膀
	医療法人徳洲会　岸和田徳洲会病院	岸和田市	前
	市立豊中病院	豊中市	腎、前
	医療法人沖縄徳洲会　吹田徳洲会病院	吹田市	前、子
	社会福祉法人恩賜財団　大阪府済生会吹田病院	吹田市	前
	国立研究開発法人　国立循環器病研究センター	吹田市	弁
	大阪大学医学部附属病院	吹田市	縦悪、縦良、肺、直、腎、前、胃切、胃噴、胃全、膀、食、弁
	大阪医科大学附属病院	高槻市	直、腎、前、胃切、胃噴、胃全
	関西医科大学附属病院	枚方市	腎、前
	医療法人徳洲会　松原徳洲会病院	松原市	前
	医療法人徳洲会　野崎徳洲会病院	大東市	腎、前
	府中病院	和泉市	直、腎、前、胃切、胃噴、胃全
	箕面市立病院	箕面市	直、腎、前
	地方独立行政法人　市立東大阪医療センター	東大阪市	前
	近畿大学病院	大阪狭山市	直、腎、前、膀、子
兵庫	神戸市立医療センター西市民病院	神戸市長田区	前、膀
	神鋼記念病院	神戸市中央区	直、腎、前
	神戸市立医療センター中央市民病院	神戸市中央区	直、腎、前、胃切、胃噴、胃全、膀、食
	神戸大学医学部附属病院	神戸市中央区	縦悪、縦良、肺、腎、前、胃切、胃噴、胃全、膀、食

都道府県	医療機関名称	所在地	対象となる疾患
兵庫	神戸市立西神戸医療センター	神戸市西区	腎、前、胃切、膀
	姫路赤十字病院	姫路市	腎、前
	独立行政法人労働者健康安全機構関西労災病院	尼崎市	縦悪、縦良、肺、直、腎、前、胃切、胃噴、胃全
	兵庫県立尼崎総合医療センター	尼崎市	腎、前、胃切、胃噴、胃全、膀
	兵庫県立がんセンター	明石市	腎、前
	兵庫医科大学病院	西宮市	腎、前、胃切、胃噴、胃全、子
	兵庫県立　西宮病院	西宮市	前、胃切、胃噴、胃全
	西宮市立中央病院	西宮市	腎、前
	公立豊岡病院組合立豊岡病院	豊岡市	腎、前
	加古川中央市民病院	加古川市	前
	兵庫県立加古川医療センター	加古川市	腎、前、膀
	北播磨総合医療センター	小野市	直、腎、前、胃切、胃噴、胃全
	三田市民病院	三田市	前
奈良	奈良県総合医療センター	奈良市	直、腎、前、子
	公益財団法人　天理よろづ相談所病院	天理市	縦悪、縦良、肺、腎、前、胃切、胃噴、胃全、膀、子
	奈良県立医科大学附属病院	橿原市	腎、前、子
和歌山	和歌山県立医科大学附属病院	和歌山市	腎、前、胃切、胃噴、胃全、膀
	日本赤十字社　和歌山医療センター	和歌山市	直、腎、前、胃切、胃噴、胃全、食、子
	紀南病院	田辺市	前
鳥取	鳥取赤十字病院	鳥取市	直、前、胃切、胃噴、胃全
	鳥取大学医学部附属病院	米子市	縦悪、縦良、肺、直、腎、前、胃切、胃噴、胃全、膀、子
島根	島根大学医学部附属病院	出雲市	腎、前、膀、食、子
岡山	川崎医科大学総合医療センター	岡山市北区	前
	岡山大学病院	岡山市北区	縦悪、縦良、肺、腎、前、胃切、胃噴、胃全、膀、食
	公益財団法人大原記念倉敷中央医療機構　倉敷中央病院	倉敷市	直、腎、前、胃切、胃噴、胃全、膀、子
	倉敷成人病センター	倉敷市	腎、前、子
	川崎医科大学附属病院	倉敷市	腎、前
	津山中央病院	津山市	前
広島	地方独立行政法人広島市立病院機構広島市立広島市民病院	広島市中区	腎、前、膀
	広島大学病院	広島市南区	縦悪、縦良、肺、直、腎、前、胃切、胃噴、胃全、食、子
	地方独立行政法人広島市立病院機構　広島市立安佐市民病院	広島市安佐北区	腎、前、胃切、胃噴、胃全、膀
	福山市民病院	福山市	腎、前
山口	山口大学医学部附属病院	宇部市	縦悪、縦良、肺、腎、前、胃切
	独立行政法人国立病院機構岩国医療センター	岩国市	腎、前
	独立行政法人地域医療機能推進機構　徳山中央病院	周南市	前
徳島	徳島県立中央病院	徳島市	腎、前、膀
	徳島大学病院	徳島市	縦悪、縦良、肺、直、腎、前、胃切、胃噴、胃全、膀
香川	高松赤十字病院	高松市	縦悪、縦良、腎、前、膀

都道府県	医療機関名称	所在地	対象となる疾患
香川	香川県立中央病院	高松市	縦悪、縦良、肺、直、腎、前、胃切、胃噴、胃全、膀
	独立行政法人　労働者健康安全機構　香川労災病院	丸亀市	前
	三豊総合病院	観音寺市	前
	香川大学医学部附属病院	木田郡三木町	腎、前、膀
愛媛	松山赤十字病院	松山市	腎、前
	愛媛県立中央病院	松山市	直、腎、前、胃切、胃噴、胃全、膀
	独立行政法人国立病院機構四国がんセンター	松山市	腎、前、胃切、胃噴
	市立宇和島病院	宇和島市	腎、前
	住友別子病院	新居浜市	直、腎、前
	愛媛大学医学部附属病院	東温市	縦悪、縦良、腎、前、胃切、胃噴、胃全、膀、弁
高知	高知高須病院	高知市	前
	高知赤十字病院	高知市	腎、前、胃切、胃噴、胃全
	高知大学医学部附属病院	南国市	縦悪、縦良、肺、直、腎、前、胃切、胃噴、胃全、膀
福岡	独立行政法人　地域医療機能推進機構　九州病院	北九州市八幡西区	腎、前、膀
	産業医科大学病院	北九州市八幡西区	縦悪、縦良、肺、直、腎、前、胃切、胃噴、胃全
	九州大学病院	福岡市東区	直、腎、前、胃切、胃噴、胃全、膀、食
	医療法人　原三信病院	福岡市博多区	腎、前、膀
	独立行政法人国立病院機構　九州医療センター	福岡市中央区	縦悪、縦良、肺、直、腎、前、胃切、胃噴、胃全、子
	福岡赤十字病院	福岡市南区	直、腎、前、胃切、胃噴、胃全、子
	福岡大学病院	福岡市城南区	縦悪、縦良、肺、直、腎、前、胃切、胃噴、胃全、食、子
	久留米大学病院	久留米市	腎、前、胃切、胃噴、胃全
	聖マリア病院	久留米市	縦悪、縦良、肺、胃切、胃噴
	社会医療法人　天神会　古賀病院 21	久留米市	腎、前、膀
	医療法人徳洲会　福岡徳洲会病院	春日市	前
佐賀	佐賀県医療センター好生館	佐賀市	前
	佐賀大学医学部附属病院	佐賀市	直、前、胃切、胃噴、胃全、食
長崎	長崎大学病院	長崎市	縦悪、縦良、肺、直、腎、前、膀、子
熊本	熊本大学病院	熊本市中央区	腎、前、膀
	熊本赤十字病院	熊本市東区	子
	済生会熊本病院	熊本市南区	縦悪、縦良、肺、腎、前、胃切、胃噴、胃全
	独立行政法人地域医療機能推進機構　熊本総合病院	八代市	直、前
大分	別府湾腎泌尿器病院	別府市	前
	大分大学医学部附属病院	由布市	腎、前、膀
鹿児島	公益社団法人　鹿児島共済会　南風病院	鹿児島市	直、胃切、胃噴、胃全
	新村病院	鹿児島市	腎、前
	鹿児島市立病院	鹿児島市	腎、前、膀
	鹿児島大学病院	鹿児島市	肺、腎、前、子
沖縄	社会医療法人　敬愛会　中頭病院	沖縄市	縦悪、縦良、肺、前
	中部徳洲会病院	中頭郡北中城村	腎、前
	琉球大学医学部附属病院	中頭郡西原町	腎、前

病変へのピンポイント照射が実現

がん放射線治療

外科手術、抗がん剤治療と並んで、がんの３大療法の一つに位置付けられている放射線治療。その治療機器・照射法は近年著しい進歩を遂げ、より効果が高く、患者の負担を抑えた治療法が開発されています。

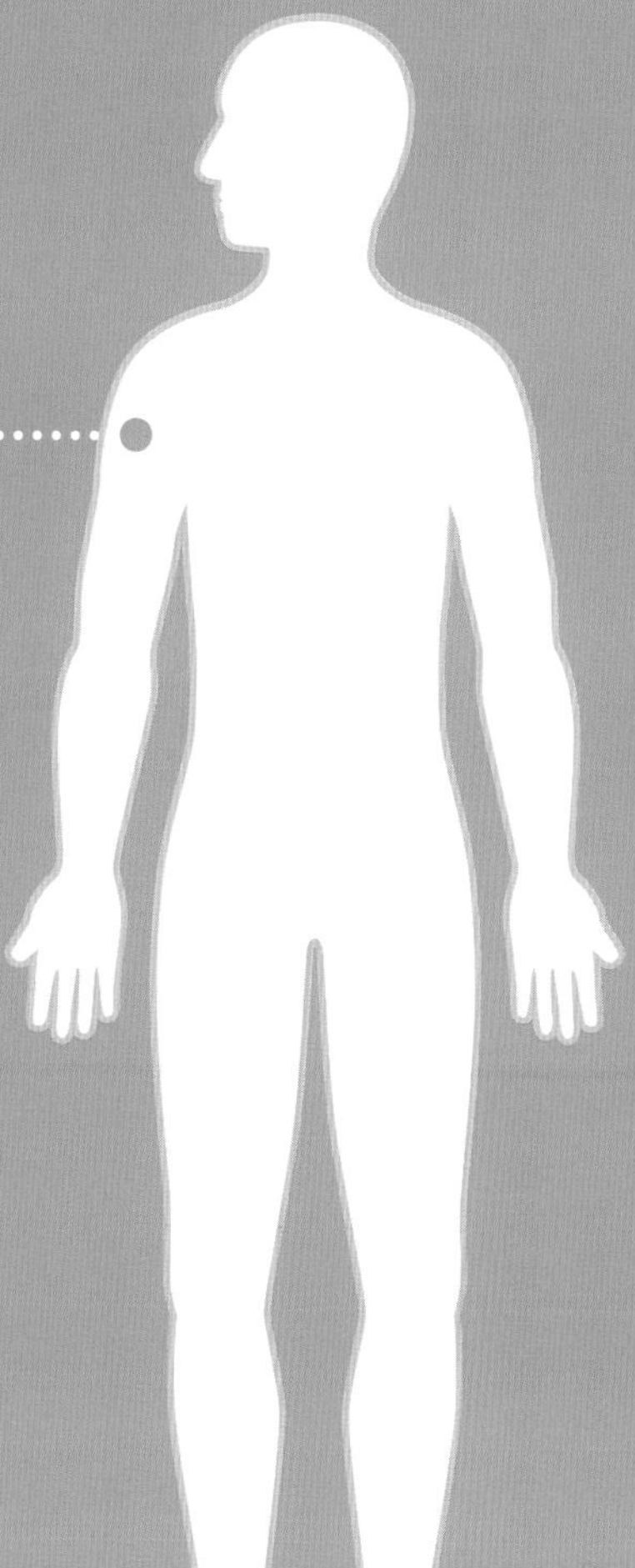

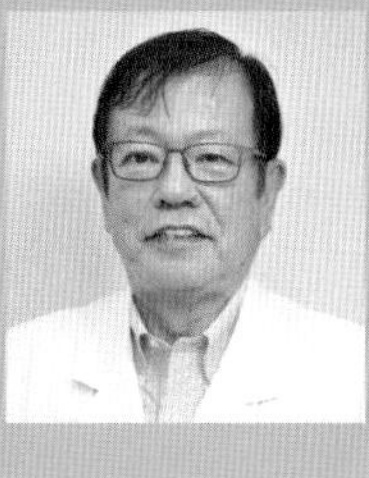

取材協力
国立研究開発法人
量子科学技術研究開発機構
ＱＳＴ病院 病院長
辻《つじ》 比《ひ》呂《ろ》志《し》

強度変調放射線治療や画像誘導放射線療法

がん放射線治療では、放射線照射によって、がん細胞が分裂・増殖する際に必要な遺伝子に損傷を与えて、がんの縮小・消失を目指します。手術のように切開することなく治療でき、病変の周囲にある器官や神経の温存を目指せます。また抗がん剤治療のように全身に影響を与えることなく、局所に絞った治療が可能です。体外から放射線を照射する外部照射が一般的で、がんの種類によっては、放射性物質を体内に挿入・投与し、内側から放射線をあてる内部照射も行われています。

従来の放射線治療（外部照射）では、線量が均一のビームを、病変に向けて照射しています。ただ、病変の周囲にある正常組織に悪影響を及ぼす可能性が指摘され、病変にピンポイントで照射する方法が開発されてきました。その一つが強度変調放射線治療（ＩＭＲＴ）です。この方法では、がんの形状や位置をもとに、ビーム内の線量の強弱を調整し、特定の形状に集中照射します。また、機器の内部にレントゲン・ＭＲＩを組み込み、治療中の画像診断をもとに位置のずれを補正しながら照射する、画像誘導放射線療法（ＩＧＲＴ）も登場しています。「集中性が高まり、照射できる線量が増加したことが、治療成績の向上に結びついています」と辻比呂志医師は話します。

多方向から集中的に照射する定位放射線治療

もう一つが、放射線の細いビームを多方向から集中的に照射する定位放射線治療です。たとえば、脳腫瘍などに用いられるガンマナイフでは、内部に多数の線源が配列され、それぞれの線源から腫瘍に向けて、集中照射していきます。

また肺がんや肝がんといった、体幹部のがんへの定位放射線治療も提供されています。体幹部の病変は呼吸に伴って少しずつ位置が動いて

対象の疾患

全身のがん

放射線治療はほぼすべてのがんを対象に行われており、手術のように切開することなく、機能の温存を目指せる利点があります。例えば、頭頸部がんには手術と同等の効果があり、声を出す機能を温存することができます。手術後の再発を防ぐために行われることもあるほか、がんが血管や神経、器官を圧迫して起こる症状や、骨転移による痛み、脳転移による神経症状などを和らげるために行われることもあります。

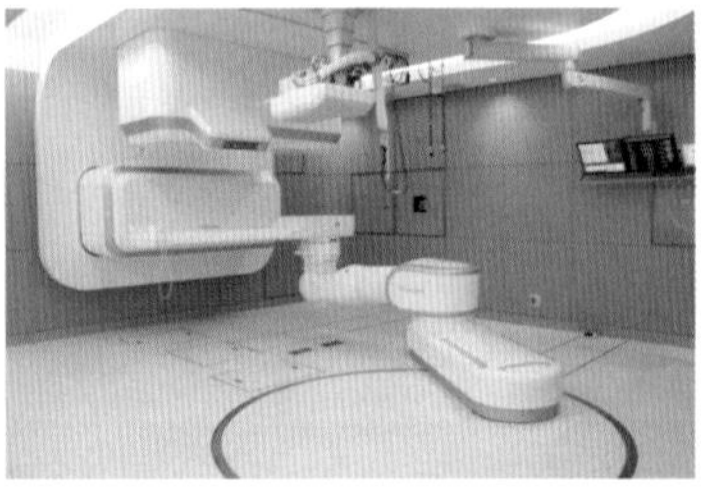

最新治療の特徴

- ☑ 正常な組織への悪影響を最小限に抑えた照射が可能に
- ☑ 線量の集中性が高まり、患部に照射できる線量が増加したことが、治療成績の向上にもつながっている
- ☑ 呼吸に伴って少しずつ位置が動く、体幹部の病変に対しても、腫瘍へのピンポイント照射が可能になっている
- ☑ X線や陽子線治療が効きにくいがんにも効果が見込める（重粒子線治療）

定位放射線治療

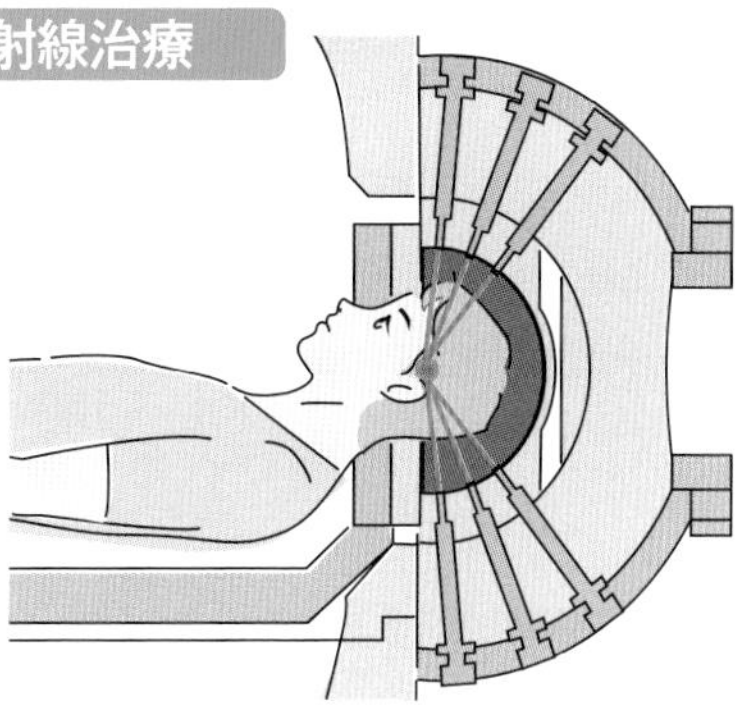

いいます。その動きを監視し、一定の範囲内に入った時のみ照射する動体追尾照射が開発され、より正確な照射が実現しています。「定位放射線治療とIMRTを組み合わせた機器も登場し、多様な治療計画、高精度な照射が可能になっています」と辻医師はいいます。

ただ、IMRTやIGRT、定位放射線治療の実施には、経験ある放射線科医師や診療放射線技師、医学物理士などのスタッフが欠かせず、どの医療機関でも行えるわけではないとのこと。ホームページなどで治療内容を確認することが大切です。

従来の放射線治療

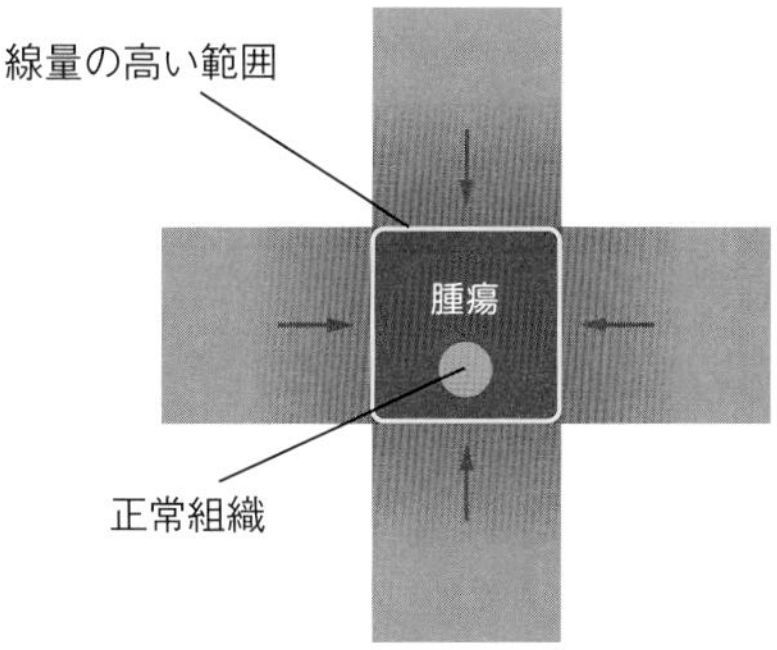

強度変調放射線治療（IMRT）

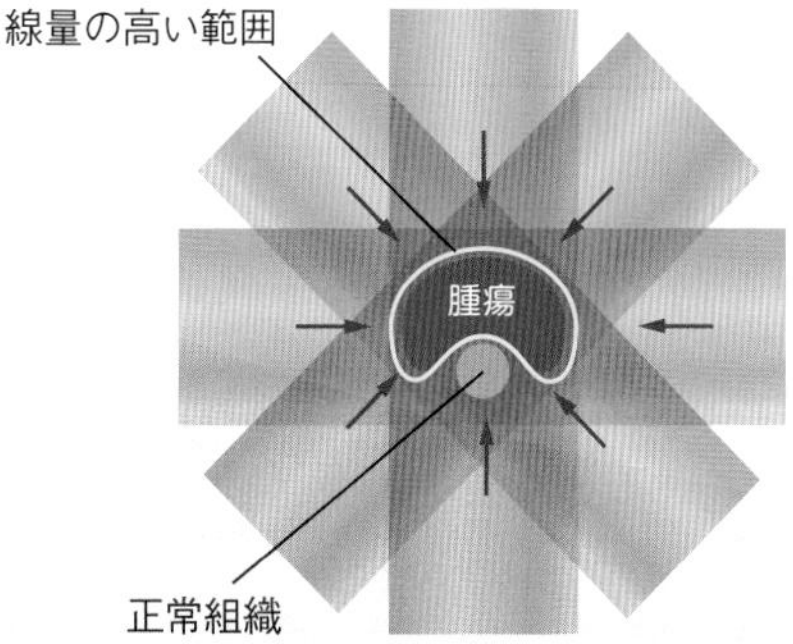

新たな放射線治療として期待される粒子線治療

近年では、水素イオン（陽子）や炭素イオンを加速して照射する粒子線治療も発展を遂げています。前者を陽子線治療、後者を重粒子線治療といいます。従来の放射線治療で用いられるX線やガンマ線は、体の表面近くでエネルギー（線量）が最大になり、減衰しながら通過します。一方、粒子線は、表面近くで生み出すエネルギーは少ないものの、一定の深さまで進んでからエネルギーを放出し、直後に止まる性質を持ちます。そのピークを病変の位置に調整することで、体の深い所にある病変にも、正常な組織へ

の影響を抑えながら高い線量を集中することが可能です。「従来の放射線治療では、治療後に他のがん（二次がん）が発症するリスクが若干高まります。そうしたリスクが、粒子線治療では少なくなることも確認されています」と辻医師。粒子線治療においても、呼吸に合わせて照射位置をコントロールする方法や、がんの形状に合わせて照射する方法といった、線量の集中性を高める照射法の研究が進んでいるとのことです。

2つの粒子線治療の違いとしては、重粒子線治療では陽子より12倍も重い炭素を用いるため、がんに対する殺傷効果が2〜3倍ほど大きい点が挙げられると、辻医師は話します。「重粒子線治療は、より短期間で治療が完了できるうえ、X線や陽子線治療に抵抗を示すがんに効果が期待できます」。これらの利点から、重粒子線治療・陽子線治療ともに保険適用となる疾患が拡がっています。ただ、どちらの機器も大型で高価なため、導入している医療機関は限られます。普及のためには装置の小型化や低コスト化といった課題があり、研究が進められているといいます。

こうした放射線治療の進歩に伴い、現在では、がんの発生した部位や症状などによって、手術と同等の治療成績が期待できるようになっています。また治療成績の向上を目指し、手術や抗がん剤治療と組み合わせた集学的治療も提供されています。「放射線治療によるがん細胞の変性・死滅が、免疫の活性化につながるという研究結果も出ており、他の治療との併用が期待されています」と辻医師。

さまざまな放射線治療が開発・提供されているだけに、それぞれのメリットやデメリット、費用などに関してしっかりと説明を受け、症例に応じた内容を選ぶことが重要でしょう。

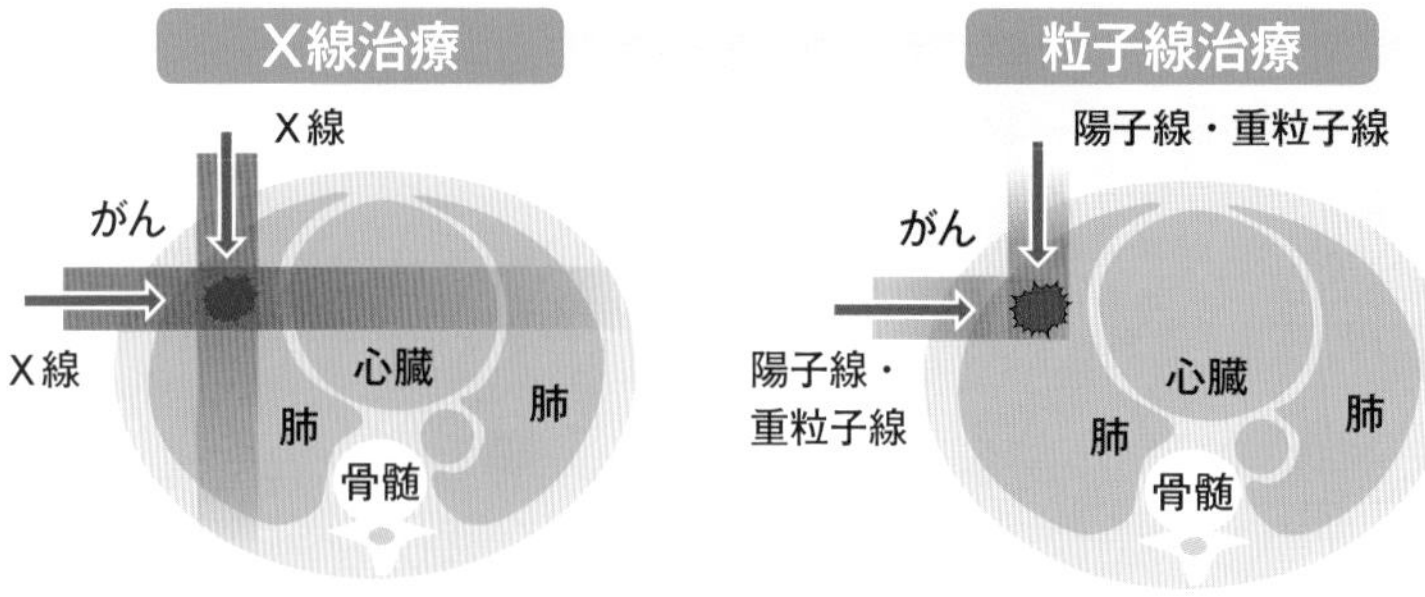

X線は病巣を突き抜けて進むが、粒子線はエネルギー量に応じた深さまで進んで止まり、病巣の奥には進まない性質を持つ。

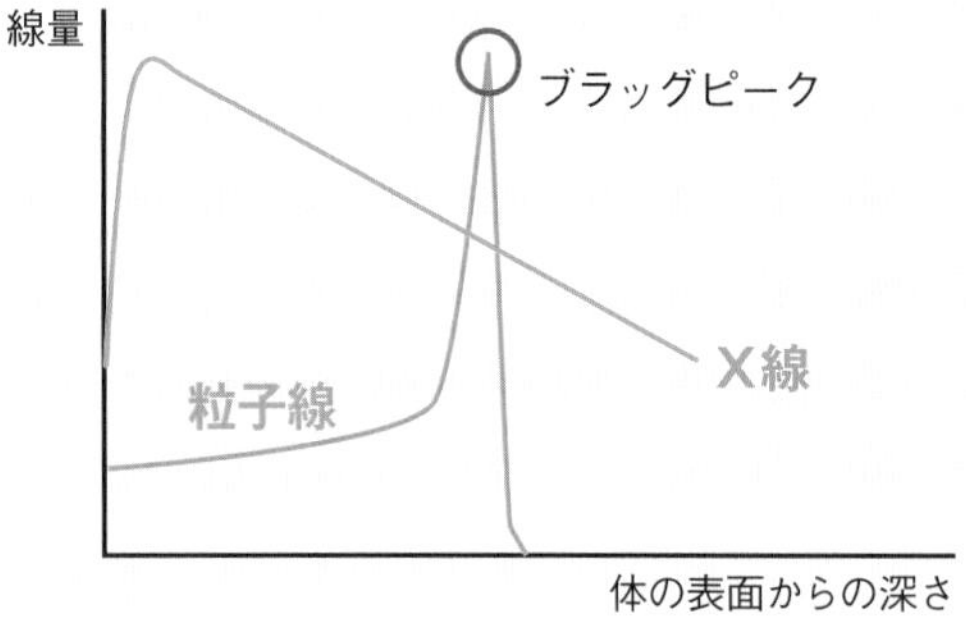

粒子線治療では病変だけに高い線量を照射できる

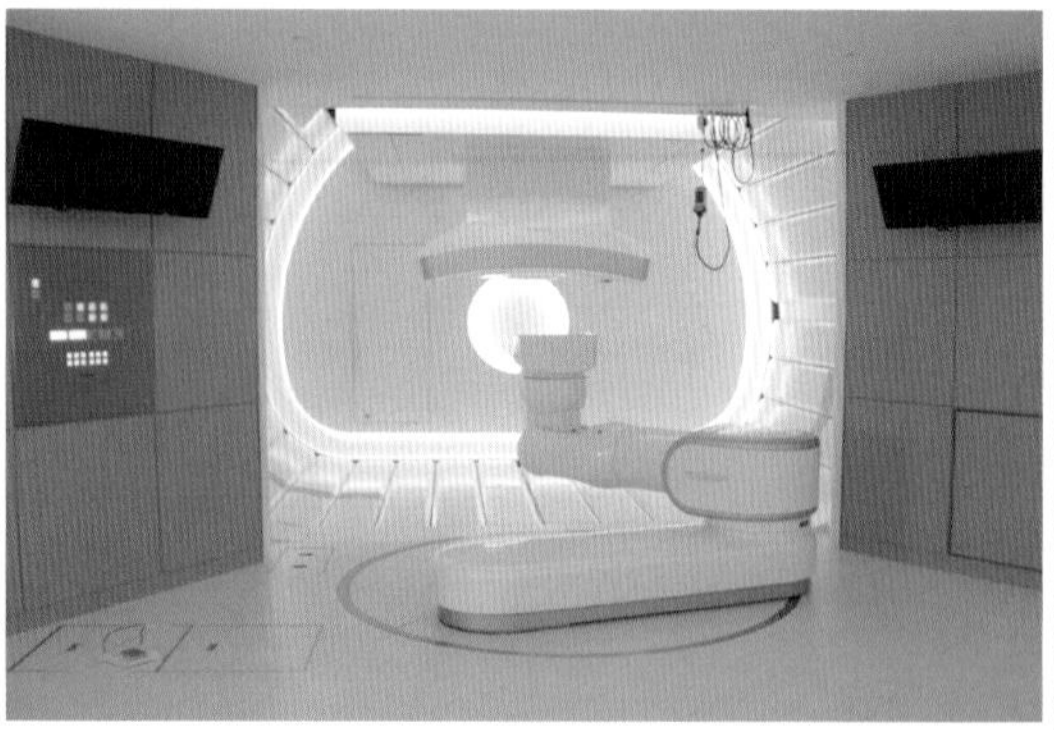

各放射線治療の実施施設

各厚生局が公表している「施設基準の届出状況」より、IMRT（強度変調放射線治療）、定位放射線治療、IGRT（画像誘導放射線治療）、粒子線治療の届出状況をまとめた。

都道府県	医療機関名称	所在地	IMRT	定位	IGRT	粒子線
北海道	市立札幌病院	札幌市中央区	○	○	○	
	札幌医科大学附属病院	札幌市中央区	○	○	○	
	NTT 東日本　札幌病院	札幌市中央区		○	○	
	JA 北海道厚生連　札幌厚生病院	札幌市中央区		○	○	
	社会医療法人北腎会　脳神経・放射線科クリニック	札幌市北区	○	○	○	
	北海道大学病院	札幌市北区	○	○	○	○
	社会医療法人禎心会　札幌禎心会病院	札幌市東区	○	○	○	○
	社会医療法人　恵佑会　札幌病院	札幌市白石区	○	○	○	
	独立行政法人国立病院機構　北海道がんセンター	札幌市白石区	○	○	○	
	KKR 札幌医療センター	札幌市豊平区		○	○	
	社会医療法人孝仁会　北海道大野記念病院	札幌市西区	○	○	○	
	手稲渓仁会病院	札幌市手稲区		○	○	
	社会福祉法人　函館厚生院　函館五稜郭病院	函館市	○	○	○	
	市立函館病院	函館市	○	○	○	
	独立行政法人国立病院機構　函館病院	函館市		○		
	小樽市立病院	小樽市		○	○	
	市立旭川病院	旭川市	○	○	○	
	旭川医科大学病院	旭川市	○	○	○	
	JA 北海道厚生連　旭川厚生病院	旭川市		○	○	
	独立行政法人国立病院機構　旭川医療センター	旭川市		○	○	
	社会医療法人　母恋　日鋼記念病院	室蘭市		○	○	
	市立室蘭総合病院	室蘭市		○	○	
	独立行政法人労働者健康安全機構　釧路労災病院	釧路市		○	○	
	社会医療法人　北斗　北斗病院	帯広市		○	○	
	JA 北海道厚生連　帯広厚生病院	帯広市		○	○	
	北見赤十字病院	北見市	○	○	○	
	王子総合病院	苫小牧市		○	○	
	砂川市立病院	砂川市		○	○	
青森	青森県立中央病院	青森市	○	○	○	
	弘前大学医学部附属病院	弘前市	○	○	○	
	弘前中央病院	弘前市		○	○	
	八戸市立市民病院	八戸市			○	
	十和田市立中央病院	十和田市		○	○	
	むつ総合病院	むつ市		○	○	

都道府県	医療機関名称	所在地	IMRT	定位	IGRT	粒子線
岩手	岩手県立中央病院	盛岡市	○	○	○	
	岩手医科大学附属病院	盛岡市	○	○	○	
	盛岡赤十字病院	盛岡市			○	
	岩手県立中部病院	北上市	○	○	○	
	岩手県立磐井病院	一関市		○	○	
	岩手県立胆沢病院	奥州市		○	○	
宮城	東北大学病院	仙台市青葉区	○	○	○	
	一般財団法人厚生会　仙台厚生病院	仙台市青葉区		○	○	
	独立行政法人労働者健康安全機構東北労災病院	仙台市青葉区		○	○	
	独立行政法人国立病院機構仙台医療センター	仙台市宮城野区	○	○	○	
	仙台市立病院	仙台市太白区		○	○	
	仙台総合放射線クリニック	仙台市泉区	○	○	○	
	石巻赤十字病院	石巻市		○	○	
	宮城県立がんセンター	名取市	○	○		
	大崎市民病院	大崎市	○	○	○	
秋田	秋田大学医学部附属病院	秋田市	○	○	○	
	秋田厚生医療センター	秋田市			○	
山形	国立大学法人山形大学医学部附属病院	山形市	○	○	○	
	山形市立病院済生館	山形市		○	○	
	山形県立中央病院	山形市		○	○	
	日本海総合病院	酒田市		○	○	
福島	公立大学法人福島県立医科大学附属病院	福島市	○	○	○	
	竹田綜合病院	会津若松市		○	○	
	一般財団法人　脳神経疾患研究所附属総合南東北病院	郡山市	○	○	○	
	一般財団法人太田綜合病院附属太田西ノ内病院	郡山市		○	○	
	一般財団法人　脳神経疾患研究所　附属　南東北がん陽子線治療センター	郡山市				○
	いわき市医療センター	いわき市		○	○	
	福島県厚生農業協同組合連合会白河厚生総合病院	白河市	○		○	
茨城	株式会社　日立製作所　日立総合病院	日立市		○	○	
	総合病院土浦協同病院	土浦市	○	○	○	
	茨城県立中央病院	笠間市	○	○	○	
	社会医療法人若竹会　つくばセントラル病院	牛久市		○	○	
	公益財団法人　筑波メディカルセンター　筑波メディカルセンター病院	つくば市	○	○	○	
	筑波大学附属病院	つくば市	○	○	○	○
	株式会社日立製作所　ひたちなか総合病院	ひたちなか市	○	○	○	
	東京医科大学茨城医療センター	稲敷郡阿見町		○	○	
栃木	宇都宮セントラルクリニック	宇都宮市	○	○	○	
	栃木県立がんセンター	宇都宮市	○	○	○	
	独立行政法人国立病院機構栃木医療センター	宇都宮市		○	○	
	済生会宇都宮病院	宇都宮市		○		
	日本赤十字社栃木県支部足利赤十字病院	足利市		○	○	
	国際医療福祉大学病院	那須塩原市		○	○	
	自治医科大学附属病院	下野市	○	○	○	
	獨協医科大学病院	下都賀郡壬生町	○	○	○	
群馬	前橋赤十字病院	前橋市	○	○	○	
	国立大学法人群馬大学医学部附属病院	前橋市	○	○	○	○

都道府県	医療機関名称	所在地	IMRT	定位	IGRT	粒子線
群馬	医療法人社団　日高会　日高病院	高崎市	○	○	○	
	独立行政法人国立病院機構高崎総合医療センター	高崎市	○	○	○	
	桐生厚生総合病院	桐生市	○	○	○	
	伊勢崎市民病院	伊勢崎市		○	○	
	群馬県立がんセンター	太田市	○	○	○	
	公立館林厚生病院	館林市	○	○	○	
	独立行政法人国立病院機構　渋川医療センター	渋川市	○	○	○	
	公立藤岡総合病院	藤岡市		○	○	
埼玉	医療法人社団　協友会　彩の国東大宮メディカルセンター	さいたま市北区		○	○	
	自治医科大学附属さいたま医療センター	さいたま市大宮区	○	○	○	
	さいたま赤十字病院	さいたま市中央区	○	○	○	
	独立行政法人地域医療機能推進機構　埼玉メディカルセンター	さいたま市浦和区			○	
	さいたま市立病院	さいたま市緑区		○		
	埼玉医科大学　総合医療センター	川越市	○	○	○	
	医療法人　熊谷総合病院	熊谷市	○	○	○	
	埼玉県立循環器・呼吸器病センター	熊谷市		○	○	
	医療法人　啓清会　関東脳神経外科病院	熊谷市		○		
	社会福祉法人　恩賜財団　済生会支部　埼玉県　済生会　川口総合病院	川口市	○	○	○	
	川口市立医療センター	川口市		○	○	
	深谷赤十字病院	深谷市			○	
	医療法人社団　愛友会　上尾中央総合病院	上尾市		○	○	
	学校法人　獨協学園　獨協医科大学埼玉医療センター	越谷市	○	○	○	
	独立行政法人　国立病院機構　埼玉病院	和光市	○	○	○	
	新久喜総合病院	久喜市		○	○	
	埼玉医科大学国際医療センター	日高市	○	○	○	
	埼玉県立がんセンター	北足立郡伊奈町	○	○	○	
	埼玉医科大学病院	入間郡毛呂山町	○	○	○	
千葉	千葉県がんセンター	千葉市中央区	○	○	○	
	国立大学法人　千葉大学医学部附属病院	千葉市中央区	○	○	○	
	独立行政法人国立病院機構　千葉医療センター	千葉市中央区		○	○	
	国立研究開発法人　量子科学技術研究開発機構　QST 病院	千葉市稲毛区		○		○
	東京ベイ先端医療・幕張クリニック	千葉市美浜区	○	○	○	
	東京歯科大学市川総合病院	市川市	○	○	○	
	国立研究開発法人国立国際医療研究センター国府台病院	市川市		○	○	
	船橋市立医療センター	船橋市	○	○	○	
	国保直営総合病院　君津中央病院	木更津市		○	○	
	松戸市立総合医療センター	松戸市			○	
	日本赤十字社　成田赤十字病院	成田市			○	
	東邦大学医療センター佐倉病院	佐倉市	○	○	○	
	社会福祉法人　聖隷福祉事業団　聖隷佐倉市民病院	佐倉市	○	○	○	
	総合病院国保旭中央病院	旭市	○	○	○	
	国立研究開発法人国立がん研究センター東病院	柏市	○	○	○	○
	東京慈恵会医科大学附属柏病院	柏市		○		
	独立行政法人　労働者健康安全機構　千葉労災病院	市原市		○	○	
	帝京大学ちば総合医療センター	市原市			○	
	医療法人鉄蕉会　亀田総合病院	鴨川市	○	○	○	

都道府県	医療機関名称	所在地	IMRT	定位	IGRT	粒子線
千葉	学校法人順天堂　順天堂大学医学部附属浦安病院	浦安市	○		○	
	日本医科大学千葉北総病院	印西市		○	○	
東京	社会福祉法人　三井記念病院	千代田区		○	○	
	日本大学病院	千代田区		○	○	
	東京逓信病院	千代田区		○	○	
	聖路加国際病院	中央区	○	○	○	
	国立研究開発法人　国立がん研究センター中央病院	中央区	○	○	○	
	東京慈恵会医科大学附属病院	港区	○	○	○	
	虎の門病院	港区	○		○	
	東京都済生会中央病院	港区		○	○	
	国際医療福祉大学三田病院	港区		○		
	東京医科大学病院	新宿区	○	○	○	
	東京女子医科大学病院	新宿区	○	○	○	
	独立行政法人　地域医療機能推進機構　東京新宿メディカルセンター	新宿区	○	○	○	
	慶應義塾大学病院	新宿区	○	○	○	
	国立研究開発法人　国立国際医療研究センター病院	新宿区		○	○	
	日本医科大学付属病院	文京区	○	○	○	
	東京都立駒込病院	文京区	○	○	○	
	順天堂大学医学部附属　順天堂医院	文京区	○	○	○	
	東京医科歯科大学医学部附属病院	文京区	○	○	○	
	東京大学医学部附属病院	文京区	○	○	○	
	東京都立墨東病院	墨田区		○	○	
	医療法人社団　勁草会　東京放射線クリニック	江東区	○	○	○	
	公益財団法人　がん研究会　有明病院	江東区	○	○	○	
	昭和大学江東豊洲病院	江東区	○	○	○	
	昭和大学病院	品川区	○	○	○	
	NTT 東日本関東病院	品川区	○	○	○	
	東邦大学医療センター大橋病院	目黒区	○	○	○	
	独立行政法人　国立病院機構　東京医療センター	目黒区	○	○	○	
	東邦大学医療センター大森病院	大田区	○	○	○	
	国立研究開発法人　国立成育医療研究センター	世田谷区	○	○	○	
	自衛隊中央病院	世田谷区	○	○	○	
	日本赤十字社医療センター	渋谷区	○	○	○	
	JR 東京総合病院	渋谷区	○	○	○	
	医療法人社団　愈光会　Clinic C4	渋谷区		○		
	東京警察病院	中野区		○	○	
	日本大学医学部附属板橋病院	板橋区	○	○	○	
	医療法人社団　明芳会　板橋中央総合病院	板橋区	○	○	○	
	帝京大学医学部附属病院	板橋区	○	○	○	
	東京都健康長寿医療センター	板橋区		○		
	学校法人　順天堂　順天堂大学医学部附属練馬病院	練馬区	○	○	○	
	医療法人社団　苑田会　苑田会放射線クリニック	足立区	○	○	○	
	社会福祉法人　仁生社　江戸川病院	江戸川区	○	○	○	
	日本私立学校振興・共済事業団　東京臨海病院	江戸川区	○	○	○	
	東海大学医学部付属八王子病院	八王子市	○	○	○	
	東京医科大学八王子医療センター	八王子市		○	○	

都道府県	医療機関名称	所在地	IMRT	定位	IGRT	粒子線
東京	国家公務員共済組合連合会　立川病院	立川市		○	○	
	独立行政法人　国立病院機構　災害医療センター	立川市		○	○	
	武蔵野赤十字病院	武蔵野市	○	○	○	
	杏林大学医学部付属病院	三鷹市	○	○	○	
	青梅市立総合病院	青梅市		○	○	
	東京都立多摩総合医療センター	府中市		○		
	医療法人　徳洲会　東京西徳洲会病院	昭島市		○	○	
	公立昭和病院	小平市	○	○	○	
	公益財団法人　東京都保健医療公社　多摩北部医療センター	東村山市	○	○	○	
	公益財団法人　結核予防会　新山手病院	東村山市			○	
	独立行政法人　国立病院機構　東京病院	清瀬市		○	○	
神奈川	社会福祉法人恩賜財団済生会支部神奈川県済生会　横浜市東部病院	横浜市鶴見区	○	○	○	
	一般財団法人　神奈川県警友会　けいゆう病院	横浜市西区		○	○	
	横浜市立みなと赤十字病院	横浜市中区		○	○	
	公立大学法人　横浜市立大学附属市民総合医療センター	横浜市南区	○	○	○	
	横浜市立市民病院	横浜市保土ケ谷区	○	○	○	
	国家公務員共済組合連合会　横浜南共済病院	横浜市金沢区	○	○	○	
	公立大学法人　横浜市立大学附属病院	横浜市金沢区	○	○	○	
	神奈川県立循環器呼吸器病センター	横浜市金沢区		○	○	
	独立行政法人労働者健康安全機構　横浜労災病院	横浜市港北区	○	○	○	
	独立行政法人国立病院機構　横浜医療センター	横浜市戸塚区		○		
	社会福祉法人恩賜財団済生会支部神奈川県済生会　横浜市南部病院	横浜市港南区		○		
	神奈川県立がんセンター	横浜市旭区	○	○	○	○
	医療法人社団　東京石心会　新緑脳神経外科	横浜市旭区		○	○	
	国家公務員共済組合連合会　横浜栄共済病院	横浜市栄区		○	○	
	昭和大学藤が丘病院	横浜市青葉区	○	○	○	
	昭和大学横浜市北部病院	横浜市都筑区	○	○	○	
	川崎市立川崎病院	川崎市川崎区	○	○	○	
	社会医療法人財団石心会　川崎幸病院	川崎市幸区	○	○	○	
	独立行政法人労働者健康安全機構　関東労災病院	川崎市中原区		○	○	
	帝京大学医学部附属溝口病院	川崎市高津区		○	○	
	聖マリアンナ医科大学病院	川崎市宮前区	○	○	○	
	医療法人社団　三成会　新百合ヶ丘総合病院	川崎市麻生区	○	○	○	
	神奈川県厚生農業協同組合連合会　相模原協同病院	相模原市緑区	○	○	○	
	北里大学病院	相模原市南区	○	○	○	
	独立行政法人国立病院機構　相模原病院	相模原市南区			○	
	横須賀市立うわまち病院	横須賀市	○	○	○	
	国家公務員共済組合連合会　横須賀共済病院	横須賀市		○	○	
	平塚市民病院	平塚市	○	○	○	
	大船中央病院	鎌倉市	○	○	○	
	医療法人　沖縄徳洲会　湘南鎌倉総合病院	鎌倉市	○	○	○	
	藤沢市民病院	藤沢市	○	○	○	
	医療法人徳洲会　湘南藤沢徳洲会病院	藤沢市	○	○	○	
	茅ヶ崎市立病院	茅ヶ崎市		○		
	東海大学医学部付属病院	伊勢原市	○	○	○	
新潟	新潟県立がんセンター新潟病院	新潟市中央区	○	○	○	

都道府県	医療機関名称	所在地	IMRT	定位	IGRT	粒子線
新潟	新潟大学医歯学総合病院	新潟市中央区	○	○	○	
	新潟市民病院	新潟市中央区		○	○	
	新潟脳外科病院	新潟市西区		○	○	
	独立行政法人国立病院機構　西新潟中央病院	新潟市西区		○	○	
	長岡赤十字病院	長岡市		○	○	
	新潟県立中央病院	上越市	○	○	○	
	新潟県厚生農業協同組合連合会　上越総合病院	上越市		○	○	
	新潟県地域医療推進機構魚沼基幹病院	南魚沼市		○	○	
富山	富山県立中央病院	富山市	○	○	○	
	五福脳神経外科	富山市	○	○	○	
	国立大学法人富山大学附属病院	富山市	○	○	○	
	富山県厚生農業協同組合連合会高岡病院	高岡市	○	○	○	
	市立砺波総合病院	砺波市			○	
石川	石川県立中央病院	金沢市	○	○	○	
	医療法人社団浅ノ川　浅ノ川総合病院	金沢市	○	○	○	
	国立大学法人　金沢大学附属病院	金沢市	○	○	○	
	金沢医科大学病院	河北郡内灘町	○	○	○	
福井	福井県立病院	福井市	○	○	○	○
	福井赤十字病院	福井市	○	○	○	
	福井県済生会病院	福井市	○	○	○	
	福井大学医学部附属病院	吉田郡永平寺町	○	○	○	
山梨	山梨県立中央病院	甲府市	○	○	○	
	国民健康保険　富士吉田市立病院	富士吉田市		○	○	
	春日居サイバーナイフ・リハビリ病院	笛吹市	○	○	○	
	山梨大学医学部附属病院	中央市	○	○	○	
長野	長野赤十字病院	長野市	○	○	○	
	長野市民病院	長野市	○	○	○	
	社会医療法人財団　慈泉会　相澤病院	松本市	○	○	○	○
	国立大学法人　信州大学医学部附属病院	松本市	○	○	○	
	飯田市立病院	飯田市			○	
	諏訪赤十字病院	諏訪市		○	○	
	伊那中央病院	伊那市		○	○	
	長野県厚生農業協同組合連合会　佐久総合病院　佐久医療センター	佐久市	○	○	○	
岐阜	岐阜市民病院	岐阜市	○	○	○	
	岐阜県総合医療センター	岐阜市	○	○	○	
	国立大学法人岐阜大学医学部附属病院	岐阜市	○	○	○	
	朝日大学病院	岐阜市		○	○	
	大垣市民病院	大垣市	○	○	○	
	医療法人　徳洲会　大垣徳洲会病院	大垣市		○	○	
	高山赤十字病院	高山市			○	
	岐阜県立多治見病院	多治見市	○	○	○	
	社会医療法人厚生会　木沢記念病院	美濃加茂市	○	○	○	
静岡	静岡県立総合病院	静岡市葵区	○	○	○	
	静岡市立静岡病院	静岡市葵区		○	○	
	浜松医療センター	浜松市中区	○	○	○	
	社会福祉法人聖隷福祉事業団　総合病院聖隷浜松病院	浜松市中区	○	○	○	

都道府県	医療機関名称	所在地	IMRT	定位	IGRT	粒子線
静岡	浜松医科大学医学部附属病院	浜松市東区	○	○	○	
	すずかけセントラル病院	浜松市南区	○	○	○	
	総合病院聖隷三方原病院	浜松市北区	○	○	○	
	富士宮市立病院	富士宮市	○	○	○	
	磐田市立総合病院	磐田市	○	○	○	
	掛川市・袋井市病院企業団立中東遠総合医療センター	掛川市		○	○	
	藤枝平成記念病院	藤枝市	○	○	○	
	藤枝市立総合病院	藤枝市	○	○	○	
	順天堂大学医学部附属静岡病院	伊豆の国市		○	○	
	静岡県立静岡がんセンター	駿東郡長泉町	○	○	○	○
愛知	愛知県がんセンター	名古屋市千種区	○	○	○	
	名古屋市立西部医療センター	名古屋市北区	○	○	○	○
	名古屋第一赤十字病院	名古屋市中村区	○	○	○	
	名古屋セントラル病院	名古屋市中村区		○		
	独立行政法人国立病院機構名古屋医療センター	名古屋市中区	○	○	○	
	名古屋第二赤十字病院	名古屋市昭和区	○	○	○	
	名古屋大学医学部附属病院	名古屋市昭和区	○	○	○	
	名古屋市立大学病院	名古屋市瑞穂区	○	○	○	
	名古屋共立病院	名古屋市中川区	○	○	○	
	独立行政法人地域医療機能推進機構　中京病院	名古屋市南区	○	○	○	
	大同病院	名古屋市南区		○	○	
	豊橋市民病院	豊橋市	○	○	○	
	成田記念病院	豊橋市	○	○	○	
	成田記念陽子線センター	豊橋市				○
	岡崎市民病院	岡崎市	○	○	○	
	総合大雄会病院	一宮市	○	○	○	
	一宮市立市民病院	一宮市	○	○	○	
	一宮西病院	一宮市	○		○	
	公立陶生病院	瀬戸市		○	○	
	半田市立半田病院	半田市		○	○	
	春日井市民病院	春日井市	○	○	○	
	総合青山病院	豊川市	○	○	○	
	医療法人豊田会　刈谷豊田総合病院	刈谷市	○	○	○	
	トヨタ記念病院	豊田市	○	○	○	
	愛知県厚生農業協同組合連合会　豊田厚生病院	豊田市		○	○	
	愛知県厚生農業協同組合連合会安城更生病院	安城市		○	○	
	社会医療法人財団新和会　八千代病院	安城市		○	○	
	愛知県厚生農業協同組合連合会江南厚生病院	江南市	○	○	○	
	小牧市民病院	小牧市		○	○	
	藤田医科大学病院	豊明市	○	○	○	
	愛知県厚生農業協同組合連合会　海南病院	弥富市		○	○	
	愛知医科大学病院	長久手市	○	○	○	
三重	国立大学法人三重大学医学部附属病院	津市	○	○	○	
	市立四日市病院	四日市市		○	○	
	三重県立総合医療センター	四日市市			○	
	市立伊勢総合病院	伊勢市	○	○	○	

都道府県	医療機関名称	所在地	IMRT	定位	IGRT	粒子線
三重	伊勢赤十字病院	伊勢市	○	○	○	
	三重県厚生農業協同組合連合会　松阪中央総合病院	松阪市	○	○	○	
	三重県厚生農業協同組合連合会　鈴鹿中央総合病院	鈴鹿市	○	○	○	
滋賀	大津赤十字病院	大津市	○	○	○	
	滋賀医科大学医学部附属病院	大津市	○	○	○	
	市立長浜病院	長浜市	○	○	○	
	滋賀県立総合病院	守山市	○	○	○	
	公立甲賀病院	甲賀市		○	○	
京都	京都府立医科大学附属病院	京都市上京区	○	○	○	○
	京都第二赤十字病院	京都市上京区	○	○	○	
	国立大学法人　京都大学医学部附属病院	京都市左京区	○	○	○	
	京都市立病院	京都市中京区	○	○	○	
	京都第一赤十字病院	京都市東山区	○	○	○	
	蘇生会クリニック	京都市伏見区		○	○	
	独立行政法人国立病院機構京都医療センター	京都市伏見区		○		
	社会福祉法人京都社会事業財団　京都桂病院	京都市西京区	○	○	○	
	市立福知山市民病院	福知山市		○	○	
	宇治武田病院	宇治市	○	○	○	
	医療法人徳洲会　宇治徳洲会病院	宇治市	○	○	○	
	京都岡本記念病院	久世郡久御山町			○	
大阪	大阪市立総合医療センター	大阪市都島区	○	○	○	
	都島放射線科クリニック	大阪市都島区	○	○	○	
	独立行政法人地域医療機能推進機構　大阪病院	大阪市福島区	○	○	○	
	関西電力病院	大阪市福島区		○	○	
	医療法人伯鳳会　大阪陽子線クリニック	大阪市此花区	○	○	○	○
	多根総合病院	大阪市西区	○	○	○	
	公益財団法人日本生命済生会　日本生命病院	大阪市西区		○	○	
	大阪赤十字病院	大阪市天王寺区	○	○	○	
	医療法人警和会　大阪警察病院	大阪市天王寺区	○	○	○	
	医療法人警和会　第二大阪警察病院	大阪市天王寺区		○	○	
	宗教法人　在日本南プレスビテリアンミッション　淀川キリスト教病院	大阪市東淀川区	○	○	○	
	社会福祉法人恩賜財団　大阪府済生会野江病院	大阪市城東区	○	○	○	
	大阪鉄道病院	大阪市阿倍野区	○	○	○	
	大阪市立大学医学部附属病院	大阪市阿倍野区	○	○	○	
	地方独立行政法人大阪府立病院機構　大阪急性期・総合医療センター	大阪市住吉区	○	○	○	
	一般財団法人　住友病院	大阪市北区	○	○	○	
	社会福祉法人恩賜財団　大阪府済生会中津病院	大阪市北区	○	○	○	
	公益財団法人　田附興風会　医学研究所　北野病院	大阪市北区		○		
	地方独立行政法人大阪府立病院機構　大阪国際がんセンター	大阪市中央区	○	○	○	
	独立行政法人国立病院機構　大阪医療センター	大阪市中央区	○	○	○	
	国家公務員共済組合連合会　大手前病院	大阪市中央区		○	○	
	大阪重粒子線センター	大阪市中央区				○
	ベルランド総合病院	堺市中区		○	○	
	堺市立総合医療センター	堺市西区	○	○	○	
	独立行政法人労働者健康安全機構　大阪労災病院	堺市北区	○	○	○	
	独立行政法人国立病院機構　近畿中央呼吸器センター	堺市北区	○	○	○	

都道府県	医療機関名称	所在地	IMRT	定位	IGRT	粒子線
大阪	市立岸和田市民病院	岸和田市	○	○	○	
	市立豊中病院	豊中市		○	○	
	市立池田病院	池田市		○	○	
	大阪大学医学部附属病院	吹田市	○	○	○	
	医療法人沖縄徳洲会　吹田徳洲会病院	吹田市		○	○	
	社会福祉法人恩賜財団　大阪府済生会吹田病院	吹田市		○	○	
	大阪医科大学附属病院	高槻市	○	○	○	
	社会医療法人愛仁会　高槻病院	高槻市	○	○	○	
	大阪医科大学三島南病院	高槻市		○		
	松下記念病院	守口市	○	○	○	
	社会医療法人美杉会　佐藤病院	枚方市	○	○	○	
	関西医科大学附属病院	枚方市	○	○	○	
	市立ひらかた病院	枚方市		○	○	
	医療法人友紘会　彩都友紘会病院	茨木市	○	○	○	
	八尾市立病院	八尾市	○	○	○	
	独立行政法人国立病院機構　大阪南医療センター	河内長野市	○	○	○	
	和泉市立総合医療センター	和泉市		○	○	
	医療法人藤井会　石切生喜病院	東大阪市	○	○	○	
	地方独立行政法人　市立東大阪医療センター	東大阪市	○	○	○	
	近畿大学病院	大阪狭山市	○	○	○	
兵庫	神戸市立医療センター中央市民病院	神戸市中央区	○	○	○	
	神戸低侵襲がん医療センター	神戸市中央区	○	○	○	
	神戸大学医学部附属病院	神戸市中央区	○	○	○	
	神鋼記念病院	神戸市中央区		○	○	
	兵庫県立粒子線医療センター附属神戸陽子線センター	神戸市中央区				○
	神戸市立西神戸医療センター	神戸市西区	○	○	○	
	独立行政法人国立病院機構姫路医療センター	姫路市	○	○	○	
	姫路赤十字病院	姫路市			○	
	独立行政法人労働者健康安全機構関西労災病院	尼崎市	○	○	○	
	兵庫県立尼崎総合医療センター	尼崎市	○	○	○	
	兵庫県立がんセンター	明石市	○	○	○	
	兵庫医科大学病院	西宮市	○	○	○	
	明和キャンサークリニック	西宮市	○	○	○	
	兵庫県立淡路医療センター	洲本市		○		
	芦屋放射線治療クリニック　のぞみ	芦屋市		○	○	
	公立学校共済組合近畿中央病院	伊丹市	○	○	○	
	市立伊丹病院	伊丹市	○	○	○	
	加古川中央市民病院	加古川市		○	○	
	兵庫県立加古川医療センター	加古川市			○	
	赤穂市民病院	赤穂市			○	
	宝塚市立病院	宝塚市		○	○	
	三田市民病院	三田市		○	○	
	兵庫県立粒子線医療センター	たつの市				○
奈良	奈良県総合医療センター	奈良市		○	○	
	大和高田市立病院	大和高田市	○	○	○	
	公益財団法人　天理よろづ相談所病院	天理市	○	○	○	

都道府県	医療機関名称	所在地	IMRT	定位	IGRT	粒子線
奈良	社会医療法人高清会　高井病院	天理市	○	○	○	○
	奈良県立医科大学附属病院	橿原市	○	○	○	
	近畿大学奈良病院	生駒市	○	○	○	
和歌山	和歌山県立医科大学附属病院	和歌山市	○	○	○	
	日本赤十字社　和歌山医療センター	和歌山市	○	○	○	
	独立行政法人国立病院機構南和歌山医療センター	田辺市	○	○	○	
鳥取	鳥取県立中央病院	鳥取市			○	
	鳥取市立病院	鳥取市		○	○	
	鳥取大学医学部附属病院	米子市	○	○	○	
島根	松江市立病院	松江市	○	○	○	
	松江赤十字病院	松江市		○	○	
	島根県立中央病院	出雲市	○	○	○	
	島根大学医学部附属病院	出雲市	○	○		
岡山	社会医療法人鴻仁会　岡山中央病院	岡山市北区	○	○	○	
	川崎医科大学総合医療センター	岡山市北区	○	○	○	
	岡山赤十字病院	岡山市北区	○	○	○	
	岡山大学病院	岡山市北区	○	○	○	
	岡山済生会総合病院	岡山市北区		○	○	
	独立行政法人国立病院機構　岡山医療センター	岡山市北区		○	○	
	公益財団法人操風会　岡山旭東病院	岡山市中区		○	○	
	社会医療法人　岡村一心堂病院	岡山市東区		○		
	公益財団法人大原記念倉敷中央医療機構　倉敷中央病院	倉敷市	○	○	○	
	川崎医科大学附属病院	倉敷市	○	○	○	
	津山中央病院	津山市		○	○	○
広島	広島大学病院	広島市	○	○	○	
	広島赤十字・原爆病院	広島市中区	○	○	○	
	地方独立行政法人広島市立病院機構広島市立広島市民病院	広島市中区	○	○	○	
	広島平和クリニック	広島市中区	○	○	○	
	広島県立広島がん高精度放射線治療センター	広島市東区	○	○	○	
	県立広島病院	広島市南区		○	○	
	地方独立行政法人広島市立病院機構　広島市立安佐市民病院	広島市安佐北区	○	○	○	
	独立行政法人国立病院機構　呉医療センター	呉市	○	○	○	
	広島県厚生農業協同組合連合会　尾道総合病院	尾道市		○	○	
	独立行政法人国立病院機構　福山医療センター	福山市	○	○	○	
	公立学校共済組合　中国中央病院	福山市		○	○	
	福山市民病院	福山市		○	○	
	独立行政法人国立病院機構　東広島医療センター	東広島市		○	○	
	広島県厚生農業協同組合連合会　廣島総合病院	廿日市市		○	○	
山口	下関市立市民病院	下関市		○	○	
	独立行政法人国立病院機構　関門医療センター	下関市		○	○	
	山口大学医学部附属病院	宇部市	○	○	○	
	医療法人聖比留会　厚南セントヒル病院	宇部市		○	○	
	独立行政法人国立病院機構　山口宇部医療センター	宇部市		○		
	山口県立総合医療センター	防府市		○	○	
	独立行政法人国立病院機構岩国医療センター	岩国市		○	○	
	独立行政法人地域医療機能推進機構　徳山中央病院	周南市		○	○	

都道府県	医療機関名称	所在地	IMRT	定位	IGRT	粒子線
徳島	徳島県立中央病院	徳島市	○	○	○	
	徳島大学病院	徳島市	○	○	○	
	徳島赤十字病院	小松島市		○	○	
香川	香川県立中央病院	高松市	○	○	○	
	高松赤十字病院	高松市		○	○	
	独立行政法人　労働者健康安全機構　香川労災病院	丸亀市		○	○	
	香川大学医学部附属病院	木田郡三木町	○	○	○	
	香川県厚生農業協同組合連合会　滝宮総合病院	綾歌郡綾川町	○	○	○	
愛媛	松山赤十字病院	松山市	○	○	○	
	愛媛県立中央病院	松山市	○	○	○	
	独立行政法人国立病院機構四国がんセンター	松山市	○	○	○	
	松山市民病院	松山市		○	○	
	社会福祉法人　恩賜財団　済生会今治病院	今治市		○		
	市立宇和島病院	宇和島市		○	○	
	愛媛大学医学部附属病院	東温市	○	○	○	
高知	高知県・高知市病院企業団立高知医療センター	高知市	○	○	○	
	独立行政法人国立病院機構高知病院	高知市		○	○	
	高知大学医学部附属病院	南国市	○	○	○	
福岡	社会医療法人共愛会　戸畑共立病院	北九州市戸畑区	○	○	○	
	北九州市立医療センター	北九州市小倉北区	○	○	○	
	北九州総合病院	北九州市小倉北区		○	○	
	産業医科大学病院	北九州市八幡西区	○	○	○	
	独立行政法人　地域医療機能推進機構　九州病院	北九州市八幡西区		○	○	
	福岡和白病院	福岡市東区	○	○	○	
	九州大学病院	福岡市東区	○	○	○	
	医療法人　原三信病院	福岡市博多区	○	○	○	
	国家公務員共済組合連合会　浜の町病院	福岡市中央区	○	○	○	
	独立行政法人国立病院機構　九州医療センター	福岡市中央区	○	○	○	
	福岡県済生会福岡総合病院	福岡市中央区		○	○	
	独立行政法人国立病院機構　九州がんセンター	福岡市南区	○	○	○	
	福岡赤十字病院	福岡市南区			○	
	公立学校共済組合　九州中央病院	福岡市南区			○	
	福岡大学病院	福岡市城南区	○	○	○	
	福岡記念病院	福岡市早良区			○	
	久留米大学病院	久留米市	○	○	○	
	社会医療法人　天神会　古賀病院２１	久留米市	○	○	○	
	聖マリア病院	久留米市		○		
	飯塚病院	飯塚市		○	○	
	医療法人社団高邦会　高木病院	大川市	○	○	○	
	医療法人　徳洲会　福岡徳洲会病院	春日市	○	○	○	
	独立行政法人国立病院機構　福岡東医療センター	古賀市		○	○	
佐賀	佐賀大学医学部附属病院	佐賀市	○	○	○	
	佐賀県医療センター好生館	佐賀市			○	
	九州国際重粒子線がん治療センター	鳥栖市				○
	独立行政法人国立病院機構　嬉野医療センター	嬉野市		○	○	
長崎	長崎大学病院	長崎市	○	○	○	

都道府県	医療機関名称	所在地	IMRT	定位	IGRT	粒子線
長崎	日本赤十字社　長崎原爆病院	長崎市	○	○	○	
	地方独立行政法人長崎市立病院機構　長崎みなとメディカルセンター	長崎市		○	○	
	佐世保市総合医療センター	佐世保市	○	○	○	
	長崎県島原病院	島原市	○	○	○	
	独立行政法人国立病院機構　長崎医療センター	長崎県大村市		○	○	
熊本	熊本放射線外科	熊本市中央区	○	○	○	
	熊本大学病院	熊本市中央区	○	○	○	
	独立行政法人国立病院機構熊本医療センター	熊本市中央区			○	
	熊本赤十字病院	熊本市東区	○	○	○	
	済生会熊本病院	熊本市南区	○	○	○	
	熊本中央病院	熊本市南区			○	
	独立行政法人地域医療機能推進機構　熊本総合病院	八代市			○	
	荒尾市民病院	荒尾市		○	○	
大分	大分県立病院	大分市	○	○	○	
	大分岡病院	大分市		○	○	
	大分赤十字病院	大分市		○	○	
	大分県厚生連鶴見病院	別府市	○	○	○	
	九州大学病院別府病院	別府市	○	○	○	
	独立行政法人国立病院機構　別府医療センター	別府市		○	○	
	大分大学医学部附属病院	由布市		○		
宮崎	宮崎大学医学部附属病院	宮崎市	○	○	○	
	潤和リハビリテーション振興財団　潤和会記念病院	宮崎市		○	○	
	古賀総合病院	宮崎市			○	
	独立行政法人国立病院機構　都城医療センター	都城市		○	○	
鹿児島	今村総合病院	鹿児島市	○	○	○	
	さがらパース通りクリニック	鹿児島市	○	○	○	
	鹿児島大学病院	鹿児島市	○	○	○	
	鹿児島市立病院	鹿児島市		○	○	
	独立行政法人　国立病院機構　鹿児島医療センター	鹿児島市		○	○	
	今給黎総合病院	鹿児島市		○		
	メディポリス国際陽子線治療センター	指宿市				○
	社会福祉法人　恩賜財団　済生会川内病院	薩摩川内市		○	○	
沖縄	地方独立行政法人　那覇市立病院	那覇市	○	○		
	社会医療法人　敬愛会　中頭病院	沖縄市		○	○	
	沖縄県立中部病院	うるま市	○	○	○	
	琉球大学医学部附属病院	中頭郡西原町	○	○	○	
	沖縄県立南部医療センター・こども医療センター	島尻郡南風原町	○	○	○	
	医療法人　沖縄徳洲会　南部徳洲会病院	島尻郡八重瀬町	○	○	○	

がん・脳・心臓③

手術リスクが高い患者の治療も可能に

心臓弁膜症のカテーテル治療

心臓の弁に異常が生じる心臓弁膜症は、進行すると生命の危機に関わる危険な疾患です。その新たな治療として近年、カテーテルを用いた治療が登場し、手術リスクの高い患者に対する新たな選択肢として広まってきています。

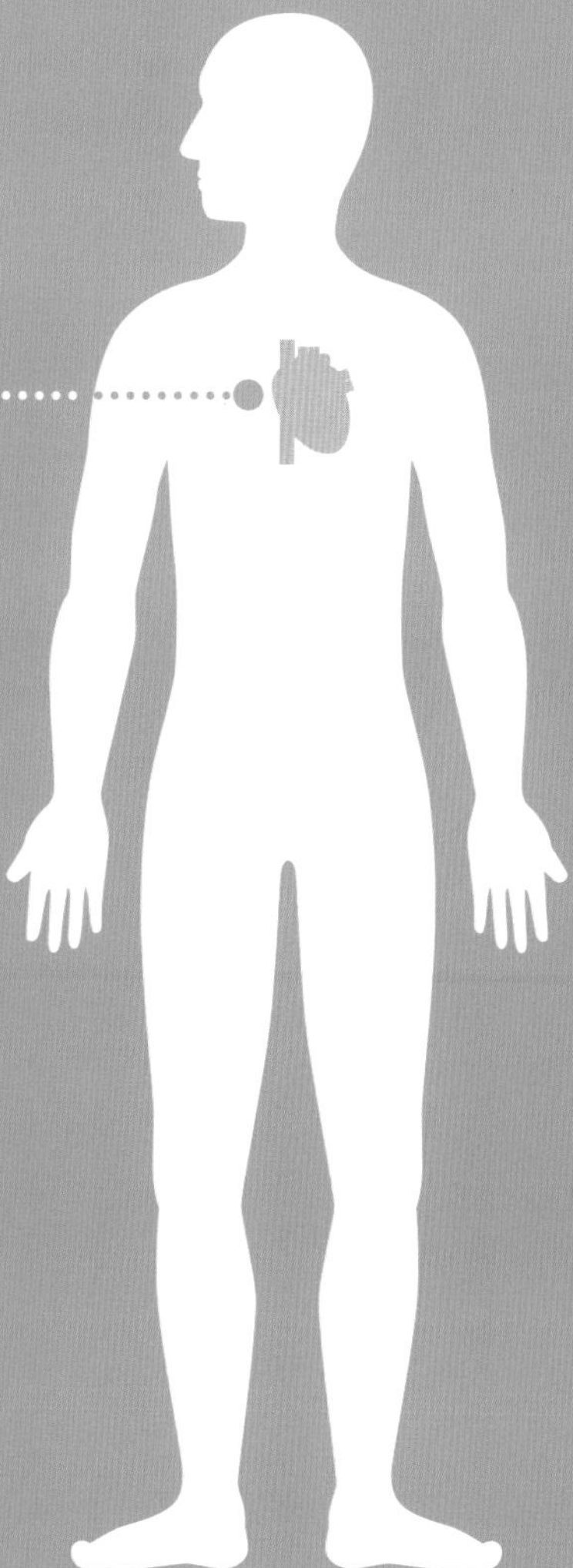

- 大動脈弁狭窄症
- 僧帽弁閉鎖不全症

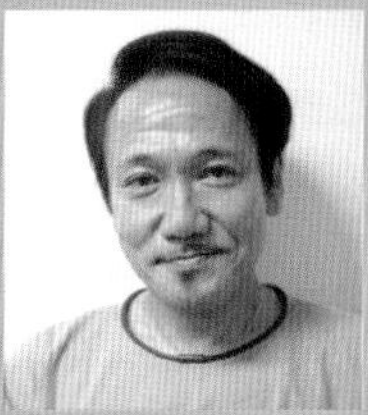

岡崎《おかざき》 真也《しんや》

取材協力
順天堂大学
医学部附属
順天堂医院
循環器内科

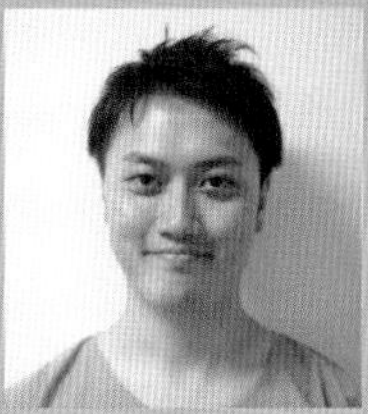

土井《どい》 信一郎《しんいちろう》

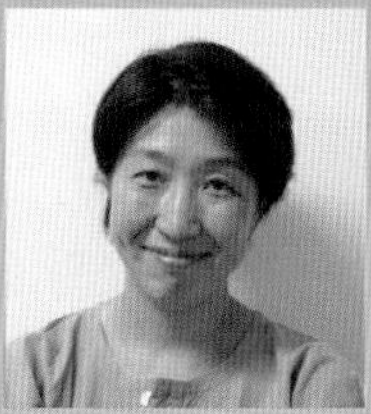

宮崎《みやざき》 彩記子《さきこ》

突然死を招くこともある心臓弁膜症

心臓の内部は4つの部屋に分かれており、右心房─右心室、左心房─左心室の間や、右心室─肺動脈、左心室─大動脈の間には、血液の逆流を防ぐ弁が各々備わっています。加齢による変性や先天性の要因などによって、それらの弁に異常が生じ、正常に機能しなくなるのが心臓弁膜症です。主な種類としては、弁の開きが悪くなって血流が悪化している狭窄症、弁が正常に閉じなくなって血液の逆流を起こしている閉鎖不全症があります。どちらも、初期段階では症状がないこともありますが、進行すると動悸や息切れ、胸痛が生じ、心不全や不整脈の原因となって突然死を招くこともあります。

心臓弁膜症の治療として、弁置換術や弁形成術といった外科手術が行われています。しかし、胸部を切開し、人工心肺を用いて心臓を一時的に停止させる必要があるため、高齢の患者や、開胸手術の経験がある患者、他の疾患を抱えている患者には、手術の実施が難しいという問題点がありました。そこで近年、カテーテルとよばれる細い管を用いて、血管内から治療する手法が開発され、注目を集めています。

心臓弁膜症に対するカテーテル治療の代表例としては、大動脈弁狭窄症へのＴＡＶＩ（経カテーテル的大動脈弁植え込み術）が挙げられます。大動脈弁狭窄症は、左心室の出口にある大動脈弁の開きが悪くなり、心臓から大動脈に血液が流れ出にくくなる病気です。ＴＡＶＩでは、足の付け根の血管からカテーテルを挿入し、大動脈弁まで到達させてから、カテーテルに装着した人工弁を拡げて留置します。人工心肺を用いることなく治療でき、胸部の切開も必要ありません。術後の回復が早いうえ、手術のリスクが高い患者の選択肢になると岡崎真也医師は話します。「たとえば慢性閉塞性肺疾患の方は呼吸機能が低下しており、全身麻酔下の手術には重度な肺

対象の疾患

TAVI：大動脈弁狭窄症
マイトラクリップ：僧帽弁閉鎖不全症

左心室の出口にある大動脈弁が、加齢などで変性して弁口が狭まり、血液を十分に送り出せなくなってしまうのが大動脈弁狭窄症です。また左心房と左心室の間にある僧帽弁が閉まりきらなくなる僧帽弁閉鎖不全症は、血液の逆流を招きます。

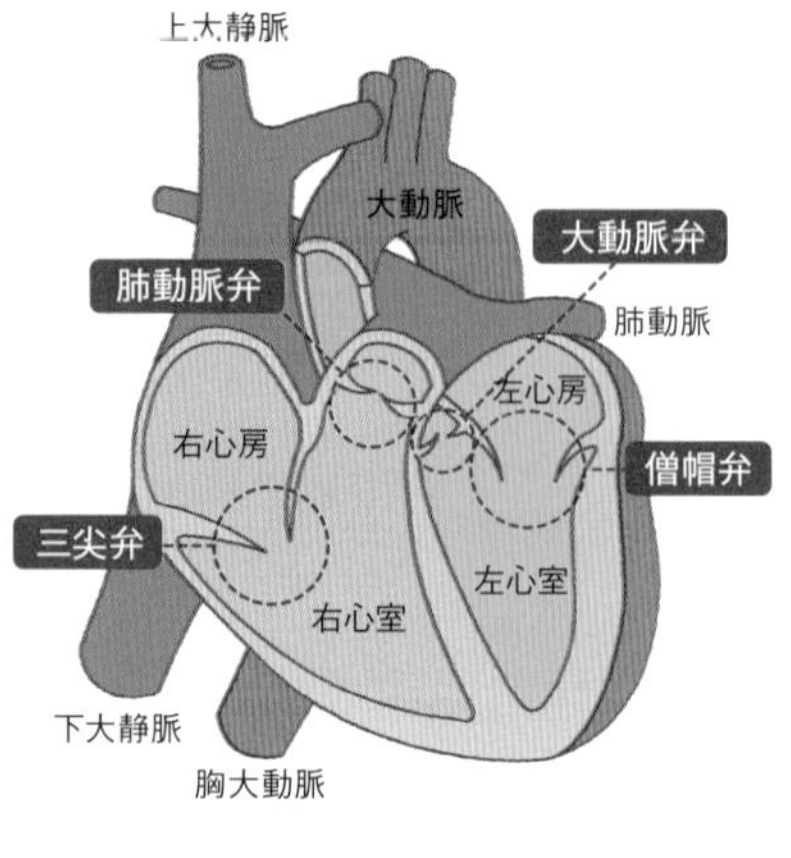

炎のリスクがあります。また肝機能や腎機能が低下していると、人工心肺を用いることで、さらに機能が悪化するリスクがあります。そうした患者にも適応できる治療です」

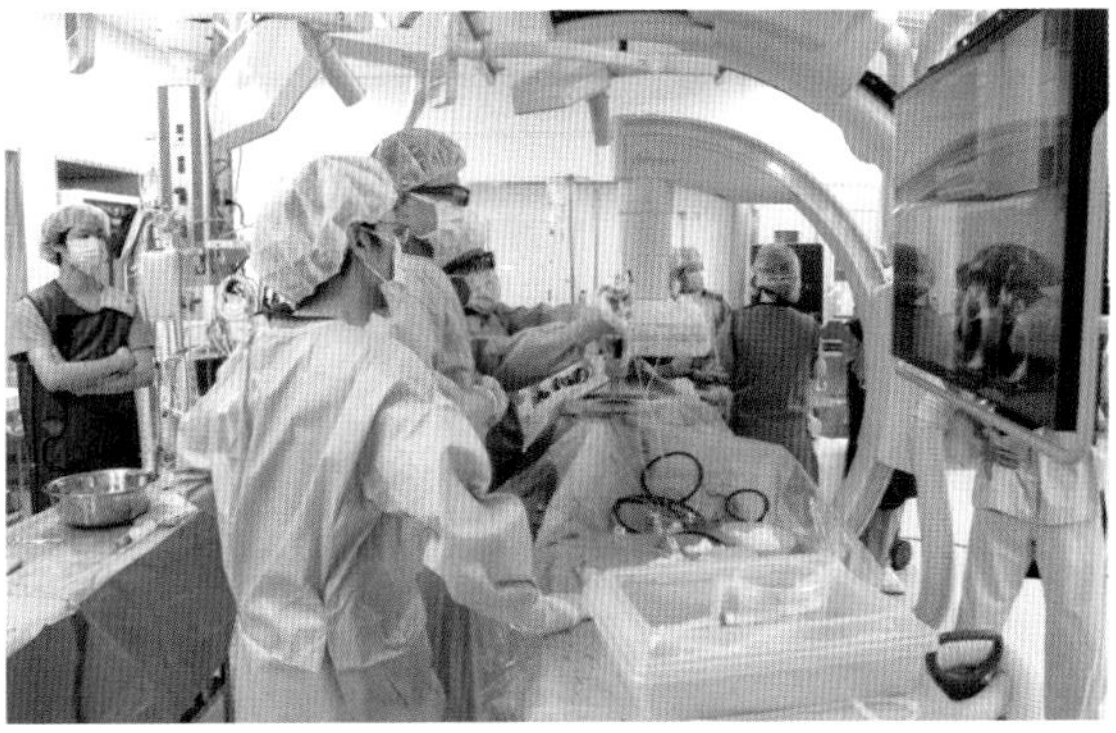

術者とエコー医の高度な連携を要するマイトラクリップ

もう一つの代表例として挙げられるのが、僧帽弁閉鎖不全症に対するマイトラクリップです。僧帽弁閉鎖不全症は、左心房と左心室の間にある弁が閉まりきらなくなる病気で、発症すると血液の逆流を招きます。そこでマイトラクリップでは、鼠径部の静脈から挿入したカテーテルを通じて、僧帽弁の先端同士をクリップでつなぎ合わせ、逆流の抑制を目指します。「僧帽弁閉鎖不全症は、弁そのものに形態的な異常が生じるタイプ（一次性）と、虚血性心疾患や拡張型心筋症などによって心臓の内腔が拡大して発生するタイプ（二次性）に大別されます。そのうち二次性は心機能が既に低下しており、外科手術が難しいとされていました。この術式が登場し、そうしたタイプも治療できるケースが増えています」と土井信一郎医師は説明します。

マイトラクリップは食道からの心エコー（超音波）ガイド下で行われます。超音波検査機器は近年著しい進歩を遂げ、カテーテルやクリップの位置、逆流の状態を含めた血流の様子を鮮明に映し出すことができます。その様子をエコー医が確認し、最適な位置にクリップを設置できるようにに術者をナビゲートするのです。それだけに、エコー医には手術内容に関する深い知識と経験、術者との連携が欠かせないといいます。「クリップの位置が悪いと外れてしまう危険性があるため、それぞれの弁にしっかりとかけることが大前提。そのうえで、逆流量を抑えられる位置に設置できるようにサポートしています」と宮崎彩記子医師。また土井医師も、次のように話します。「従来の手術は人工心肺下で行われるため、血流がどれくらい改善できるか、人工心肺を離脱しないと判明しないこともあります。その

TAVI

カテーテルを通じて、大動脈弁の代わりとなる人工弁を留置する

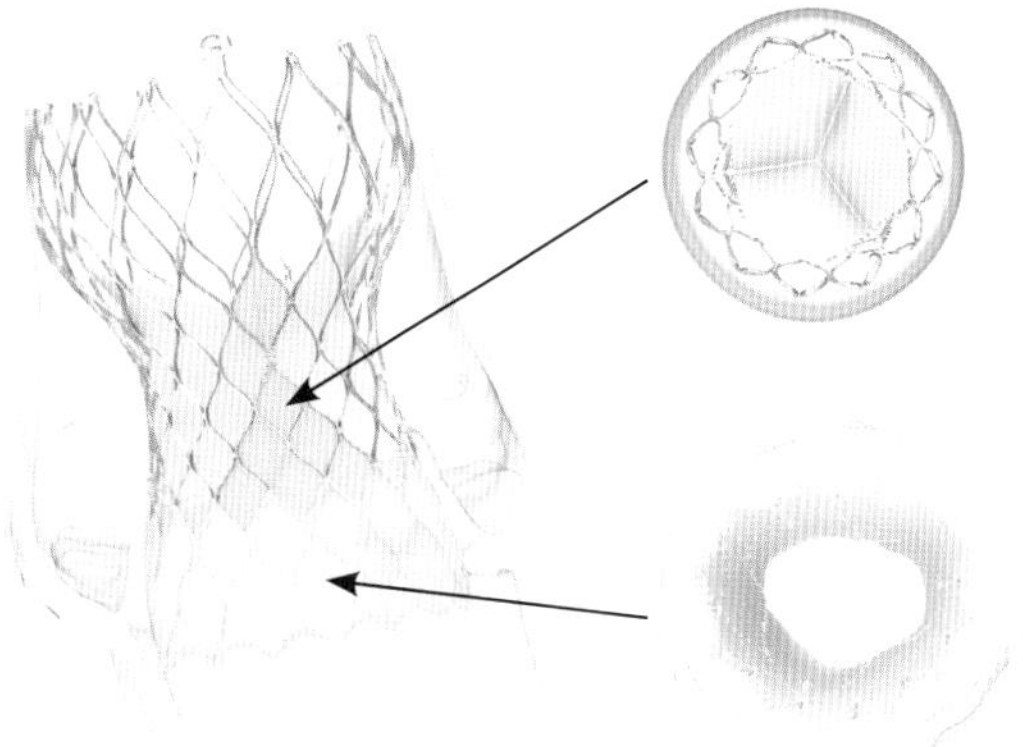

提供：日本メドトロニック株式会社

点、この術式は心拍動下で行われるため、血流の様子をリアルタイムに評価しながら、血流を改善できるクリップのかけ方を追求できます。エコーの進化とデバイスの発展、それらを扱う医師の技術が合致しているからこそ可能な術式だといえるでしょう」

マイトラクリップ

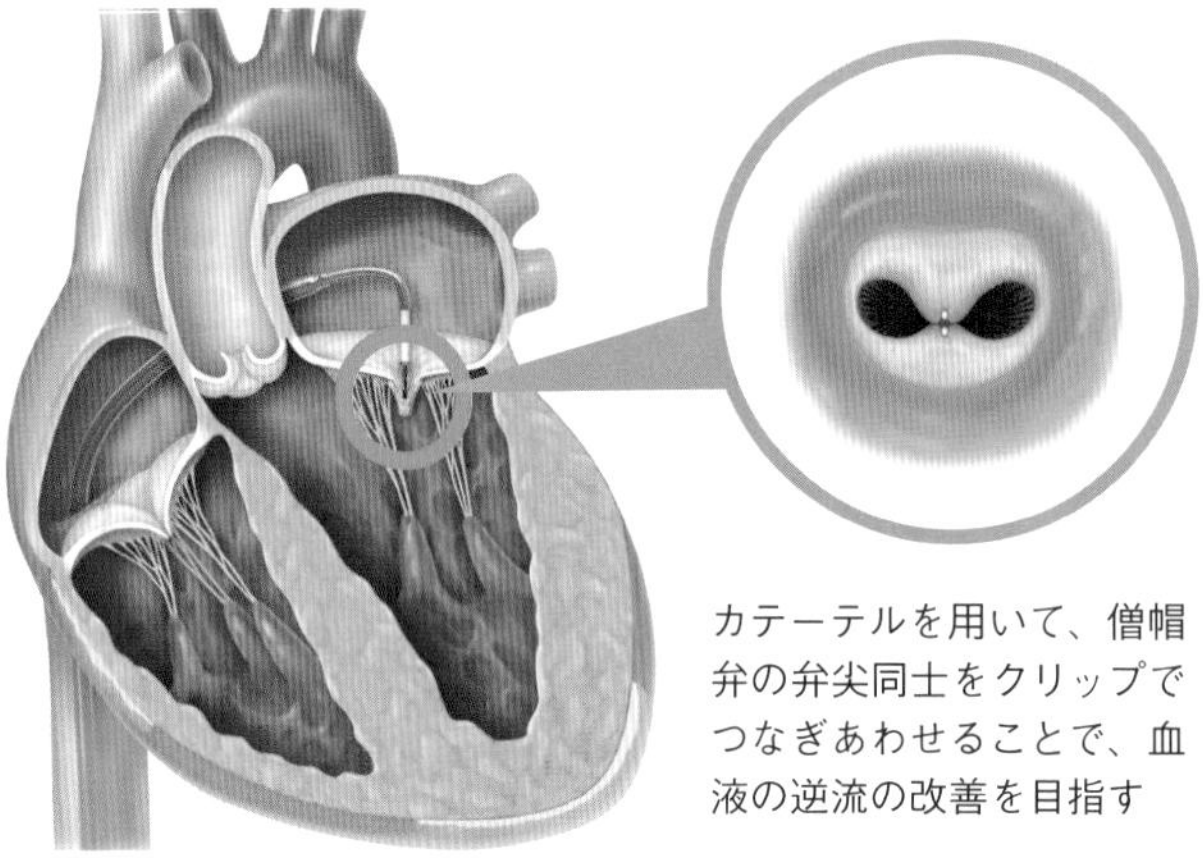

カテーテルを用いて、僧帽弁の弁尖同士をクリップでつなぎあわせることで、血液の逆流の改善を目指す

画像提供：アボットバスキュラージャパン株式会社

心臓血管外科と循環器内科の協力で最適な治療を選択

ＴＡＶＩは２０１３年、マイトラクリップは18年から保険適用となり、今後の普及が予想されます。ただ実施には、心臓血管外科と循環器内科の協力を含めたハートチームの高い総合力や、豊富な治療実績など、厳しい基準を満たすことが要求されます。さらに岡崎医師は、循環器内科と心臓血管外科それぞれの実績やその比率、連携体制も重要だと話します。「特に僧帽弁閉鎖不全症は、外科手術が第一選択。手術とカテーテル治療、どちらかに偏ることなく実績を重ねている医療機関であれば、適切に治療を選択してくれることが期待できます」。また心臓弁膜症は高齢者に多く、他の心疾患を合併していることも少なくありません。そうした症例に対応するためには、心臓血管外科と循環器内科の協力が不可欠。そこでバイパス手術とＴＡＶＩ、ステントグラフト内挿術とＴＡＶＩを組み合わせたハイブリッド手術も積極的に選択し、幅広い症例に柔軟に対応しているとのことです。

こうした治療が発展してきているだけに、いかに早く発見し、治療を受けるかも大切だと岡崎医師。「心臓弁膜症の多くは聴診で判別できますが、意外なことに最近、聴診を行っていない医療機関が少なくありません。特に高齢者の方は、積極的に聴診を受けて頂くことをお勧めします」

最新治療の特徴

- ☑ 外科手術のように胸部を切開したり、人工心肺を用いたりする必要なく治療できる。そのため手術のリスクが高い患者に対する選択肢となる
- ☑ 術後の早期回復・社会復帰が期待できる
- ☑ 経食道エコーガイド下で行われるため、術中に血流改善の状況が確認できる

がん・脳・心臓③

TAVI、マイトラクリップ　実施施設

各厚生局が公表している「施設基準の届出状況」より、TAVI、マイトラクリップの施設基準取得状況をまとめた。

都道府県	医療機関名称	所在地	TAVI	マイトラクリップ
北海道	社会医療法人　北海道循環器病院	札幌市中央区	○	
	市立札幌病院	札幌市中央区	○	
	札幌医科大学附属病院	札幌市中央区	○	○
	北海道大学病院	札幌市北区	○	○
	医療法人　徳洲会　札幌東徳洲会病院	札幌市東区	○	○
	札幌心臓血管クリニック	札幌市東区	○	○
	社会医療法人孝仁会　北海道大野記念病院	札幌市西区	○	
	手稲渓仁会病院	札幌市手稲区	○	○
	市立函館病院	函館市	○	
	旭川医科大学病院	旭川市	○	○
岩手	岩手医科大学附属病院	盛岡市	○	○
宮城	一般財団法人厚生会　仙台厚生病院	仙台市青葉区	○	○
	東北大学病院	仙台市青葉区	○	
山形	山形県立中央病院	山形市	○	
	国立大学法人山形大学医学部附属病院	山形市	○	
	日本海総合病院	酒田市	○	
福島	公立大学法人福島県立医科大学附属病院	福島市	○	
	いわき市医療センター	いわき市	○	
茨城	株式会社　日立製作所　日立総合病院	日立市	○	
	総合病院土浦協同病院	土浦市	○	
	公益財団法人　筑波メディカルセンター　筑波メディカルセンター病院	つくば市	○	
	筑波大学附属病院	つくば市	○	○
栃木	済生会宇都宮病院	宇都宮市	○	
	自治医科大学附属病院	下野市	○	
	獨協医科大学病院	下都賀郡壬生町	○	○
群馬	群馬県立心臓血管センター	前橋市	○	
埼玉	自治医科大学附属さいたま医療センター	さいたま市大宮区	○	
	さいたま赤十字病院	さいたま市中央区	○	
	埼玉県立循環器・呼吸器病センター	熊谷市	○	○
	社会医療法人財団　石心会　埼玉石心会病院	狭山市	○	
	医療法人社団　愛友会　上尾中央総合病院	上尾市	○	
	学校法人　獨協学園　獨協医科大学埼玉医療センター	越谷市	○	○
	埼玉医科大学国際医療センター	日高市	○	○
千葉	国立大学法人　千葉大学医学部附属病院	千葉市中央区	○	○

都道府県	医療機関名称	所在地	TAVI	マイトラクリップ
千葉	社会医療法人社団木下会　千葉西総合病院	松戸市	○	
	医療法人社団誠馨会　新東京病院	松戸市	○	○
	総合病院国保旭中央病院	旭市	○	
	千葉県循環器病センター	市原市	○	
	医療法人鉄蕉会　亀田総合病院	鴨川市	○	
	公益社団法人地域医療振興協会　東京ベイ・浦安市川医療センター	浦安市	○	○
東京	社会福祉法人　三井記念病院	千代田区	○	○
	日本大学病院	千代田区	○	
	聖路加国際病院	中央区	○	
	東京慈恵会医科大学附属病院	港区	○	
	東京都済生会中央病院	港区	○	
	東京女子医科大学病院	新宿区	○	○
	慶應義塾大学病院	新宿区	○	○
	日本医科大学付属病院	文京区	○	○
	順天堂大学医学部附属　順天堂医院	文京区	○	○
	東京大学医学部附属病院	文京区	○	○
	東京都立墨東病院	墨田区	○	
	昭和大学江東豊洲病院	江東区	○	○
	昭和大学病院	品川区	○	
	東邦大学医療センター大橋病院	目黒区		○
	東邦大学医療センター大森病院	大田区	○	
	帝京大学医学部附属病院	板橋区	○	○
	東京都健康長寿医療センター	板橋区	○	
	綾瀬循環器病院	足立区	○	
	杏林大学医学部付属病院	三鷹市	○	
	公益財団法人　日本心臓血圧研究振興会　附属榊原記念病院	府中市	○	○
神奈川	社会福祉法人恩賜財団済生会支部神奈川県済生会　横浜市東部病院	横浜市鶴見区	○	○
	横浜市立みなと赤十字病院	横浜市中区	○	
	公立大学法人　横浜市立大学附属市民総合医療センター	横浜市南区	○	
	社会医療法人財団石心会　川崎幸病院	川崎市幸区	○	
	聖マリアンナ医科大学病院	川崎市宮前区	○	○
	北里大学病院	相模原市南区	○	○
	医療法人　沖縄徳洲会　湘南鎌倉総合病院	鎌倉市	○	○
	大和成和病院	大和市	○	
	東海大学医学部付属病院	伊勢原市	○	○
新潟	新潟大学医歯学総合病院	新潟市中央区		○
	立川綜合病院	長岡市	○	
富山	富山県立中央病院	富山市	○	
	国立大学法人富山大学附属病院	富山市	○	○
石川	医療法人社団浅ノ川　心臓血管センター金沢循環器病院	金沢市	○	
	国立大学法人　金沢大学附属病院	金沢市	○	
福井	福井循環器病院	福井市	○	
山梨	山梨大学医学部附属病院	中央市	○	
長野	国立大学法人　信州大学医学部附属病院	松本市	○	
	諏訪赤十字病院	諏訪市	○	

都道府県	医療機関名称	所在地	TAVI	マイトラクリップ
長野	長野県厚生農業協同組合連合会　佐久総合病院　佐久医療センター	佐久市	○	
岐阜	岐阜ハートセンター	岐阜市	○	
	岐阜県総合医療センター	岐阜市	○	○
	大垣市民病院	大垣市	○	
静岡	静岡県立総合病院	静岡市葵区	○	○
	静岡市立静岡病院	静岡市葵区	○	
	社会福祉法人聖隷福祉事業団　総合病院聖隷浜松病院	浜松市中区	○	
	浜松医科大学医学部附属病院	浜松市東区	○	
	総合病院聖隷三方原病院	浜松市北区	○	
愛知	名古屋ハートセンター	名古屋市東区	○	○
	名古屋第一赤十字病院	名古屋市中村区	○	
	名古屋大学医学部附属病院	名古屋市昭和区	○	
	名古屋市立大学病院	名古屋市瑞穂区	○	
	医療法人澄心会豊橋ハートセンター	豊橋市	○	○
	一宮市立市民病院	一宮市	○	
	医療法人徳洲会　名古屋徳洲会総合病院	春日井市	○	
	愛知県厚生農業協同組合連合会安城更生病院	安城市	○	
	小牧市民病院	小牧市	○	
	藤田医科大学病院	豊明市	○	○
	愛知医科大学病院	長久手市	○	
三重	国立大学法人三重大学医学部附属病院	津市	○	
	市立四日市病院	四日市市	○	
	伊勢赤十字病院	伊勢市	○	
滋賀	滋賀医科大学医学部附属病院	大津市	○	
京都	京都府立医科大学附属病院	京都市上京区	○	○
	国立大学法人　京都大学医学部附属病院	京都市左京区	○	○
	三菱京都病院	京都市西京区	○	
大阪	大阪市立総合医療センター	大阪市都島区	○	
	独立行政法人地域医療機能推進機構　大阪病院	大阪市福島区	○	
	医療法人警和会　大阪警察病院	大阪市天王寺区	○	
	大阪市立大学医学部附属病院	大阪市阿倍野区	○	○
	地方独立行政法人大阪府立病院機構　大阪急性期・総合医療センター	大阪市住吉区	○	○
	ベルランド総合病院	堺市中区	○	
	独立行政法人労働者健康安全機構　大阪労災病院	堺市北区	○	
	医療法人徳洲会　岸和田徳洲会病院	岸和田市	○	○
	国立研究開発法人　国立循環器病研究センター	吹田市	○	○
	大阪大学医学部附属病院	吹田市	○	○
	大阪医科大学附属病院	高槻市	○	
	関西医科大学附属病院	枚方市	○	
	近畿大学病院	大阪狭山市	○	
兵庫	神戸市立医療センター中央市民病院	神戸市中央区	○	○
	神戸大学医学部附属病院	神戸市中央区	○	
	兵庫県立姫路循環器病センター	姫路市	○	○
	独立行政法人労働者健康安全機構関西労災病院	尼崎市	○	
	兵庫県立尼崎総合医療センター	尼崎市	○	○

都道府県	医療機関名称	所在地	TAVI	マイトラクリップ
兵庫	社会医療法人愛仁会　明石医療センター	明石市	○	
	兵庫医科大学病院	西宮市	○	
	加古川中央市民病院	加古川市	○	
	医療法人愛心会　東宝塚さとう病院	宝塚市	○	
	北播磨総合医療センター	小野市	○	
奈良	公益財団法人　天理よろづ相談所病院	天理市	○	
	奈良県立医科大学附属病院	橿原市	○	
和歌山	和歌山県立医科大学附属病院	和歌山市	○	
鳥取	鳥取大学医学部附属病院	米子市	○	○
島根	松江赤十字病院	松江市	○	
	島根大学医学部附属病院	出雲市	○	
岡山	心臓病センター榊原病院	岡山市北区	○	○
	公益財団法人大原記念倉敷中央医療機構　倉敷中央病院	倉敷市	○	○
広島	医療法人あかね会　土谷総合病院	広島市中区	○	
	地方独立行政法人広島市立病院機構広島市立広島市民病院	広島市中区	○	
	広島大学病院	広島市南区	○	○
	医療法人　財団竹政会　福山循環器病院	福山市	○	
山口	山口大学医学部附属病院	宇部市	○	
徳島	徳島大学病院	徳島市	○	
	徳島赤十字病院	小松島市	○	○
香川	高松赤十字病院	高松市	○	
	香川県立中央病院	高松市	○	
愛媛	愛媛県立中央病院	松山市	○	○
	愛媛大学医学部附属病院	東温市	○	
高知	社会医療法人　近森会　近森病院	高知市	○	
	高知県・高知市病院企業団立高知医療センター	高知市	○	○
福岡	小倉記念病院	北九州市小倉北区	○	○
	福岡和白病院	福岡市東区	○	
	九州大学病院	福岡市東区	○	○
	福岡県済生会福岡総合病院	福岡市中央区	○	
	久留米大学病院	久留米市	○	
	飯塚病院	飯塚市	○	
	医療法人　徳洲会　福岡徳洲会病院	春日市	○	
佐賀	佐賀大学医学部附属病院	佐賀市	○	
長崎	長崎大学病院	長崎市	○	
熊本	熊本中央病院	熊本市南区	○	
	済生会熊本病院	熊本市南区	○	○
大分	大分大学医学部附属病院	由布市	○	
宮崎	宮崎市郡医師会病院	宮崎市	○	○
	宮崎大学医学部附属病院	宮崎市	○	
鹿児島	独立行政法人　国立病院機構　鹿児島医療センター	鹿児島市	○	
	鹿児島大学病院	鹿児島市	○	
沖縄	琉球大学医学部附属病院	中頭郡西原町	○	

開頭せず、低侵襲に治療できる

脳血管内治療

日本人の代表的な死因の一つに挙げられるのが、脳の血管が詰まったり、破裂したりする脳血管障害です。これまでは開頭手術が主に行われていましたが、現在では新たな選択肢として、脳血管内治療が広まってきています。

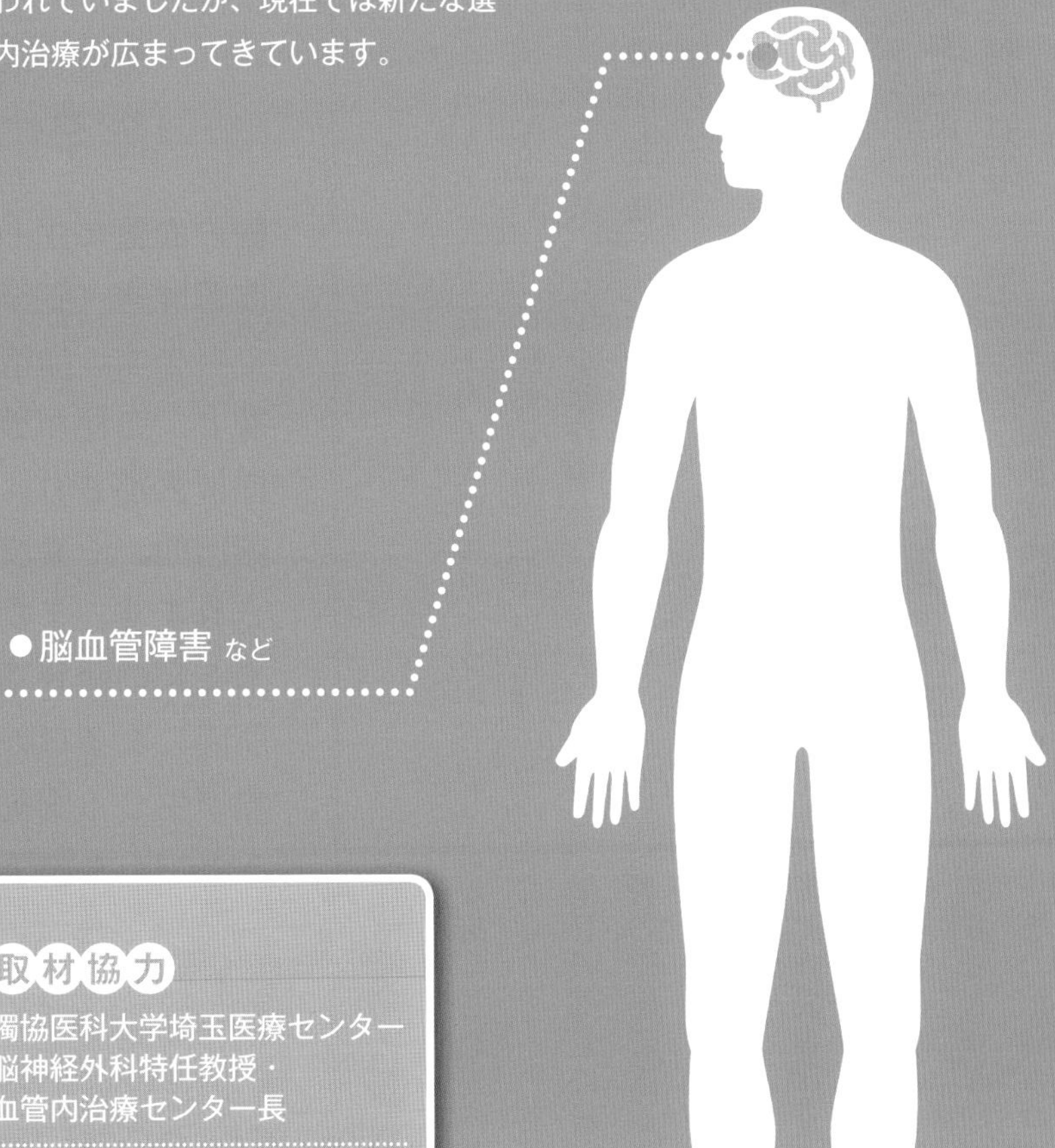

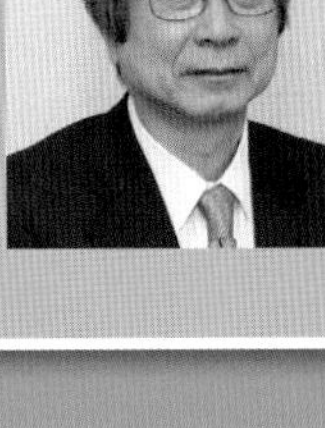

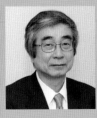

取材協力

獨協医科大学埼玉医療センター
脳神経外科特任教授・
血管内治療センター長

兵頭《ひょうどう》 明夫《あきお》

カテーテルを用いて低侵襲に治療

脳血管内治療では、カテーテルという細い管を血管内に挿入し、その中を通して病変部まで到達させた機器（デバイス）を用いて治療します。頭部や頸部を切開せずに治療できるのが特長で、脳そのものに対するダメージが抑えられ、術後の早期回復も期待できます。

代表例の一つが、脳動脈瘤に対するコイル塞栓術です。脳動脈瘤は脳血管の一部分が瘤状に膨らむ疾患で、破裂すると、くも膜下出血という大出血を引き起こします。そこで未破裂の段階から、開頭して瘤の根元をクリップで挟み、血液の流入を防いで破裂を予防する手術が以前から行われていました。一方、コイル塞栓術では、カテーテルを通じて瘤の内部にコイル（プラチナ製の撚り糸状のもの）を充填し、血液が流入しないようにすることで、破裂を防ぎます。また瘤が破裂した後も、再破裂を防ぐために、この治療が選択されることがあります。

デバイスの進歩により さまざまな症例に対応

脳動脈瘤の中でも直径10ミリ以上ある大型のタイプや、瘤の根元が広いタイプには、コイル塞栓術を行っても、術後の再発が多い点が指摘されていました。ただ最近では、そうした症例にも効果が見込めるフローダイバーターステントというデバイスが登場しています。「目の細かい筒状のステントで、瘤の根元を覆うように留置することで、網目の抵抗によって瘤内への血流が抑制され、内部の血液が固まること（血栓化）とともに、網目の部分に新たな正常な血管の壁ができることが期待できます」と兵頭明夫医師は説明します。治療を行える医療機関は限られますが、そうした医療機関では、より幅広い症例に柔軟に対応できるといえるでしょう。

また同様にコイル塞栓術が難しい、血管が分岐している

対象の疾患

脳血管障害（脳卒中）など

脳の血管に生じる疾患を、脳血管障害（脳卒中）と総称しています。血管が詰まる脳梗塞と、血管が破れる頭蓋内出血に大別され、さらに後者は脳出血、くも膜下出血に分類されます。また、頸動脈が狭まる頸動脈狭窄症が脳梗塞の原因になるほか、脳の血管に瘤が生じる脳動脈瘤が破裂すると、くも膜下出血を引き起こします。

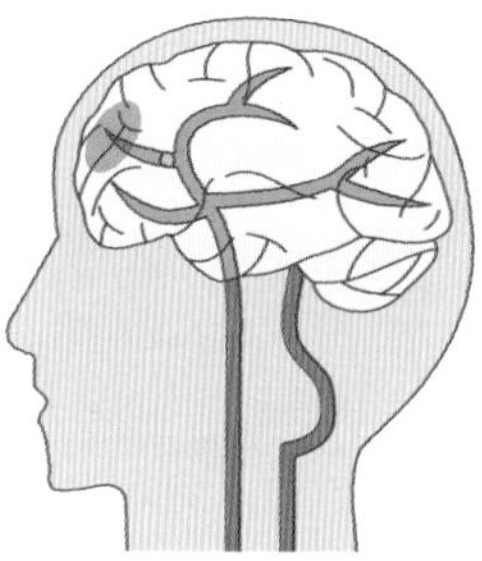

部位に生じた症例などを対象に、ウェブという新たなデバイスも登場する予定とのこと。「細かな網目の、繭のような袋状のデバイスで、瘤の内側に展開・留置すると血液の流入を遮断し、血栓化を促せます。こうしたデバイスの進歩は著しく、さまざまな症例に対応できるようになってきています」

適応の拡がりという面では、動脈と静脈が直接つながってしまう脳動静脈奇形や硬膜動静脈瘻に対し、液体状の塞栓物質を注入する治療法が保険適用になった点も大きいと兵頭医師はいいます。「開頭して病変を摘出する手術が主流ですが、術中の出血で脳にダメージが生じかねないことが、問題とされています。その点、脳血管内から塞栓物質を流し込み、病変への血流を止めてから開頭手術で摘出することで、脳へのダメージを最小限に抑えた治療が可能になります」

適応が拡がる血栓回収療法

脳血管内治療は現在、脳卒中の救急医療にも活用されています。その代表例が、急性期の脳梗塞への血栓回収療法です。脳梗塞は何らかの原因で生じた血栓が、脳血管の一部を塞いでしまう疾患で、血流が滞った脳組織がダメージを受け、時に生命の危機を招きます。

血栓回収療法では、塞栓部位までカテーテルを到達させてから、筒状になった金属製の網を展開して血栓を絡め取ったり、掃除機のようなデバイスで血栓を吸引したりして、再開通を目指します。血栓を溶かす効果のあるt－PAという薬剤と組み合わせることで、高い再開通率を期待できることから、多くの医療機関において取り入れられて

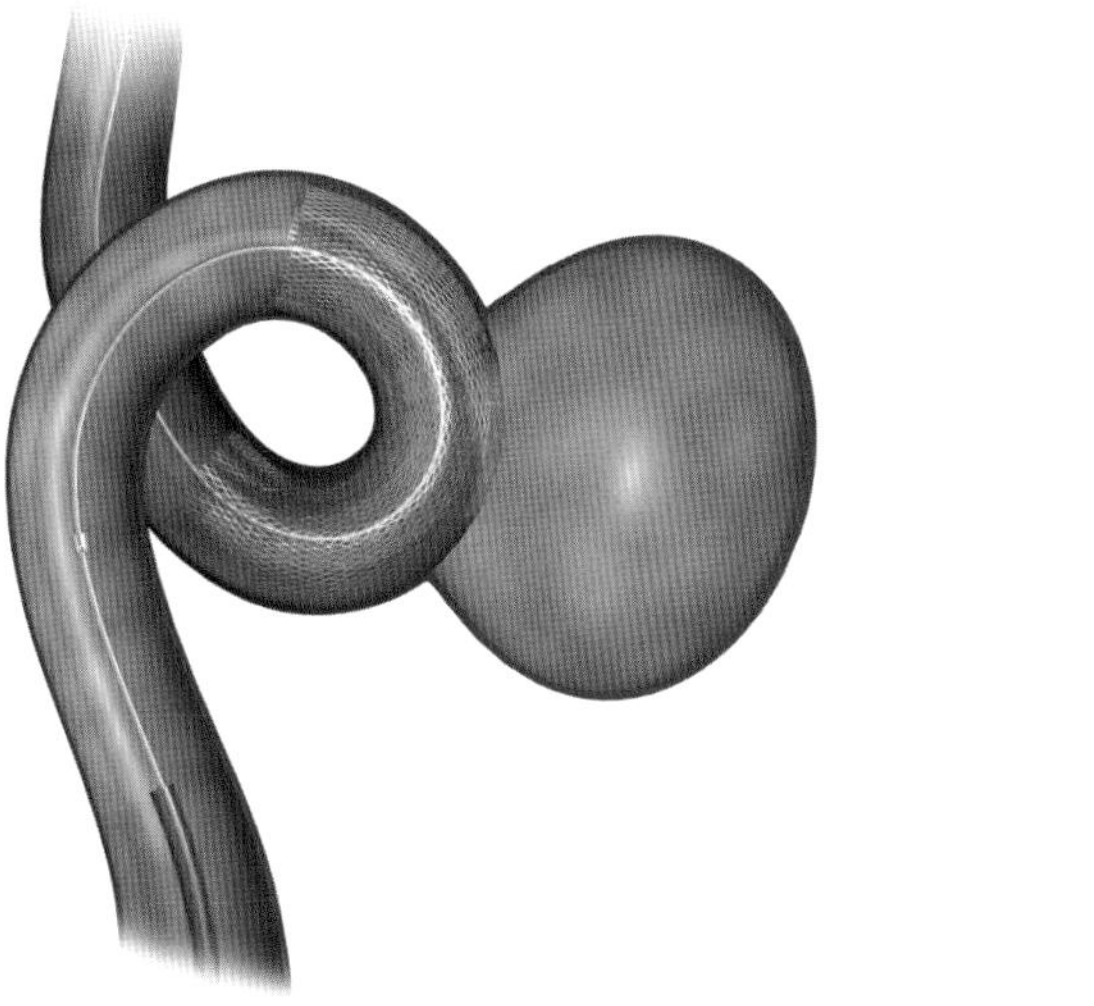

フローダイバーターステント

瘤の根元にある正常な血管に留置することで、瘤内への血流がゆるやかになり、内部の血栓化と、血管壁の新生を目指せます

最新治療の特徴

- ☑ 頭部（頸部）を切開せずに治療できるため、脳へのダメージを抑えられ、術後の早期回復も期待できる
- ☑ 特に脳梗塞の急性期医療において、血管に詰まった血栓を回収し、血流の再開通を目指せる
- ☑ 血管の奇形に対し、脳血管内治療と外科手術を組み合わせることで、合併症を抑えて治療できる

います。

さらに、これまでは発症からの経過時間によって、血栓回収療法を行えなかった症例にも適応が拡がってきていると兵頭医師。「画像解析によって、血流が再開すれば回復が見込めるケースには、最終健常確認から16～24時間以内まで、脳血管内治療が使用できるようになりました。t－PAの適応の拡大も手伝い、たとえば就寝中に脳梗塞を発症し、治療が遅れてしまうようなケースを、一人でも救えるようになれば幸いです」

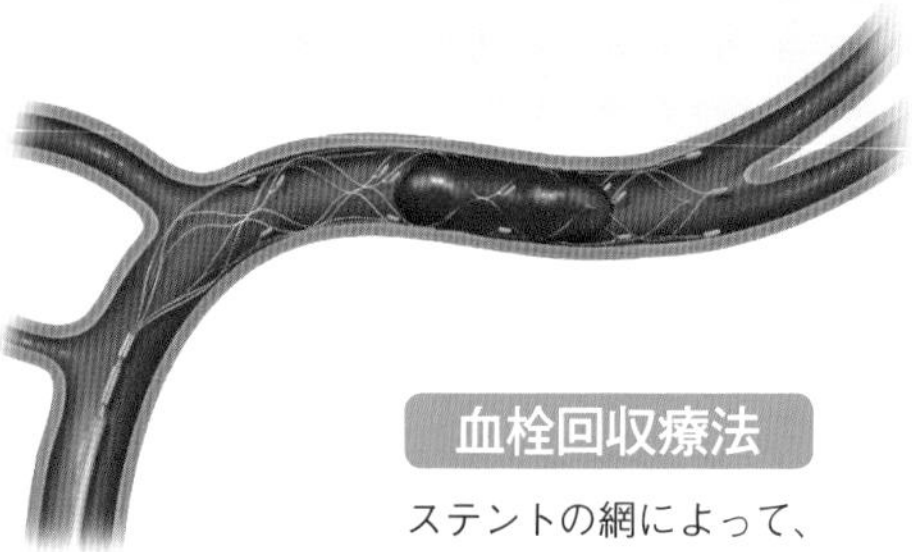

血栓回収療法

ステントの網によって、血栓を絡め取りながら取り除きます

積極的に救急に連絡することが肝心

脳血管障害は、ひとたび発症すると生命の危機を招き、また後遺症で要介護状態になることも少なくありません。そのため適切な治療を、速やかに受けることが重要です。ただ脳血管内治療は、学会が認定する専門医が在籍している医療機関でしか受けられず、またそうした医療機関も、24時間体制ばかりではありません。そこで各医療圏において、直ちに治療を受けられる医療機関に救急搬送できるシステムの構築が進められていると兵頭医師。「そうした体制が整うだけに、脳血管障害が疑われる場合、いち早く救急に連絡していただくことが重要です」

治療を希望する際の病院選びについて、学会の認定する専門医・指導医の有無やその人数とともに、脳神経外科の治療実績や診療体制が充実しているかどうかも重要だと、兵頭医師は話します。「脳血管内治療と外科手術、それぞれの実績が豊富で、そのメリットやデメリット、どういった疾患なのか親身になって説明してくれる、そうした医療機関を選んでいくことが大切でしょう」

脳卒中の警告サイン FAST に注意を！

Face：顔の麻痺

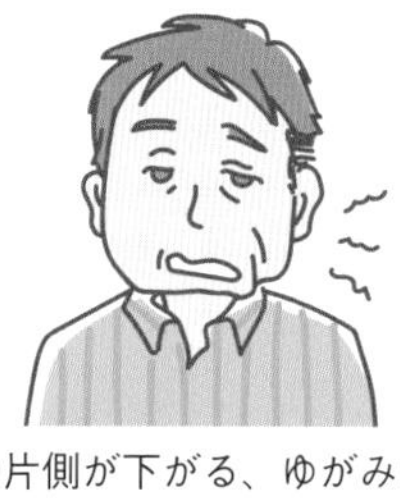

- 顔の片側が下がる、ゆがみがある

Arm：腕の麻痺

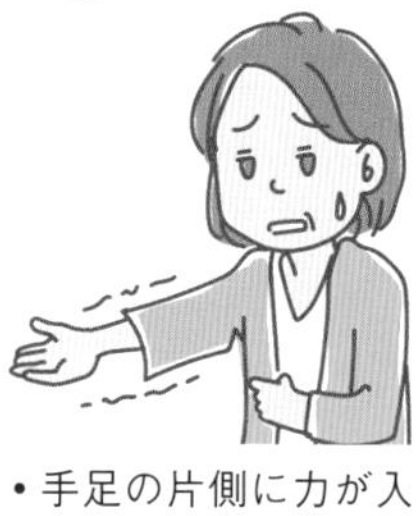

- 手足の片側に力が入らない
- 両腕を持ち上げても、どちらかが下がってしまっ

Speech：ことばの障害

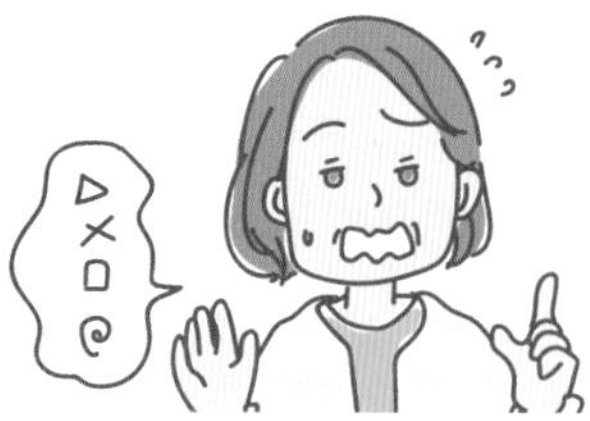

- ことばが出てこない
- ろれつが回らない

Time：時間が大切

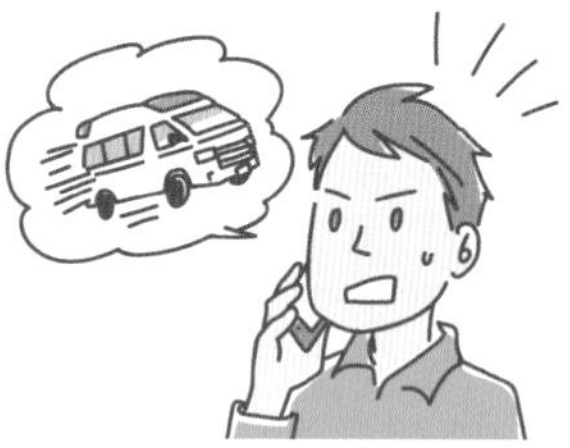

- 症状に気づいたら、発症時刻を確認してすぐに119番を！

脳血管内治療専門医在籍施設

日本脳神経血管内治療学会ホームページなどをもとに専門医の人数を調査した(2019年8月現在)。「ステント」の「○」は、フローダイバーターステント実施施設

都道府県	医療機関名称	所在地	専門医数	ステント
北海道	札幌医科大学附属病院	札幌市中央区	2	
	市立札幌病院	札幌市中央区	3	
	中村記念病院	札幌市中央区	3	
	北海道大学病院	札幌市北区	3	○
	コスモ脳神経外科	札幌市東区	1	
	札幌禎心会病院	札幌市東区	1	
	社会医療法人医翔会 札幌白石記念病院	札幌市白石区	4	○
	柏葉脳神経外科病院	札幌市豊平区	1	
	北海道医療センター	札幌市西区	2	
	北海道大野記念病院	札幌市西区	2	
	北海道脳神経外科記念病院	札幌市西区	1	
	新さっぽろ脳神経外科病院	札幌市厚別区	4	
	医療法人秀友会 札幌秀友会病院	札幌市手稲区	2	
	手稲渓仁会病院	札幌市手稲区	1	
	市立函館病院	函館市	1	
	函館新都市病院	函館市	3	○
	函館脳神経外科病院	函館市	2	
	旭川医科大学病院	旭川市	3	
	旭川赤十字病院	旭川市	1	
	市立室蘭総合病院	室蘭市	1	
	製鉄記念室蘭病院	室蘭市	1	
	大川原脳神経外科病院	室蘭市	2	
	社会医療法人孝仁会 釧路孝仁会記念病院	釧路市	1	
	JA 北海道厚生連 帯広厚生病院	帯広市	1	
	社会医療法人北斗 北斗病院	帯広市	3	
	北見赤十字病院	北見市	1	
	医療法人萌佑会 岩見沢脳神経外科	岩見沢市	1	
	王子総合病院	苫小牧市	1	
	苫小牧日翔病院	苫小牧市	1	
	砂川市立病院	砂川市	1	
青森	青森県立中央病院	青森市	1	
	青森市民病院	青森市	1	
	一般財団法人 黎明郷 弘前脳卒中・リハビリテーションセンター	弘前市	1	
	弘前大学医学部附属病院	弘前市	1	
	八戸市立市民病院	八戸市	1	
	八戸赤十字病院	八戸市	2	
	つがる総合病院	五所川原市	1	
岩手	岩手医科大学附属病院	盛岡市	1	
	岩手県立中央病院	盛岡市	4	○

都道府県	医療機関名称	所在地	専門医数	ステント
岩手	北上済生会病院	北上市	1	
	岩手県立胆沢病院	奥州市	1	
宮城	イムス明理会仙台総合病院	仙台市青葉区	1	
	東北大学加齢医学研究所	仙台市青葉区	1	
	東北大学病院	仙台市青葉区	7	
	仙台医療センター	仙台市宮城野区	1	○
	仙台東脳神経外科病院	仙台市宮城野区	1	
	一般財団法人広南会 広南病院	仙台市太白区	5	○
	仙台市立病院	仙台市太白区	2	
	石巻赤十字病院	石巻市	1	
	社会医療法人将道会 総合南東北病院	岩沼市	1	
	大崎市民病院	大崎市	2	
秋田	秋田県立循環器・脳脊髄センター	秋田市	1	
	秋田県立脳血管研究センター	秋田市	2	
	秋田赤十字病院	秋田市	1	
	由利組合総合病院	由利本荘市	1	
	大曲厚生医療センター	大仙市	1	
	市立角館総合病院	仙北市	1	
山形	山形県立中央病院	山形市	1	
	山形市立病院済生館	山形市	2	
	山形大学医学部附属病院	山形市	1	
	一般財団法人 三友堂病院	米沢市	1	
	医療法人社団こまくさ会 庄南クリニック	鶴岡市	1	
	鶴岡市立荘内病院	鶴岡市	1	
福島	福島県立医科大学附属病院	福島市	2	
	福島赤十字病院	福島市	1	
	会津中央病院	会津若松市	2	
	竹田綜合病院	会津若松市	2	
	財団法人脳神経疾患研究所附属総合南東北病院	郡山市	2	
	太田西ノ内病院	郡山市	1	
	いわき市医療センター	いわき市	1	
	医療法人社団恵周会 白河病院	白河市	2	
	枡記念病院	二本松市	1	
	南相馬市立総合病院	南相馬市	1	
茨城	水戸ブレインハートセンター	水戸市	1	
	聖麗メモリアル病院	日立市	1	
	日立総合病院	日立市	1	
	土浦協同病院	土浦市	2	
	靏見脳神経外科	古河市	3	
	JA とりで総合医療センター	取手市	1	
	筑波メディカルセンター病院	つくば市	2	
	筑波記念病院	つくば市	1	
	筑波大学附属病院	つくば市	7	○
	会田記念リハビリテーション病院	守谷市	1	
	医療法人玉心会 鹿嶋ハートクリニック	神栖市	1	
	石岡循環器脳神経外科病院	小美玉市	1	
	水戸医療センター	東茨城郡茨城町	3	
	茨城西南医療センター病院	猿島郡境町	1	
栃木	済生会宇都宮病院	宇都宮市	2	
	藤井脳神経外科病院	宇都宮市	2	
	栃木医療センター	宇都宮市	1	
	足利赤十字病院	足利市	2	

都道府県	医療機関名称	所在地	専門医数	ステント
栃木	獨協医科大学病院	下都賀郡壬生町	1	
	新小山市民病院	小山市	1	
	自治医科大学附属病院	下野市	2	
群馬	群馬大学医学部附属病院	前橋市	3	
	狩野脳神経外科医院	前橋市	1	
	前橋赤十字病院	前橋市	2	
	前橋脳外科クリニック	前橋市	1	
	老年病研究所附属病院	前橋市	3	
	医療法人社団美心会 黒沢病院	高崎市	1	
	高崎総合医療センター	高崎市	2	
	桐生厚生総合病院	桐生市	1	
	美原記念病院	伊勢崎市	2	
	太田記念病院	太田市	1	
	館林厚生病院	館林市	1	
	公立藤岡総合病院	藤岡市	1	
埼玉	さいたま市民医療センター	さいたま市西区	2	
	彩の国東大宮メディカルセンター	さいたま市北区	1	
	自治医科大学附属さいたま医療センター	さいたま市大宮区	1	
	さいたま赤十字病院	さいたま市中央区	1	
	さいたま市立病院	さいたま市緑区	1	
	埼玉医科大学総合医療センター	川越市	3	
	熊谷総合病院	熊谷市	1	
	埼玉県済生会川口総合病院	川口市	1	
	川口市立医療センター	川口市	4	
	圏央所沢病院	所沢市	1	
	防衛医科大学校病院	所沢市	1	
	秀和綜合病院	春日部市	1	
	埼玉石心会病院	狭山市	5	
	わたまクリニック	鴻巣市	1	
	深谷赤十字病院	深谷市	2	
	上尾中央総合病院	上尾市	1	
	草加市立病院	草加市	1	
	越谷市立病院	越谷市	1	
	獨協医科大学埼玉医療センター	越谷市	7	○
	戸田中央総合病院	戸田市	5	
	TMG あさか医療センター	朝霞市	1	
	新座志木中央総合病院	新座市	1	
	埼玉医科大学国際医療センター	日高市	9	
千葉	医療法人社団 誠馨会 千葉メディカルセンター	千葉市中央区	3	
	千葉大学医学部附属病院	千葉市中央区	2	○
	千葉脳神経外科病院	千葉市稲毛区	2	
	放射線医学総合研究所	千葉市稲毛区	1	
	千葉県救急医療センター	千葉市美浜区	4	
	千葉療護センター	千葉市美浜区	1	
	行徳総合病院	市川市	1	
	東京歯科大学市川総合病院	市川市	1	
	市立船橋医療センター	船橋市	1	
	船橋市立医療センター	船橋市	3	
	君津中央病院	木更津市	3	
	医療法人社団 誠馨会 新東京病院	松戸市	2	
	松戸市立総合医療センター	松戸市	1	
	千葉西総合病院	松戸市	4	

都道府県	医療機関名称	所在地	専門医数	ステント
千葉	成田赤十字病院	成田市	2	
	東千葉メディカルセンター	東金市	1	
	総合病院　国保旭中央病院	旭市	1	
	医）誠高会 おおたかの森病院	柏市	1	
	医療法人社団協友会 柏厚生総合病院	柏市	1	
	東京慈恵会医科大学附属柏病院	柏市	2	
	帝京大学ちば総合医療センター	市原市	2	
	流山中央病院	流山市	3	
	名戸ヶ谷あびこ病院	我孫子市	2	
	医療法人鉄蕉会 亀田総合病院	鴨川市	4	
	順天堂大学医学部附属浦安病院	浦安市	2	
	東京ベイ・浦安市川医療センター	浦安市	1	
	日本医科大学千葉北総病院	印西市	2	
	塩田記念病院	長生郡長柄町	1	
東京	三井記念病院	千代田区	1	
	東京逓信病院	千代田区	1	
	日本大学病院	千代田区	3	
	国立がん研究センター中央病院	中央区	1	
	聖路加国際病院	中央区	3	
	虎の門病院	港区	4	○
	国際医療福祉大学三田病院	港区	1	
	東京慈恵会医科大学附属病院	港区	9	○
	東京都済生会中央病院	港区	1	
	東京山手メディカルセンター	新宿区	2	
	東京新宿メディカルセンター	新宿区	3	
	慶應義塾大学病院	新宿区	2	
	国立国際医療研究センター病院	新宿区	2	
	東京医科大学病院	新宿区	3	
	東京女子医科大学病院	新宿区	4	
	目白病院	新宿区	1	
	順天堂大学医学部附属順天堂医院	文京区	5	○
	東京医科歯科大学医学部附属病院	文京区	4	○
	東京大学医学部附属病院	文京区	5	○
	日本医科大学付属病院	文京区	5	
	永寿総合病院	台東区	1	
	東京曳舟病院	墨田区	2	
	東京都立墨東病院	墨田区	2	
	昭和大学江東豊洲病院	江東区	2	
	NTT 東日本関東病院	品川区	1	
	戸越脳神経外科クリニック	品川区	1	
	昭和大学病院	品川区	3	
	東京医療センター	目黒区	2	
	都立大石森脳神経外科	目黒区	1	
	東京共済病院	目黒区	1	
	東邦大学医療センター大橋病院	目黒区	2	
	大森赤十字病院	大田区	1	
	池上総合病院	大田区	1	
	東京都保健医療公社荏原病院	大田区	1	
	東京労災病院	大田区	2	
	東邦大学医療センター大森病院	大田区	2	
	独立行政法人労働者健康福祉機構 東京労災病院	大田区	1	
	牧田総合病院	大田区	1	

都道府県	医療機関名称	所在地	専門医数	ステント
東京	久我山病院	世田谷区	1	
	自衛隊中央病院	世田谷区	2	
	東京都立広尾病院	渋谷区	2	
	日本赤十字社医療センター	渋谷区	1	
	医療法人財団健貢会 総合東京病院	中野区	2	
	東京警察病院	中野区	3	
	河北総合病院	杉並区	1	
	佐口脳神経外科・内科クリニック	杉並区	1	
	東京北医療センター	北区	1	
	明理会中央総合病院	北区	2	
	東京女子医科大学東医療センター	荒川区	1	
	高島平中央総合病院	板橋区	1	
	帝京大学医学部附属病院	板橋区	3	
	東京都健康長寿医療センター	板橋区	2	
	東京都保健医療公社豊島病院	板橋区	2	
	順天堂大学医学部付属練馬病院	練馬区	1	
	イムス東京葛飾総合病院	葛飾区	1	
	直和会 平成立石病院	葛飾区	1	
	東京慈恵会医科大学葛飾医療センター	葛飾区	2	
	葛西昌医会病院	江戸川区	1	
	森山記念病院	江戸川区	4	
	森山脳神経センター病院	江戸川区	1	
	東京臨海病院	江戸川区	1	
	みなみ野病院	八王子市	1	
	東海大学八王子病院	八王子市	2	
	東京医科大学八王子医療センター	八王子市	2	
	北原国際病院	八王子市	2	
	災害医療センター	立川市	3	
	武蔵野赤十字病院	武蔵野市	3	
	杏林大学医学部付属病院	三鷹市	3	
	青梅市立総合病院	青梅市	1	
	東京都立小児総合医療センター	府中市	1	
	東京都立多摩総合医療センター	府中市	1	
	町田市民病院	町田市	1	
	公立昭和病院	小平市	1	
	公立福生病院	福生市	1	
	日本医科大学多摩永山病院	多摩市	2	
	公立阿伎留医療センター	あきる野市	1	
神奈川	済生会横浜市東部病院	横浜市鶴見区	2	
	汐田総合病院	横浜市鶴見区	1	
	脳神経外科東横浜病院	横浜市神奈川区	2	
	横浜市立みなと赤十字病院	横浜市中区	1	
	横浜市立大学附属市民総合医療センター	横浜市南区	1	
	横浜市立市民病院	横浜市保土ケ谷区	2	○
	聖隷横浜病院	横浜市保土ケ谷区	2	
	横浜市立脳卒中・神経脊椎センター	横浜市磯子区	2	
	横浜市立大学医学部附属病院	横浜市金沢区	2	
	横浜南共済病院	横浜市金沢区	1	
	医療法人すこやか 高田中央病院	横浜市港北区	1	
	横浜労災病院	横浜市港北区	1	
	菊名記念病院	横浜市港北区	1	
	西横浜国際総合病院	横浜市戸塚区	1	

都道府県	医療機関名称	所在地	専門医数	ステント
神奈川	横浜医療センター	横浜市戸塚区	1	
	済生会横浜市南部病院	横浜市港南区	1	
	秋山脳神経外科病院	横浜市港南区	2	
	医療法人社団 明芳会 横浜旭中央総合病院	横浜市旭区	2	
	聖マリアンナ医科大学横浜市西部病院	横浜市旭区	1	
	ながつた脳神経外科	横浜市緑区	1	
	横浜栄共済病院	横浜市栄区	1	
	医療法人社団緑成会 横浜総合病院	横浜市青葉区	1	
	横浜新都市脳神経外科病院	横浜市青葉区	4	○
	横浜総合病院	横浜市青葉区	1	
	昭和大学藤が丘病院	横浜市青葉区	6	○
	青葉台脳神経外科・内科	横浜市青葉区	1	
	昭和大学横浜市北部病院	横浜市都筑区	1	
	川崎市立川崎病院	川崎市川崎区	2	
	川崎幸病院	川崎市幸区	3	
	関東労災病院	川崎市中原区	2	
	聖マリアンナ医科大学東横病院	川崎市中原区	5	
	日本医科大学武蔵小杉病院	川崎市中原区	1	
	川崎市立多摩病院	川崎市多摩区	1	
	聖マリアンナ医科大学病院	川崎市宮前区	4	
	医療法人社団三成会 新百合ヶ丘総合病院	川崎市麻生区	5	
	JA 神奈川県厚生連 相模原協同病院	相模原市緑区	1	
	晃友脳神経外科眼科病院	相模原市緑区	1	
	北里大学病院	相模原市南区	3	
	横須賀共済病院	横須賀市	2	
	横須賀市立うわまち病院	横須賀市	1	
	平塚共済病院	平塚市	1	
	平塚市民病院	平塚市	1	
	湘南鎌倉総合病院	鎌倉市	4	
	湘南藤沢徳洲会病院	藤沢市	1	
	藤沢市民病院	藤沢市	1	
	医療法人財団報徳会 西湘病院	小田原市	2	
	間中病院	小田原市	1	
	逗子脳神経外科クリニック	逗子市	1	
	厚木市立病院	厚木市	2	
	大和徳洲会病院	大和市	1	
	東海大学医学部付属病院	伊勢原市	6	
	えびな脳神経外科	海老名市	1	
	海老名総合病院	海老名市	1	
	東海大学大磯病院	中郡大磯町	1	
新潟	桑名病院	新潟市東区	2	
	新潟市民病院	新潟市中央区	2	
	新潟大学医歯学総合病院	新潟市中央区	4	○
	信楽園病院	新潟市西区	2	○
	新潟脳外科病院	新潟市西区	2	
	すずき脳神経クリニック	長岡市	1	
	長岡赤十字病院	長岡市	1	
	立川綜合病院	長岡市	4	
	新潟県立中央病院	上越市	1	
	JA 新潟県厚生連 佐渡総合病院	佐渡市	1	
富山	富山県済生会富山病院	富山市	3	
	富山県立中央病院	富山市	1	

都道府県	医療機関名称	所在地	専門医数	ステント
富山	富山市民病院	富山市	1	
	富山赤十字病院	富山市	1	
	富山大学附属病院	富山市	4	○
	富山県厚生農業協同組合連合会高岡病院	高岡市	1	
	金沢医科大学氷見市民病院	氷見市	1	
	黒部市民病院	黒部市	1	
石川	きだクリニック	金沢市	1	
	金沢市立病院	金沢市	1	
	金沢大学附属病院	金沢市	3	○
	公立能登総合病院	七尾市	1	
	医療法人松陽 東病院	小松市	1	
	金沢脳神経外科病院	野々市市	1	
	金沢医科大学病院	河北郡内灘町	1	
福井	福井県済生会病院	福井市	1	
	福井県立病院	福井市	1	
	福井赤十字病院	福井市	3	
	福井総合病院	福井市	1	
	市立敦賀病院	敦賀市	1	
	公立丹南病院	鯖江市	1	
	福井大学医学部附属病院	吉田郡永平寺町	3	
山梨	甲府脳神経外科病院	甲府市	1	
	山梨県立中央病院	甲府市	1	
	山梨大学医学部附属病院	中央市	2	
長野	JA 長野厚生連南長野医療センター篠ノ井総合病院	長野市	1	
	長野市民病院	長野市	1	
	長野赤十字病院	長野市	2	
	慈泉会 相澤病院	松本市	1	
	信州大学医学部附属病院	松本市	2	○
	鹿教湯三才山リハビリテーションセンター鹿教湯病院	上田市	2	
	信州上田医療センター	上田市	1	
	飯田市立病院	飯田市	1	
	諏訪赤十字病院	諏訪市	1	
	伊那中央病院	伊那市	1	
	昭和伊南総合病院	駒ヶ根市	1	
	佐久市国保浅間総合病院	佐久市	1	
	佐久総合病院　佐久医療センター	佐久市	2	
	新生病院	上高井郡小布施町	1	
岐阜	岐阜県総合医療センター	岐阜市	1	
	岐阜市民病院	岐阜市	2	
	岐阜大学医学部附属病院	岐阜市	6	○
	朝日大学病院	岐阜市	4	
	大垣市民病院	大垣市	1	
	大垣徳洲会病院	大垣市	2	
	高山赤十字病院	高山市	2	
	羽島市民病院	羽島市	1	
	社会医療法人厚生会 木沢記念病院	美濃加茂市	2	
	土岐市立総合病院	土岐市	2	
	東海中央病院	各務原市	1	
	松波総合病院	羽島郡笠松町	1	
静岡	静岡県立総合病院	静岡市葵区	3	
	静岡市立静岡病院	静岡市葵区	3	
	静岡赤十字病院	静岡市葵区	1	

都道府県	医療機関名称	所在地	専門医数	ステント
静岡	静岡市立清水病院	静岡市清水区	1	
	総合病院聖隷浜松病院	浜松市中区	1	
	浜松医科大学医学部附属病院	浜松市東区	1	
	浜松労災病院	浜松市東区	1	
	西島病院	沼津市	1	
	熱海所記念病院	熱海市	1	
	市立島田市民病院	島田市	3	
	医療法人社団 志太記念脳神経外科	焼津市	1	
	焼津市立総合病院	焼津市	1	
	掛川市・袋井市病院企業団立 中東遠総合医療センター	掛川市	4	
	藤枝平成記念病院	藤枝市	1	
	順天堂大学医学部附属静岡病院	伊豆の国市	2	
	静岡県立静岡がんセンター	駿東郡長泉町	1	
愛知	ちくさ病院	名古屋市千種区	1	
	名古屋市立東部医療センター	名古屋市千種区	3	
	医療法人大真会 大隈病院	名古屋市北区	3	
	名古屋市立西部医療センター	名古屋市北区	2	
	名鉄病院	名古屋市西区	1	
	名古屋第一赤十字病院	名古屋市中村区	2	
	名古屋医療センター	名古屋市中区	2	
	名古屋大学医学部附属病院	名古屋市昭和区	5	○
	名古屋第二赤十字病院	名古屋市昭和区	1	
	名古屋市立大学病院	名古屋市瑞穂区	6	
	名古屋共立病院	名古屋市中川区	1	
	名古屋掖済会病院	名古屋市中川区	1	
	純正会 名古屋市立緑市民病院	名古屋市緑区	1	
	豊橋医療センター	豊橋市	2	
	佐藤脳神経外科	豊橋市	1	
	福井脳神経外科	豊橋市	1	
	豊橋市民病院	豊橋市	1	
	岡崎市民病院	岡崎市	2	
	一宮西病院	一宮市	3	
	総合大雄会病院	一宮市	3	
	半田市立半田病院	半田市	1	
	豊川市民病院	豊川市	3	
	津島市民病院	津島市	1	
	刈谷豊田総合病院	刈谷市	1	
	豊田厚生病院	豊田市	1	
	安城更生病院	安城市	2	
	蒲郡市民病院	蒲郡市	3	
	総合犬山中央病院	犬山市	1	
	小牧市民病院	小牧市	1	
	公立西知多総合病院	東海市	1	
	藤田医科大学病院	豊明市	11	○
	済衆館病院	北名古屋市	1	
	脳神経外科のぞみクリニック	あま市	1	
	愛知医科大学病院	長久手市	3	○
	さくら総合病院	丹羽郡大口町	1	
	知多厚生病院	知多郡美浜町	1	
三重	三重大学医学部附属病院	津市	5	○
	三重中央医療センター	津市	2	
	三重県立総合医療センター	四日市市	2	

都道府県	医療機関名称	所在地	専門医数	ステント
三重	市立四日市病院	四日市市	1	
	伊勢赤十字病院	伊勢市	3	
	社会福祉法人 恩賜財団 済生会松阪総合病院	松阪市	1	
	松阪中央総合病院	松阪市	2	
	桑名市総合医療センター	桑名市	2	
	鈴鹿回生病院	鈴鹿市	1	
	鈴鹿中央総合病院	鈴鹿市	1	
滋賀	市立大津市民病院	大津市	1	
	滋賀医科大学医学部附属病院	大津市	8	
	大津赤十字病院	大津市	3	
	彦根市立病院	彦根市	3	
	市立長浜病院	長浜市	3	
	長浜赤十字病院	長浜市	1	
	社会医療法人誠光会 草津総合病院	草津市	1	
	滋賀県立総合病院	守山市	1	
	済生会滋賀県病院	栗東市	1	
	公立甲賀病院	甲賀市	1	
京都	京都第二赤十字病院	京都市上京区	3	
	京都府立医科大学附属病院	京都市上京区	4	
	京都大学医学部附属病院	京都市左京区	19	○
	京都市立病院	京都市中京区	1	
	京都第一赤十字病院	京都市東山区	4	
	医療法人財団康生会 武田病院	京都市下京区	4	
	京都九条病院	京都市南区	1	
	医仁会武田総合病院	京都市伏見区	2	
	医療法人社団蘇生会蘇生会総合病院	京都市伏見区	1	
	京都医療センター	京都市伏見区	1	
	シミズ病院	京都市西京区	4	
	京都桂病院	京都市西京区	2	
	市立福知山市民病院	福知山市	1	
	舞鶴医療センター	舞鶴市	2	
	宇治徳洲会病院	宇治市	3	
	京都きづ川病院	城陽市	1	
	田辺中央病院	京田辺市	1	
	京都岡本記念病院	久世郡久御山町	1	
大阪	大阪市立総合医療センター	大阪市都島区	4	
	大阪病院	大阪市福島区	1	
	松本病院	大阪市福島区	1	
	関西電力病院	大阪市福島区	1	
	多根総合病院	大阪市西区	1	
	大阪警察病院	大阪市天王寺区	2	
	大阪赤十字病院	大阪市天王寺区	1	
	社会医療法人寿会 富永病院	大阪市浪速区	5	○
	千船病院	大阪市西淀川区	1	
	医誠会病院	大阪市東淀川区	2	
	矢木脳神経外科病院	大阪市東成区	1	
	大阪市立大学医学部附属病院	大阪市阿倍野区	1	
	医療法人錦秀会 阪和記念病院	大阪市住吉区	2	
	大阪急性期・総合医療センター	大阪市住吉区	5	
	ながしま脳神経外科リハビリクリニック	大阪市淀川区	1	
	社会医療法人ささき会 藍の都脳神経外科病院	大阪市鶴見区	2	
	医療法人讃和会 友愛会病院	大阪市住之江区	1	

都道府県	医療機関名称	所在地	専門医数	ステント
大阪	いぬいクリニック	大阪市平野区	1	
	加納総合病院	大阪市北区	5	
	北野病院	大阪市北区	4	
	大阪医療センター	大阪市中央区	4	○
	大阪国際がんセンター	大阪市中央区	1	
	大手前病院	大阪市中央区	1	
	清恵会病院	堺市堺区	2	
	堺市立総合医療センター	堺市西区	2	
	馬場記念病院	堺市西区	2	
	岸和田徳洲会病院	岸和田市	3	
	市立岸和田市民病院	岸和田市	1	
	関西メディカル病院	豊中市	1	
	公益財団法人唐澤記念会 大阪脳神経外科病院	豊中市	3	
	市立豊中病院	豊中市	3	
	医療法人沖縄徳洲会 吹田徳州会病院	吹田市	1	
	国立循環器病研究センター	吹田市	11	○
	済生会千里病院	吹田市	1	
	大阪大学医学部附属病院	吹田市	11	
	大阪府済生会吹田病院	吹田市	1	
	愛仁会リハビリテーション病院	高槻市	1	
	愛仁会高槻病院	高槻市	1	
	大阪医科大学附属病院	高槻市	3	○
	社会医療法人慈薫会 河崎病院	貝塚市	1	
	関西医大総合医療センター	守口市	1	
	星ヶ丘医療センター	枚方市	2	
	関西医科大学附属病院	枚方市	2	
	服部あたまクリニック	枚方市	1	
	北大阪警察病院	茨木市	1	
	医真会八尾総合病院	八尾市	2	
	東朋八尾病院	八尾市	1	
	りんくう総合医療センター	泉佐野市	2	
	大阪南医療センター	河内長野市	1	
	社会医療法人生長会 府中病院	和泉市	1	
	和泉市立総合医療センター	和泉市	1	
	城山病院	羽曳野市	3	
	河内総合病院	東大阪市	1	
	市立東大阪医療センター	東大阪市	1	
	石切生喜病院	東大阪市	1	
	近畿大学医学部附属病院	大阪狭山市	3	
	阪南市民病院	阪南市	1	
兵庫	社会医療法人榮昌会 吉田病院	神戸市兵庫区	4	
	新須磨病院	神戸市須磨区	1	
	神戸掖済会病院	神戸市垂水区	1	
	神戸中央病院	神戸市北区	2	
	医療法人社団 六心会 恒生病院	神戸市北区	2	
	社会医療法人神鋼記念会 神鋼記念病院	神戸市中央区	2	
	神戸市立医療センター中央市民病院	神戸市中央区	7	○
	神戸赤十字病院	神戸市中央区	1	
	神戸大学医学部附属病院	神戸市中央区	3	
	長久病院	姫路市	1	
	姫路医療センター	姫路市	1	
	兵庫県立姫路循環器病センター	姫路市	4	

都道府県	医療機関名称	所在地	専門医数	ステント
兵庫	医療法人社団 敬誠会 合志病院	尼崎市	1	
	独立行政法人労働者健康福祉機構 関西ろうさい病院	尼崎市	2	
	兵庫県立尼崎総合医療センター	尼崎市	2	
	大西脳神経外科病院	明石市	4	
	西宮協立脳神経外科病院	西宮市	2	
	西宮渡辺心臓・血管センター	西宮市	1	
	兵庫医科大学病院	西宮市	9	○
	兵庫県立淡路医療センター	洲本市	1	
	伊丹恒生脳神経外科病院	伊丹市	1	
	公立豊岡病院	豊岡市	1	
	加古川中央市民病院	加古川市	1	
	順心病院	加古川市	1	
	赤穂市民病院	赤穂市	1	
	西脇市立西脇病院	西脇市	1	
	医療法人回生会 宝塚病院	宝塚市	1	
	医療法人社団 森迫脳神経外科	宝塚市	1	
	宝塚第一病院	宝塚市	1	
	ときわ病院	三木市	1	
	北播磨総合医療センター	小野市	1	
奈良	市立奈良病院	奈良市	2	
	奈良医療センター	奈良市	1	
	奈良県総合医療センター	奈良市	3	
	天理よろづ相談所病院	天理市	3	
	奈良県立医科大学附属病院	橿原市	4	
和歌山	済生会和歌山病院	和歌山市	1	
	日本赤十字社和歌山医療センター	和歌山市	2	
	和歌山ろうさい病院	和歌山市	1	
	和歌山県立医科大学附属病院	和歌山市	3	
	和歌山労災病院	和歌山市	1	
	橋本市民病院	橋本市	1	
	公立那賀病院	紀の川市	1	
鳥取	鳥取大学医学部附属病院	米子市	5	
	医療法人十字会 野島病院	倉吉市	1	
島根	松江市立病院	松江市	1	
	松江赤十字病院	松江市	2	
	島根県立中央病院	出雲市	1	
	島根大学医学部附属病院	出雲市	4	
	大田市立病院	大田市	1	
岡山	岡山市立市民病院	岡山市北区	3	
	岡山赤十字病院	岡山市北区	1	
	岡山大学病院	岡山市北区	3	○
	川崎医科大学総合医療センター	岡山市北区	2	
	岡山旭東病院	岡山市中区	1	
	川崎医科大学附属病院	倉敷市	2	
	倉敷中央病院	倉敷市	3	
	村上脳神経外科内科	笠岡市	1	
広島	一ノ瀬病院	広島市中区	1	
	広島市立広島市民病院	広島市中区	4	
	広島赤十字・原爆病院	広島市中区	1	
	翠清会梶川病院	広島市中区	2	
	太田川病院	広島市東区	1	
	県立広島病院	広島市南区	4	○

都道府県	医療機関名称	所在地	専門医数	ステント
広島	広島大学病院	広島市南区	7	
	医療法人光臨会 荒木脳神経外科病院	広島市西区	3	
	やまさき脳神経外科クリニック	広島市安佐北区	1	
	広島市立安佐市民病院	広島市安佐北区	3	
	医療法人社団 清風会 五日市記念病院	広島市佐伯区	1	
	医療法人社団薫風会 横山病院	呉市	1	
	呉医療センター	呉市	2	
	山田記念病院	三原市	1	
	JA 尾道総合病院	尾道市	1	
	脳神経センター大田記念病院	福山市	2	○
	福山市民病院	福山市	1	
	市立三次中央病院	三次市	1	
	JA 広島総合病院	廿日市市	3	
	マツダ（株）マツダ病院	安芸郡府中町	1	
山口	下関医療センター	下関市	1	
	宇部興産中央病院	宇部市	1	
	山口大学医学部附属病院	宇部市	3	
	山口県立総合医療センター	防府市	1	
	周南記念病院	下松市	1	
	岩国医療センター	岩国市	2	
	岩本医院	周南市	1	
	公立黒川病院	周南市	1	
徳島	田岡病院	徳島市	1	
	徳島県立中央病院	徳島市	1	
	徳島市民病院	徳島市	2	
	徳島大学病院	徳島市	5	
	徳島赤十字病院	小松島市	2	
	きたじま田岡病院	板野郡北島町	1	
香川	おさか脳神経外科病院	高松市	1	
	香川県立中央病院	高松市	1	
	高松赤十字病院	高松市	1	
	香川労災病院	丸亀市	3	
	四国こどもとおとなの医療センター	善通寺市	1	
	香川大学医学部附属病院	木田郡三木町	5	○
愛媛	愛媛県立中央病院	松山市	3	
	済生会松山病院	松山市	1	
	松山赤十字病院	松山市	3	
	済生会今治病院	今治市	1	
	市立宇和島病院	宇和島市	1	
	愛せる母・スピリチュアルクリニック	西条市	1	
	社会医療法人石川記念会 HITO 病院	四国中央市	1	
	愛媛大学医学部附属病院	東温市	3	
高知	近森病院	高知市	1	
	高知医療センター	高知市	4	
	高知赤十字病院	高知市	1	
	高知県立あき総合病院	安芸市	1	
	高知大学医学部附属病院	南国市	3	
	高知県立幡多けんみん病院	宿毛市	1	
福岡	新小文字病院	北九州市門司区	1	
	門司メディカルセンター	北九州市門司区	1	
	健和会 大手町病院	北九州市小倉北区	1	
	小倉記念病院	北九州市小倉北区	5	○

都道府県	医療機関名称	所在地	専門医数	ステント
福岡	森林クリニック	北九州市小倉北区	1	
	北九州総合病院	北九州市小倉北区	1	
	九州労災病院	北九州市小倉南区	2	
	社会医療法人 製鉄記念八幡病院	北九州市八幡東区	1	
	産業医科大学病院	北九州市八幡西区	3	
	九州大学病院	福岡市東区	5	○
	香椎丘リハビリテーション病院	福岡市東区	1	
	福岡輝栄会病院	福岡市東区	2	
	福岡和白病院	福岡市東区	1	
	福岡市民病院	福岡市博多区	2	
	九州医療センター	福岡市中央区	3	
	済生会福岡総合病院	福岡市中央区	4	
	桜十字福岡病院	福岡市中央区	1	
	医療法人光川会 福岡脳神経外科病院	福岡市南区	5	○
	福岡赤十字病院	福岡市南区	2	
	福岡大学病院	福岡市城南区	2	
	福岡記念病院	福岡市早良区	1	
	社会保険大牟田天領病院	大牟田市	1	
	大牟田市立病院	大牟田市	1	
	久留米大学病院	久留米市	5	○
	雪の聖母会 聖マリア病院	久留米市	3	
	麻生飯塚病院	飯塚市	1	
	高木病院	大川市	1	
	おくなが脳神経外科クリニック	行橋市	1	
	福岡県済生会二日市病院	筑紫野市	1	
	福岡大学筑紫病院	筑紫野市	4	○
	福岡徳洲会病院	春日市	3	
	かわくぼ脳神経外科	古賀市	1	
	福岡東医療センター	古賀市	1	
	福岡新水巻病院	遠賀郡水巻町	2	
佐賀	佐賀県医療センター好生館	佐賀市	2	
	佐賀大学医学部附属病院	佐賀市	2	
	唐津赤十字病院	唐津市	1	
	医療法人社団如水会 今村病院	鳥栖市	2	
	伊万里有田共立病院	西松浦郡有田町	1	
長崎	済生会長崎病院	長崎市	1	
	長崎大学病院	長崎市	3	
	長崎北徳洲会病院	長崎市	1	
	佐世保市総合医療センター	佐世保市	2	
	佐世保中央病院	佐世保市	2	
	長崎労災病院	佐世保市	1	
	長崎県島原病院	島原市	1	
	長崎医療センター	大村市	1	
熊本	熊本大学医学部附属病院	熊本市中央区	2	
	杉村病院	熊本市中央区	1	
	熊本赤十字病院	熊本市東区	2	
	済生会熊本病院	熊本市南区	2	
	北部病院	熊本市北区	1	
	人吉医療センター	人吉市	1	
大分	永冨脳神経外科病院	大分市	2	
	大分岡病院	大分市	1	
	大分県立病院	大分市	1	

都道府県	医療機関名称	所在地	専門医数	ステント
大分	大分三愛メディカルセンター	大分市	1	
	大分市医師会立アルメイダ病院	大分市	1	
	新別府病院	別府市	1	
	大分県厚生連鶴見病院	別府市	1	
	一ノ宮脳神経外科病院	日田市	1	
	大分大学医学部附属病院	由布市	3	○
宮崎	宮崎大学医学部附属病院	宮崎市	3	
	潤和リハビリテーション振興財団 潤和会記念病院	宮崎市	1	
	メディカルシティ東部病院	都城市	1	
	医療法人青隆会 野口脳神経外科	都城市	1	
	都城市郡医師会病院	都城市	4	
	藤元総合病院	都城市	2	
	宮崎県立延岡病院	延岡市	1	
	宮崎県立日南病院	日南市	1	
	西都児湯医療センター	西都市	2	
鹿児島	医療法人慈風会 厚地脳神経外科病院	鹿児島市	3	○
	公益財団法人慈愛会 今村総合病院	鹿児島市	1	
	公益財団法人昭和会 今給黎総合病院	鹿児島市	2	
	鹿児島医療センター	鹿児島市	1	
	鹿児島市立病院	鹿児島市	1	
	鹿児島大学病院	鹿児島市	1	
	社会医療法人童仁会 池田病院	鹿児島市	1	
	医療法人青仁会 池田病院	鹿屋市	1	
	種子島医療センター	西之表市	1	
	川内市医師会立市民病院	薩摩川内市	1	
	医療法人財団浩誠会 霧島杉安病院	霧島市	1	
	いちき串木野市医師会立脳神経外科センター	いちき串木野市	2	
	和風会 加世田病院	南さつま市	1	
	びろうの樹脳神経外科	志布志市	1	
沖縄	大浜第一病院	那覇市	1	
	那覇市立病院	那覇市	1	
	浦添総合病院	浦添市	2	
	豊見城中央病院	豊見城市	4	
	沖縄県立宮古病院	宮古島市	1	
	社会医療法人かりゆし会 ハートライフ病院	中頭郡中城村	1	
	沖縄県立南部医療センター・こども医療センター	島尻郡南風原町	1	

心臓病の治療後に行い、再発・再入院を防ぐ

心臓リハビリテーション

心臓病は治療して終わりではなく、再発・再入院を防ぎ、より良い心機能・運動機能を維持することも重要になります。その実現に貢献するのが心臓リハビリテーションです。

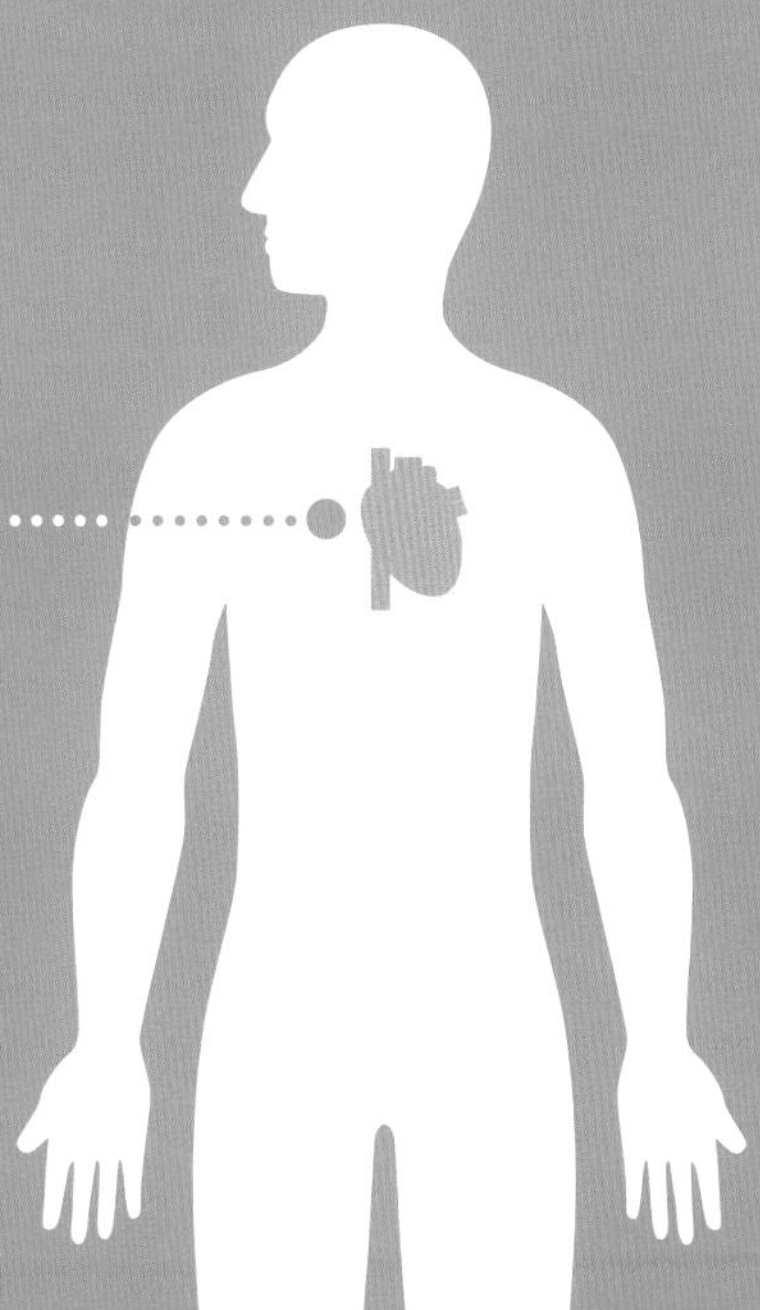

- 狭心症
- 心筋梗塞
- 心臓弁膜症 など

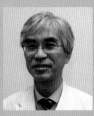

取材協力
埼玉医科大学国際医療センター
心臓リハビリテーション科
教授
牧田《まきた》 茂《しげる》

注目される心疾患治療後のリハビリ

心臓では、心筋に血液を送り込む動脈が狭くなったり詰まったりする狭心症・心筋梗塞や、心臓内の弁が正しく働かなくなる心臓弁膜症、心臓から全身に血液を送り出す大動脈の壁が裂ける大動脈解離など、さまざまな疾患が発症します。治療技術の進歩により、こうした疾患がたとえ発症しても、迅速な対応によって命を取りとめられるようになってきました。それに伴って注目されてきたのが、術後のQOL（生活の質）の向上や、再発防止につながる、心臓リハビリテーションです。

重篤な心疾患を発症した場合、カテーテル治療や手術などで危険な状態を脱しても、心臓の機能が低下している場合があります。安静にしている期間が長くなれば、その分全身の運動機能も低下してしまい、例えば退院後に横断歩道が渡れなくなるなど、日常生活に支障をきたす可能性も生じてきます。また、心疾患の大きな原因である動脈硬化が改善されていなければ、再発のリスクも高まります。もし再発すると、それによってさらなる心機能の低下も招きかねません。心臓リハビリテーションは、こうした事態を防ぐための手段として、近年普及しつつあります。

心不全や要介護状態の予防にも効果がある

心臓リハビリでは、心機能及び運動機能の向上を通じ、生命予後の延伸も図っていきます。「心臓リハビリを行うことによって、やらなかった場合に比べて、生命予後が20％程度高くなったという研究結果もあります」と牧田茂医師は説明します。近年特に注目されているのが、心不全の予防や改善にもつながるという点です。心不全とは、狭心症や心筋梗塞、不整脈、高血圧などによって心臓に負担がかかり続けた結果、最終的に陥る状態であり、全身に血液を十分に送り出せなくなってしまいます。その予防の手

対象の疾患

狭心症・心筋梗塞
心臓弁膜症
大動脈解離など

心臓は、心筋と呼ばれる筋肉でできており、表面には心筋に血液を送り込む冠動脈が走っています。内部は4つの部屋に分かれ、それらの間には血液の逆流を防ぐ弁があります。心臓内の血液は最終的に大動脈を通じて全身に送り出されます。冠動脈が狭くなったり詰まったりするのが狭心症・心筋梗塞、弁の働きが悪くなるのが心臓弁膜症、大動脈の壁が裂けるのが大動脈解離です。

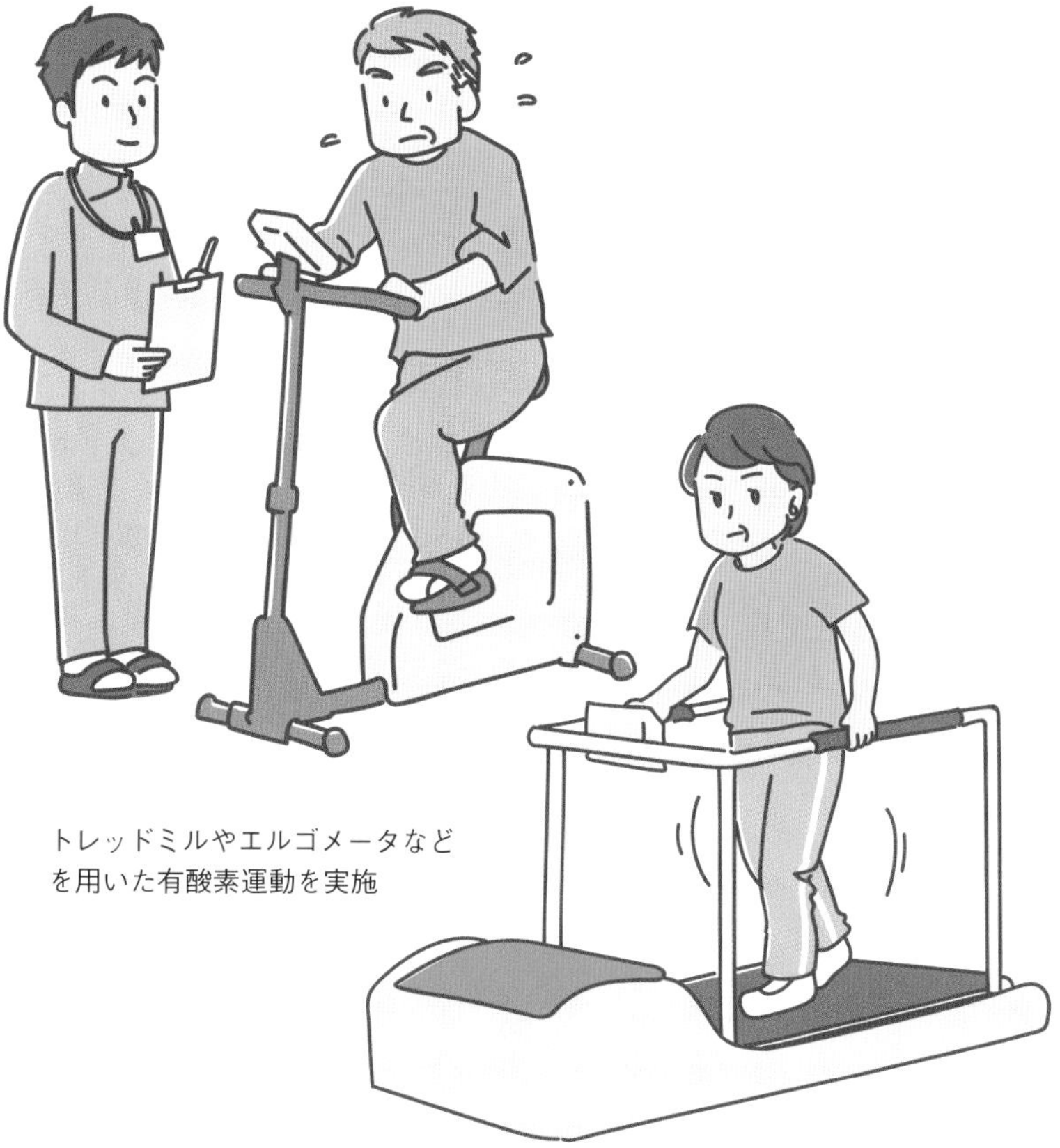

トレッドミルやエルゴメータなどを用いた有酸素運動を実施

段として、リハビリで心機能の悪化を防いだり、補ったりすることが有用だとわかってきました。

　また、予防だけでなく、横断歩道が渡れるなど、ある程度の歩行速度で十分な距離を移動できる、身の回りのことが自身でできるなどといった、ADL（日常生活動作）の向上も大きな目的となります。「これは、高齢の患者が増えている昨今、特に重要になってきました。安静にしていると全身が衰え、最終的に介護が必要な状態になりかねません。それを防ぐ基本となるのが、きちんと歩けて移動できるようになることです」。心疾患の発症後は、歩行能力が衰える患者が特に多いため、筋力や有酸素能力をつける訓練によって、その維持を目指すといいます。

筋力を鍛えることで心機能を補う

　実際のリハビリは、心疾患の治療後、早ければ翌日から開始されます。できるだけ早く離床できるようにするため、ICU（集中治療室）にいる時点からリハビリスタッフがかかわり、ベッド上でのリハビリから開始します。

　ある程度しっかり歩けるようになったら訓練室でのトレーニングを開始します。医療従事者の監督下で進められるため、患者も安心して取り組めるでしょう。まずは運動負荷試験と呼ばれる検査で、患者がどの程度の強度で運動できるか確認し、適切な内容を処方します。その上で、主に行われるのが有酸素運動です。処方に基づいて血圧や心拍を確認しつつ、トレッドミルやエルゴメータを用いたトレーニングを主に行います。「最近では、これらのトレーニングに血管の内皮機能の改善、酸化ストレスの軽減、交感神経活性の抑制などの効果があるとわかってきました」と牧田医師は説明します。

　あわせて、筋力トレーニングも行います。特に、下肢の筋肉は血液を上半身に送り出す役割も担っているため、鍛えることで心機能を補うことができます。「下肢の筋肉は第2の心臓と言われています。それを鍛えることが、心臓の負担を減らすことに繋が

最新治療の特徴

- ☑ 心機能を保護したり、足の筋肉で補ったりすることで、疾患の再発予防につながる
- ☑ 生命にかかわる心不全を予防する治療としても注目されている
- ☑ 歩行機能やADL（日常生活動作）の維持にも役立ち、要介護状態に陥るのを防げる
- ☑ 発症早期から開始することで、多くの人が機能改善を目指していける

心臓リハビリの効果

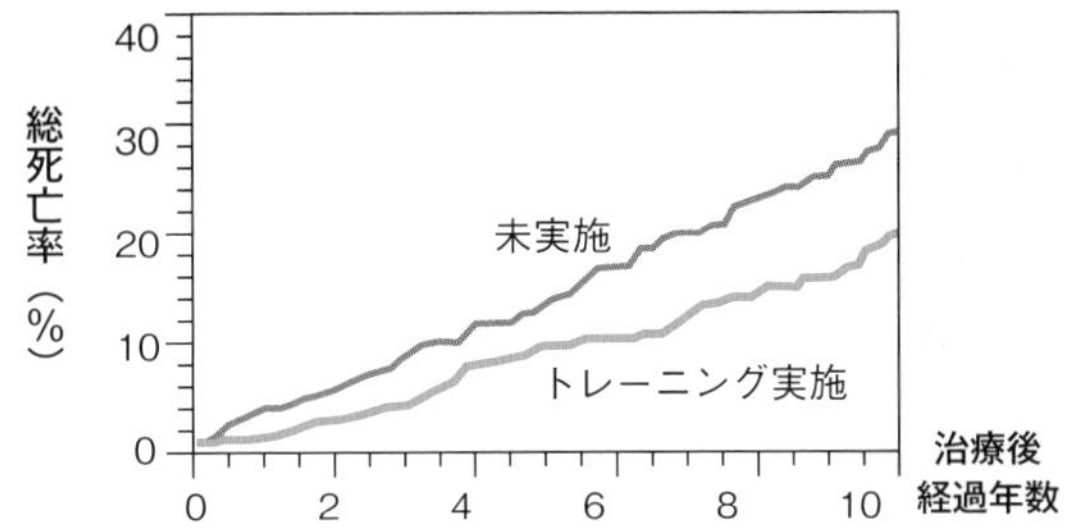

狭心症・心筋梗塞への心カテーテル治療後、外来心臓リハビリ参加と非参加を比べた。参加群は総死亡率が46%低下。

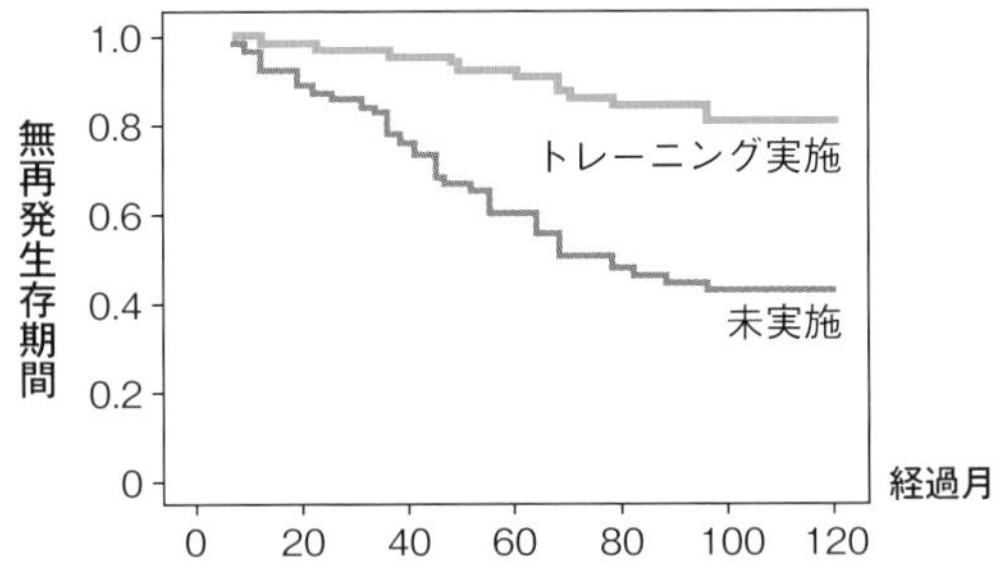

心不全患者を無作為に分けて10年間にわたる予後を見た結果、運動療法を継続したグループの方が生命予後は良好。

ります」と牧田医師。また、筋肉が酸素を活用する能力の向上や、酸化ストレス（体内の活性酸素が有害な作用を引き起こす）の軽減などにも役立つといいます。

身体の訓練だけでなく、患者教育も重要です。病気に関する理解を促すほか、動脈硬化や高血圧など、発症や悪化の原因になる要素を抑えるため、減塩及びカロリー量などの食事指導や禁煙指導を行います。疾患を抱えたまま退院することへの不安の払拭も必要で、カウンセリングなども行っていきます。

指導士の在籍が施設選びの目安に

退院後も、回復期と呼ばれる、発症から1～2カ月の期間は、週に1～2回通院し、リハビリと指導を受けつつ、社会復帰に向けて準備します。そして、その後の維持期と呼ばれる期間も運動を続けていくことが、より良い状態の維持につながると、牧田医師は話します。「自立した生活を送れてしっかり歩ける期間をできるだけ長く続けられるようにする。介護が必要にならないような体作りをする。それが維持期のリハビリの意義と言えます」

現在では、心臓リハビリの実施施設は病院を中心に増え続けています。そうした施設を探すときの参考になるのが、日本心臓リハビリテーション学会によって認定される、心臓リハビリテーション指導士の在籍の有無です。認定には、運動療法や生活習慣指導など、包括的なリハビリの知識や経験が必要となります。在籍していることが、適切なリハビリを実施していることの目安の一つになるでしょう。

心臓リハビリテーション指導士在籍施設

日本心臓リハビリテーション学会ホームページより作成

都道府県	医療機関名称	所在地
北海道	社会医療法人　鳩仁会　札幌中央病院	札幌市中央区
	札幌渓仁会リハビリテーション病院	札幌市中央区
	北海道循環器病院	札幌市中央区
	JR 札幌病院	札幌市中央区
	社会医療法人社団カレスサッポロ　時計台記念病院	札幌市中央区
	札幌医科大学附属病院	札幌市中央区
	NTT 東日本札幌病院	札幌市中央区
	北海道大学病院	札幌市北区
	医療法人札幌ハートセンター　札幌心臓血管クリニック	札幌市東区
	社会医療法人社団カレスサッポロ　北光記念病院	札幌市東区
	勤医協中央病院	札幌市東区
	愛心メモリアル病院	札幌市東区
	北海道がんセンター	札幌市白石区
	社会医療法人　医翔会　札幌白石記念病院	札幌市白石区
	北海道社会保険病院	札幌市豊平区
	KKR 札幌医療センター	札幌市豊平区
	心臓血管センター北海道大野病院	札幌市西区
	医療法人明生会　琴似ロイヤル病院	札幌市西区
	琴似ハート内科・透析クリニック	札幌市西区
	医療法人札幌ハートセンター　札幌心臓血管・内科・リハビリテーションクリニック	札幌市手稲区
	手稲山クリニック	札幌市手稲区
	社会医療法人延山会西成病院	札幌市手稲区
	医療法人　渓仁会　手稲渓仁会病院	札幌市手稲区
	医療法人社団　エス・エス・ジェイ　札幌整形循環器病院	札幌市清田区
	北海道医療生活協同組合　札幌緑愛病院	札幌市清田区
	市立函館病院	函館市
	社会福祉法人函館厚生院　函館五稜郭病院	函館市
	小樽循環器病院	小樽市
	北海道社会事業協会小樽病院	小樽市
	旭川赤十字病院	旭川市
	医療法人慶友会吉田病院	旭川市
	旭川医大病院	旭川市

都道府県	医療機関名称	所在地
北海道	市立旭川病院	旭川市
	社会医療法人製鉄記念室蘭病院	室蘭市
	市立釧路総合病院	釧路市
	北海道社会事業協会　帯広病院	帯広市
	社会医療法人北斗　北斗病院	帯広市
	北海道立北見病院	北見市
	医療法人社団高翔会北星記念病院	北見市
	北見赤十字病院	北見市
	独立行政法人労働者健康安全機構　北海道中央労災病院	岩見沢市
	王子総合病院	苫小牧市
	苫小牧市立病院	苫小牧市
	渓和会江別病院	江別市
	名寄市立総合病院	名寄市
	砂川市立病院	砂川市
	木古内町国民健康保険病院	上磯郡木古内町
青森	青森県立中央病院	青森市
	あおもり協立病院	青森市
	(医)芙蓉会　村上病院	青森市
	八戸市立市民病院	八戸市
岩手	医療法人社団恵仁会　三愛病院	盛岡市
	医療法人友愛会　盛岡友愛病院	盛岡市
	盛岡赤十字病院	盛岡市
	岩手医科大学附属循環器医療センター	盛岡市
	岩手県立中央病院	盛岡市
宮城	独立行政法人労働者健康安全機構　東北労災病院	仙台市青葉区
	仙台厚生病院	仙台市青葉区
	東北大学病院	仙台市青葉区
	東北医科薬科大学病院	仙台市宮城野区
	医療法人松田会　松田病院	仙台市泉区
	仙台循環器病センター	仙台市泉区
	公益財団法人　宮城厚生協会　坂総合病院	塩竈市
	公立気仙沼総合病院	気仙沼市
	栗原市立栗原中央病院	栗原市
	宮城県立循環器・呼吸器病センター	栗原市
	大崎市民病院	大崎市
秋田	秋田県立循環器・脳脊髄センター	秋田市
	秋田赤十字病院	秋田市
	秋田大学医学部附属病院	秋田市
	社会医療法人明和会　中通総合病院	秋田市
	秋田厚生医療センター	秋田市
	平鹿総合病院	横手市
山形	医療法人篠田好生会　篠田総合病院	山形市
	山形大学医学部附属病院	山形市

都道府県	医療機関名称	所在地
山形	済生会山形済生病院	山形市
	米沢市立病院	米沢市
	三友堂病院	米沢市
	鶴岡市立荘内病院	鶴岡市
	地方独立行政法人山形県・酒田市病院機構　日本海総合病院	酒田市
	公立置賜総合病院	東置賜郡川西町
福島	公立大学法人　福島県立医科大学附属病院	福島市
	ひろさか内科クリニック	郡山市
	長者2丁目かおりやま内科	郡山市
	財団法人脳神経疾患研究所附属総合南東北病院	郡山市
	財団法人　太田総合病院附属太田西ノ内病院	郡山市
	財団法人　星総合病院	郡山市
	財団法人湯浅報恩会　寿泉堂綜合病院	郡山市
茨城	誠潤会水戸病院	水戸市
	綜合病院　土浦協同病院	土浦市
	霞ヶ浦医療センター	土浦市
	独立行政法人国立病院機構霞ヶ浦医療センター	土浦市
	茨城県立中央病院	笠間市
	JA とりで総合医療センター	取手市
	つくばハートクリニック	つくば市
	筑波メディカルセンター	つくば市
	筑波大学附属病院	つくば市
	筑波記念病院	つくば市
	㈱日立製作所　ひたちなか総合病院	ひたちなか市
	医療法人社団　善仁会　小山記念病院	鹿嶋市
	鹿嶋ハートクリニック	神栖市
	石岡循環器科脳神経外科病院	小美玉市
	南平台メディカルクリニック	稲敷郡阿見町
	東京医科大学霞ヶ浦病院	稲敷郡阿見町
栃木	足利赤十字病院	足利市
	佐野厚生総合病院	佐野市
	獨協医科大学医学部日光医療センター	日光市
	社会医療法人博愛会　菅間記念病院	那須塩原市
	社会医療法人博愛会　那須塩原クリニック・健康増進センター	那須塩原市
	自治医科大学	下野市
	獨協医科大学病院	下都賀郡壬生町
群馬	前橋赤十字病院	前橋市
	群馬県立心臓血管センター	前橋市
	医療法人社団日高会　日高病院	高崎市
	医療法人　櫻井医院	高崎市
	社会医療法人　鶴谷会　鶴谷病院	伊勢崎市
	富士重工業健康保険組合　太田記念病院	太田市
	社会医療法人　輝城会　沼田脳神経外科循環器科病院	沼田市

都道府県	医療機関名称	所在地
群馬	北関東循環器病院	渋川市
埼玉	社会医療法人　さいたま市民医療センター	さいたま市西区
	自治医科大学附属さいたま医療センター	さいたま市大宮区
	さいたま赤十字病院	さいたま市中央区
	医療法人社団幸正団　岩槻南病院	さいたま市岩槻区
	埼玉医科大学総合医療センター	川越市
	埼玉県立循環器・呼吸器病センター	熊谷市
	埼玉県済生会川口総合病院	川口市
	医療法人新青会　川口工業総合病院	川口市
	川口市立医療センター	川口市
	医療法人社団桜友会　所沢ハートセンター	所沢市
	春日部市立病院	春日部市
	春日部中央総合病院	春日部市
	社会医療法人財団石心会　埼玉石心会病院	狭山市
	医療法人社団愛友会　上尾中央総合病院	上尾市
	獨協医科大学越谷病院	越谷市
	医療法人道心会　埼玉東部循環器病院	越谷市
	医療法人社団東光会戸田中央総合病院	戸田市
	医療法人社団武蔵野会　新座志木中央総合病院	新座市
	北里大学メディカルセンター	北本市
	三郷中央総合病院	三郷市
	埼玉医科大学国際医療センター	日高市
千葉	千葉大学医学部附属病院	千葉市中央区
	千葉中央メディカルセンター	千葉市若葉区
	医療法人社団淳英会　おゆみの中央病院	千葉市緑区
	船橋市立医療センター	船橋市
	社会医療法人木下会　千葉西総合病院	松戸市
	医療法人社団誠馨会　新東京病院	松戸市
	小張総合病院	野田市
	東邦大学医療センター佐倉病院	佐倉市
	総合病院国保旭中央病院	旭市
	東京慈恵会医科大学附属柏病院	柏市
	帝京大学医学部附属市原病院	市原市
	千葉県循環器病センター	市原市
	亀田総合病院	鴨川市
	公益社団法人地域医療振興協会東京ベイ・浦安市川医療センター	浦安市
東京	公益財団法人佐々木研究所附属　杏雲堂病院	千代田区
	日本大学病院	千代田区
	水道橋メディカルクリニック	千代田区
	三井記念病院	千代田区
	聖路加国際病院	中央区
	財団法人　心臓血管研究所附属病院	港区
	東京都済生会中央病院	港区

都道府県	医療機関名称	所在地
東京	東京慈恵会医科大学附属病院	港区
	北里大学　北里研究所病院	港区
	国立国際医療研究センター病院	新宿区
	東京医科大学病院	新宿区
	順天堂大学医学部附属順天堂医院	文京区
	東京大学医学部附属病院	文京区
	日本医科大学附属病院	文京区
	昭和大学病院	品川区
	医療法人社団冠心会大崎病院　東京ハートセンター	品川区
	国立病院機構東京医療センター	目黒区
	東邦大学医療センター　大橋病院	目黒区
	医療法人社団　松和会　池上総合病院	大田区
	大森赤十字病院	大田区
	東邦大学医療センター　大森病院	大田区
	関東中央病院	世田谷区
	医療法人財団　河北総合病院	杉並区
	医療法人財団　荻窪病院	杉並区
	関野病院	豊島区
	IMS グループ医療法人明理会　明理会中央総合病院	北区
	浮間中央病院	北区
	いたばし・ハートクリニック	板橋区
	日本大学医学部附属板橋病院	板橋区
	東京都健康長寿医療センター	板橋区
	イムス板橋リハビリテーション病院	板橋区
	帝京大学医学部附属病院	板橋区
	地域医療振興協会　練馬光が丘病院	練馬区
	辻内科循環器科歯科クリニック	練馬区
	綾瀬循環器病院	足立区
	医療法人社団嬉泉会　嬉泉病院	葛飾区
	イムス葛飾ハートセンター	葛飾区
	仁生会　江戸川病院	江戸川区
	医療法人社団健心会　八王子みなみ野心臓リハビリテーションクリニック	八王子市
	医療法人社団健心会　みなみ野循環器病院	八王子市
	医療法人社団永生会南多摩病院	八王子市
	東海大学八王子病院	八王子市
	杏林大学医学部付属病院	三鷹市
	青梅市立総合病院	青梅市
	日本心臓血圧研究振興会附属榊原記念病院	府中市
	地方独立行政法人　府中市病院機構　府中市民病院	府中市
	医療法人徳洲会　東京西徳洲会病院	昭島市
	社団法人巨樹の会　小金井リハビリテーション病院	小金井市
	公立昭和病院	小平市
	社会医療法人財団大和会　東大和病院	東大和市

都道府県	医療機関名称	所在地
東京	医療法人沖縄徳洲会　武蔵野徳洲会病院	西東京市
	西東京中央総合病院	西東京市
神奈川	社会福祉法人恩賜財団済生会横浜市東部病院	横浜市鶴見区
	JCHO 横浜中央病院	横浜市中区
	横浜市立大学医学部附属市民総合医療センター	横浜市南区
	横浜市立市民病院	横浜市保土ヶ谷区
	横浜市立大学附属病院	横浜市金沢区
	神奈川県立循環器・呼吸器病センター	横浜市金沢区
	新横浜ハートクリニック	横浜市港北区
	独立行政法人労働者健康福祉機構横浜労災病院	横浜市港北区
	聖マリアンナ医科大学横浜市西部病院	横浜市旭区
	国家公務員共済組合連合　横浜栄共済病院	横浜市栄区
	横浜総合病院	横浜市青葉区
	昭和大学藤が丘リハビリテーション病院	横浜市青葉区
	医療法人　明徳会　総合新川橋病院	川崎市川崎区
	医療法人社団葵会　AOI 国際病院	川崎市川崎区
	社会医療法人財団石心会　川崎幸病院	川崎市幸区
	聖マリアンナ医科大学東横病院	川崎市中原区
	川崎市立多摩病院	川崎市多摩区
	聖マリアンナ医科大学病院	川崎市宮前区
	神奈川県厚生連　相模原協同病院	相模原市緑区
	北里大学病院	相模原市南区
	北里大学東病院	相模原市南区
	横須賀共済病院	横須賀市
	横須賀市立うわまち病院	横須賀市
	国家公務員共済組合連合会　平塚共済病院	平塚市
	湘南藤沢徳洲会病院	藤沢市
	小田原市立病院	小田原市
	小田原循環器病院	小田原市
	大和成和病院	大和市
	神奈川県厚生農業協同組合連合会　伊勢原協同病院	伊勢原市
	東海大学医学部附属病院	伊勢原市
	葉山ハートセンター	三浦郡葉山町
新潟	新潟大学医歯学総合病院	新潟市中央区
	医療法人　恒仁会　新潟南病院	新潟市中央区
	羽賀心臓血管外科クリニック	新潟市中央区
	新潟勤労者医療協会　下越病院	新潟市秋葉区
	医療法人社団　青山内科・眼科クリニック	新潟市西区
	社会福祉法人新潟市社会事業協会　信楽園病院	新潟市西区
	社会福祉法人恩賜財団　済生会新潟第二病院	新潟市西区
	新潟県厚生農業協同組合連合会新潟医療センター	新潟市西区
	長岡赤十字病院	長岡市
	立川綜合病院	長岡市

都道府県	医療機関名称	所在地
新潟	新潟県厚生農業協同組合連合会　糸魚川総合病院	糸魚川市
富山	富山大学附属病院	富山市
	富山赤十字病院	富山市
	富山県立中央病院	富山市
	済生会富山病院	富山市
	富山市立富山市民病院	富山市
	医療法人高岡みなみハートセンター　みなみの杜病院	高岡市
	医療法人　光ヶ丘病院	高岡市
	厚生連高岡病院	高岡市
	JCHO 高岡ふしき病院	高岡市
	金沢医科大学氷見市民病院	氷見市
	黒部市民病院	黒部市
	市立砺波総合病院	砺波市
	射水市民病院	射水市
石川	公益社団法人　石川勤労者医療協会　城北病院	金沢市
	金沢大学附属病院	金沢市
	石川県立中央病院	金沢市
	金沢循環器病院	金沢市
	独立行政法人国立病院機構　金沢医療センター	金沢市
	公立能登総合病院	七尾市
	恵寿総合病院	七尾市
	やわたメディカルセンター	小松市
	公立羽咋病院	羽咋市
	公立松任石川中央病院	白山市
	公立つるぎ病院	白山市
	金沢医科大学病院	河北郡内灘町
福井	福井総合病院	福井市
	福井循環器病院	福井市
	福井県立病院	福井市
	福井県済生会病院	福井市
	福井赤十字病院	福井市
	市立敦賀病院	敦賀市
	杉田玄白記念　公立小浜病院	小浜市
	財団医療法人中村病院	越前市
	福井大学医学部附属病院	吉田郡永平寺町
山梨	(社) 山梨勤労者医療協会　甲府共立病院	甲府市
	(財) 山梨厚生会山梨厚生病院	山梨市
長野	地方独立行政法人　長野市民病院	長野市
	JA 長野厚生連　南長野医療センター篠ノ井総合病院	長野市
	長野医療生活協同組合長野中央病院	長野市
	松本協立病院	松本市
	社会医療法人財団慈泉会　相澤病院	松本市
	信州大学医学部附属病院	松本市

都道府県	医療機関名称	所在地
長野	NHO まつもと医療センター松本病院	松本市
	飯田市立病院	飯田市
	諏訪赤十字病院	諏訪市
	JA 長野厚生連　北信総合病院	中野市
	JA 長野厚生連　佐久総合病院佐久医療センター	佐久市
	安曇野赤十字病院	安曇野市
	北アルプス医療センター　あづみ病院	北安曇郡池田町
岐阜	朝日大学病院	岐阜市
	独立行政法人国立病院機構　長良医療センター	岐阜市
	医療法人慶睦会　千手堂病院	岐阜市
	岐阜県総合医療センター	岐阜市
	岐阜大学医学部附属病院	岐阜市
	岩砂病院・岩砂マタニティ	岐阜市
	岐阜ハートセンター	岐阜市
	岐阜市民病院	岐阜市
	医療法人徳洲会　大垣徳洲会病院	大垣市
	大垣市民病院	大垣市
	JA 岐阜厚生連　久美愛厚生病院	高山市
	社会医療法人　厚生会　多治見市民病院	多治見市
	岐阜県立多治見病院	多治見市
	中濃厚生病院	関市
	総合病院中津川市民病院	中津川市
	社会医療法人　厚生会　木沢記念病院	美濃加茂市
	なかハートクリニック	各務原市
	JA 岐阜厚生連　揖斐厚生病院	揖斐郡揖斐川町
静岡	静岡市立静岡病院	静岡市葵区
	静岡県立総合病院	静岡市葵区
	浜松医科大学医学部附属病院	浜松市東区
	社会福祉法人聖隷福祉事業団総合病院聖隷三方原病院	浜松市北区
	国際医療福祉大学附属熱海病院	熱海市
	医療法人社団正心会　岡本石井病院	焼津市
	企業団立　中東遠総合医療センター	掛川市
	藤枝市立総合病院	藤枝市
	国立病院機構静岡医療センター	駿東郡清水町
	心臓血圧センター岡村記念病院	駿東郡清水町
愛知	名古屋市立東部医療センター	名古屋市千種区
	名古屋ハートセンター	名古屋市東区
	名古屋第一赤十字病院	名古屋市中村区
	医療法人いつき会グループ　いつきクリニック石川橋	名古屋市昭和区
	名古屋大学医学部附属病院	名古屋市昭和区
	名古屋第二赤十字病院	名古屋市昭和区
	名古屋総合リハビリテーションセンター附属病院	名古屋市瑞穂区
	藤田医科大学 ばんたね病院	名古屋市中川区

都道府県	医療機関名称	所在地
愛知	名古屋掖済会病院	名古屋市中川区
	医療法人偕行会　名古屋共立病院	名古屋市中川区
	中部労災病院	名古屋市港区
	社会保険中京病院	名古屋市南区
	豊橋ハートセンター	豊橋市
	豊橋市民病院	豊橋市
	岡崎市民病院	岡崎市
	一宮西病院	一宮市
	愛北ハートクリニック	一宮市
	一宮市民病院	一宮市
	公立陶生病院	瀬戸市
	半田市立半田病院	半田市
	名古屋徳洲会総合病院	春日井市
	豊川市民病院	豊川市
	津島市民病院	津島市
	医療法人豊田会　刈谷豊田総合病院	刈谷市
	豊田東リハビリテーション病院	豊田市
	豊田厚生病院	豊田市
	トヨタ記念病院	豊田市
	安城更生病院	安城市
	蒲郡市民病院	蒲郡市
	犬山中央病院	犬山市
	稲沢市民病院	稲沢市
	公立西知多総合病院	東海市
	おくむら内科眼科クリニック	大府市
	医療法人済衆館　済衆館病院	北名古屋市
	愛知厚生連海南病院	弥富市
	愛知医科大学病院	長久手市
	さくら総合病院	丹羽郡大口町
三重	三重大学医学部附属病院	津市
	医療法人　永井病院	津市
	独立行政法人国立病院機構　三重中央医療センター	津市
	四日市内科ハートクリニック	四日市市
	伊勢赤十字病院	伊勢市
	JA 三重厚生連　松阪中央総合病院	松阪市
	松阪市民病院	松阪市
	青木内科	桑名市
	桑名市総合医療センター	桑名市
	鈴鹿中央総合病院	鈴鹿市
	医療法人社団　岡波総合病院	伊賀市
	医療法人三重ハートセンター	多気郡明和町
滋賀	医療法人　弘英会　琵琶湖大橋病院	大津市
	JCHO 滋賀病院	大津市

都道府県	医療機関名称	所在地
滋賀	滋賀医科大学医学部附属病院	大津市
	大津市民病院	大津市
	彦根市立病院	彦根市
	市立長浜病院	長浜市
	近江八幡市立総合医療センター	近江八幡市
	かわひと内科クリニック	守山市
	滋賀県立成人病センター	守山市
	済生会滋賀県病院	栗東市
	医療法人社団昴会　湖東記念病院	東近江市
京都	京都第二赤十字病院	京都市上京区
	医療法人　勝目医院	京都市上京区
	京都府立医科大学附属病院	京都市上京区
	京都大学医学部附属病院	京都市左京区
	もりした循環器科クリニック	京都市左京区
	京都民医連中央病院	京都市中京区
	医療法人社団洛和会　洛和会丸太町病院	京都市中京区
	京都市立病院	京都市中京区
	林ハートクリニック	京都市中京区
	京都第一赤十字病院	京都市東山区
	医療法人　親友会　島原病院	京都市下京区
	康生会　武田病院	京都市下京区
	蘇生会総合病院	京都市伏見区
	武田総合病院	京都市伏見区
	独立行政法人国立病院機構京都医療センター	京都市伏見区
	洛和会音羽病院	京都市山科区
	三菱京都病院	京都市西京区
	社会福祉法人　京都社会事業財団　京都桂病院	京都市西京区
	市立福知山市民病院	福知山市
	国家公務員共済組合連合　舞鶴共済病院	舞鶴市
	べっぷ内科・整形外科クリニック	宇治市
	医療法人社団石鎚会　田辺中央病院	京田辺市
	京都中部総合医療センター	南丹市
	京都岡本記念病院	久世郡久御山町
	京都府立医科大学附属北部医療センター	与謝郡与謝野町
大阪	関西電力病院	大阪市福島区
	JCHO 大阪病院	大阪市福島区
	大阪警察病院	大阪市天王寺区
	大阪赤十字病院	大阪市天王寺区
	医療法人佑成会　西大阪病院	大阪市西淀川区
	淀川キリスト教病院	大阪市東淀川区
	医療法人育和会　育和会記念病院	大阪市生野区
	大阪市立大学医学部附属病院	大阪市阿倍野区
	大阪府立急性期・総合医療センター	大阪市住吉区

都道府県	医療機関名称	所在地
大阪	きぬがわ内科循環器内科	大阪市淀川区
	社会医療法人景岳会　南大阪病院	大阪市住之江区
	大阪府済生会中津病院	大阪市北区
	桜橋渡辺病院	大阪市北区
	財団法人田附興風会医学研究所北野病院	大阪市北区
	国立病院機構　大阪医療センター	大阪市中央区
	医療法人加藤内科みなとクリニック	堺市堺区
	清恵会病院	堺市堺区
	谷和医院	堺市堺区
	社会医療法人同仁会　耳原総合病院	堺市堺区
	森口クリニック	堺市堺区
	生長会　ベルランド総合病院	堺市中区
	地方独立行政法人堺市立病院機構　堺市立総合医療センター	堺市西区
	大阪労災病院	堺市北区
	医療法人阪南会　天の川病院	岸和田市
	市立岸和田市民病院	岸和田市
	岸和田徳洲会病院	岸和田市
	市立豊中病院	豊中市
	大阪府済生会　吹田病院	吹田市
	吹田徳洲会病院	吹田市
	大阪府済生会吹田病院	吹田市
	国立循環器病センター	吹田市
	大阪大学医学部附属病院	吹田市
	大阪府済生会千里病院	吹田市
	社会医療法人仙養会　北摂総合病院	高槻市
	高槻赤十字病院	高槻市
	社会医療法人愛仁会　高槻病院	高槻市
	大阪医科大学附属病院	高槻市
	パナソニック健康保険組合　松下記念病院	守口市
	JCHO　星ヶ丘医療センター	枚方市
	市立ひらかた病院	枚方市
	KKR 枚方公済病院	枚方市
	関西医科大学附属枚方病院	枚方市
	国家公務員共済組合連合会　枚方公済病院	枚方市
	八尾徳洲会総合病院	八尾市
	地方独立行政法人　りんくう総合医療センター	泉佐野市
	宝生会 PL 病院	富田林市
	松原徳洲会病院	松原市
	生長会　府中病院	和泉市
	和泉市立病院	和泉市
	きのうクリニック	羽曳野市
	春秋会　城山病院	羽曳野市
	医療法人七ふく会　ふくいクリニック	門真市

都道府県	医療機関名称	所在地
大阪	医療法人藤井会　石切生喜病院	東大阪市
	近畿大学医学部附属病院	大阪狭山市
兵庫	医療法人社団顕彰会神戸百年記念病院	神戸市兵庫区
	神戸徳洲会病院	神戸市垂水区
	神戸掖済会病院	神戸市垂水区
	医療法人社団　くぼクリニック	神戸市垂水区
	医療法人社団　六心会　恒生病院	神戸市北区
	神戸アドベンチスト病院	神戸市北区
	西記念ポートアイランドリハビリテーション病院	神戸市中央区
	神戸市立医療センター中央市民病院	神戸市中央区
	神戸大学医学部附属病院	神戸市中央区
	神戸労災病院	神戸市中央区
	医療法人　仁寿会　石川病院	姫路市
	兵庫県立姫路循環器病センター	姫路市
	特定医療法人三栄会ツカザキ病院	姫路市
	兵庫県立姫路循環器病センター	姫路市
	医療法人白鳳会　はくほう会セントラル病院	尼崎市
	社会医療法人　愛仁会　尼崎だいもつ病院	尼崎市
	関西労災病院	尼崎市
	兵庫県立尼崎総合医療センター	尼崎市
	なかのクリニック	尼崎市
	医療法人社団　明石医療センター	明石市
	医療法人社団　佳生会　野木病院	明石市
	医療法人社団　仁恵会　石井病院	明石市
	西宮市立中央病院	西宮市
	兵庫医科大学病院	西宮市
	医療法人高明会　西宮渡辺心臓・血管センター	西宮市
	公立豊岡病院	豊岡市
	加古川中央市民病院	加古川市
	医療法人回生会　宝塚病院	宝塚市
	東宝塚さとう病院	宝塚市
	晋真会ベリタス病院	川西市
	北播磨総合医療センター	小野市
	三田市民病院	三田市
	市立加西病院	加西市
	兵庫医科大学ささやま医療センター	丹波篠山市
	けやきクリニック	丹波市
	医療法人社団緑風会　龍野中央病院	たつの市
奈良	医療法人新生会総合病院高の原中央病院	奈良市
	奈良県総合医療センター	奈良市
	社会医療法人高清会　高井病院	天理市
	公益財団法人　天理よろづ相談所病院	天理市
	奈良県立医科大学附属病院	橿原市

都道府県	医療機関名称	所在地
奈良	奈良県西和医療センター	生駒郡三郷町
	医療法人相志和診会　岩間循環器内科	北葛城郡王寺町
和歌山	日本赤十字社和歌山医療センター	和歌山市
	誠佑記念病院	和歌山市
	有田市立病院	有田市
	社会保険紀南病院	田辺市
鳥取	鳥取赤十字病院	鳥取市
	鳥取県立中央病院	鳥取市
	特定医療法人財団同愛会博愛病院	米子市
	鳥取大学医学部附属病院	米子市
	独立行政法人　労働者健康福祉機構山陰労災病院	米子市
島根	松江市立病院	松江市
	松江赤十字病院	松江市
	独立行政法人国立病院機構　浜田医療センター	浜田市
	伊藤医院	出雲市
	島根大学医学部附属病院	出雲市
岡山	岡山市立市民病院	岡山市北区
	岡山大学病院	岡山市北区
	心臓病センター榊原病院	岡山市北区
	総合病院岡山赤十字病院	岡山市北区
	独立行政法人国立病院機構岡山医療センター	岡山市北区
	特定医療法人　鴻仁会 地域医療支援病院　岡山中央病院	岡山市北区
	岡山済生会総合病院	岡山市北区
	医療法人五尽会　岡山ハートクリニック	岡山市中区
	医療法人　創和会　しげい病院	倉敷市
	公益財団法人大原記念倉敷中央医療機構　倉敷中央病院	倉敷市
	津山中央病院	津山市
	笠岡市立笠岡市民病院	笠岡市
	井原市立井原市民病院	井原市
	医療法人　平病院	和気郡和気町
広島	上田循環器　八丁堀クリニック	広島市中区
	特定医療法人　あかね会　土谷総合病院	広島市中区
	医療法人　たかまさ会　山﨑病院	広島市東区
	県立広島病院	広島市南区
	広島大学病院	広島市南区
	広島医療生活協同組合　広島共立病院	広島市安佐南区
	高陽ニュータウン病院	広島市安佐北区
	広島市立安佐市民病院	広島市安佐北区
	独立行政法人　労働者健康安全機構　中国労災病院	呉市
	独立行政法人国立病院機構　呉医療センター中国がんセンター	呉市
	呉共済病院	呉市
	尾道市立市民病院	尾道市
	JA 尾道総合病院	尾道市

都道府県	医療機関名称	所在地
広島	福山市民病院	福山市
	脳神経センター　大田記念病院	福山市
	独立行政法人　国立病院機構　福山医療センター	福山市
	公立学校共済組合中国中央病院	福山市
	福山循環器病院	福山市
	三次地区医療センター	三次市
	庄原赤十字病院	庄原市
	国立病院機構　東広島医療センター	東広島市
	木阪病院	東広島市
	JA 広島総合病院	廿日市市
	医療法人ハートフル　アマノリハビリテーション病院	廿日市市
	社会福祉法人　済生会支部　広島県済生会　済生会広島病院	安芸郡坂町
山口	下関リハビリテーション病院	下関市
	医療法人社団法人　宇部興産中央病院	宇部市
	山口県立総合医療センター	防府市
	医療法人和同会防府リハビリテーション病院	防府市
	国立病院機構　岩国医療センター	岩国市
	医療法人和耀会　むらた循環器内科	山陽小野田市
	山口労災病院	山陽小野田市
徳島	住友内科病院	徳島市
	社会医療法人　川島会川島病院	徳島市
	徳島大学病院	徳島市
	健康保険鳴門病院	鳴門市
	徳島赤十字病院	小松島市
	独立行政法人国立病院機構徳島病院	吉野川市
香川	ましま内科・循環器内科クリニック	高松市
	香川県立中央病院	高松市
	医療法人社団　田原内科医院	高松市
	高松赤十字病院	高松市
	美術館北通り診療所	高松市
	KKR 高松病院	高松市
	香川県済生会病院	高松市
	独立行政法人地域医療機能推進機構　りつりん病院	高松市
	永井循環器内科医院	坂出市
	坂出市立病院	坂出市
	大樹会総合病院　回生病院	坂出市
愛媛	医療法人　千寿会　道後温泉病院	松山市
	愛媛県立中央病院	松山市
	そよかぜ循環器内科・糖尿病内科	松山市
	社会福祉法人　恩賜財団　済生会松山病院	松山市
	医療法人和昌会貞本病院	松山市
	財団法人永瀬会松山市民病院	松山市
	鷹の子病院	松山市

都道府県	医療機関名称	所在地
愛媛	社会医療法人真泉会　今治第一病院	今治市
	社会福祉法人恩賜財団　済生会今治病院	今治市
	愛媛県立今治病院	今治市
	地域医療機能推進機構　宇和島病院	宇和島市
	愛媛県立新居浜病院	新居浜市
	独立行政法人国立病院機構愛媛病院	東温市
高知	帯屋町ハートクリニック	高知市
	福田心臓・消化器科内科	高知市
	近森病院	高知市
	高知医療センター	高知市
	高知赤十字病院	高知市
	高知県立あき総合病院	安芸市
	高知大学医学部附属病院	南国市
福岡	九州労災病院　門司メディカルセンター	北九州市門司区
	医療法人財団池友会　新小文字病院	北九州市門司区
	九州旅客鉄道株式会社　JR 九州病院	北九州市門司区
	医療法人寿芳会　芳野病院	北九州市若松区
	産業医科大学若松病院	北九州市若松区
	医療法人医和基会　戸畑総合病院	北九州市戸畑区
	公益財団法人健和会　大手町病院	北九州市小倉北区
	社会保険小倉記念病院	北九州市小倉北区
	北九州市立医療センター	北九州市小倉北区
	労働者健康福祉機構　九州労災病院	北九州市小倉南区
	北九州市立八幡病院	北九州市八幡東区
	社会医療法人　製鉄記念八幡病院	北九州市八幡東区
	産業医科大学病院	北九州市八幡西区
	医療法人社団　誠心会　萩原中央病院	北九州市八幡西区
	JCHO 九州病院	北九州市八幡西区
	医療法人財団はまゆう会　新王子病院	北九州市八幡西区
	特定医療法人東筑会　東筑病院	北九州市八幡西区
	国家公務員共済組合連合会　千早病院	福岡市東区
	九州大学病院	福岡市東区
	福岡和白病院	福岡市東区
	社会医療法人社団至誠会　木村病院	福岡市博多区
	千鳥橋病院	福岡市博多区
	愛風会さく病院	福岡市博多区
	医療法人原三信病院	福岡市博多区
	博多心臓血管病院	福岡市博多区
	医療法人福岡桜十字　桜十字福岡病院	福岡市中央区
	国家公務員共済組合連合会　浜の町病院	福岡市中央区
	福岡逓信病院	福岡市中央区
	国立病院機構九州医療センター	福岡市中央区
	福岡県済生会福岡総合病院	福岡市中央区

都道府県	医療機関名称	所在地
福岡	ふくだ内科循環器・糖尿病内科	福岡市南区
	福岡赤十字病院	福岡市南区
	独立行政法人国立病院機構福岡病院	福岡市南区
	医療法人財団華林会　村上華林堂病院	福岡市西区
	金谷内科クリニック	福岡市城南区
	福岡大学病院	福岡市城南区
	福岡山王病院	福岡市早良区
	福岡市医師会成人病センター	福岡市早良区
	社会医療法人大成会　福岡記念病院	福岡市早良区
	福岡県社会保険医療協会　社会保険　大牟田天領病院	大牟田市
	杉循環器科内科病院	大牟田市
	田主丸中央病院	久留米市
	久留米大学病院	久留米市
	医療法人社団久英会　高良台リハビリテーション病院	久留米市
	医療法人天神会　新古賀病院	久留米市
	医療法人　天神会　古賀病院 21	久留米市
	久留米大学医学部附属医療センター	久留米市
	社会医療法人雪の聖母会　聖マリア病院	久留米市
	株式会社麻生　飯塚病院	飯塚市
	社会保険田川病院	田川市
	しらかわクリニック	田川市
	財団法人医療・介護・教育研究財団　柳川病院	柳川市
	公立八女総合病院	八女市
	地方独立行政法人　筑後市立病院	筑後市
	高邦会高木病院	大川市
	新行橋病院	行橋市
	医療法人社団シマダ　嶋田病院	小郡市
	医療法人邦生会　高山病院	筑紫野市
	福岡県済生会二日市病院	筑紫野市
	福岡徳洲会病院	春日市
	上野循環器科・内科医院	宗像市
	国立病院機構　福岡東医療センター	古賀市
	医療法人　弘恵会　ヨコクラ病院	みやま市
	医療法人みなみ　粕屋南病院	糟屋郡宇美町
	特定医療法人　青洲会　福岡青洲会病院	糟屋郡粕屋町
	町立芦屋中央病院	遠賀郡芦屋町
	医療法人社団清涼会　岡垣記念病院	遠賀郡岡垣町
佐賀	みね内科循環器科クリニック	佐賀市
	JCHO 佐賀中部病院	佐賀市
	佐賀大学医学部附属病院	佐賀市
	佐賀県立病院　好生館	佐賀市
	医療法人大和正信会ふじおか病院	佐賀市
	済生会　唐津病院	唐津市

都道府県	医療機関名称	所在地
佐賀	社会医療法人　謙仁会　山元記念病院	伊万里市
	独立行政法人国立病院機構　嬉野医療センター	嬉野市
	独立行政法人国立病院機構　東佐賀病院	三養基郡みやき町
長崎	医療法人厚生会　虹が丘病院	長崎市
	長崎みなとメディカルセンター市民病院	長崎市
	櫻川循環器内科クリニック	長崎市
	光晴会病院	長崎市
	長崎県済生会病院	長崎市
	長崎記念病院	長崎市
	長崎大学病院	長崎市
	医療法人アリス会　京町内科病院	佐世保市
	佐世保市総合医療センター	佐世保市
	地方独立行政法人　北松中央病院	佐世保市
	(医) 白十字会　佐世保中央病院	佐世保市
	村上きんしろう循環器内科	佐世保市
	長崎県島原病院	島原市
	独立行政法人地域医療機能推進機構諫早総合病院	諫早市
	医療法人宏善会　諫早記念病院	諫早市
	独立行政法人国立病院機構　長崎医療センター	大村市
	市立大村市民病院	大村市
	長崎県病院企業団　長崎県対馬いづはら病院	対馬市
	医療法人　伴帥会　愛野記念病院	雲仙市
	戸田内科・循環器科	西彼杵郡時津町
熊本	医療法人　朝日野会　朝日野総合病院	熊本市中央区
	医療法人　杉村会　杉村病院	熊本市中央区
	医療法人　社団　大玄会　田上病院	熊本市中央区
	熊本大学医学部附属病院	熊本市中央区
	熊本赤十字病院	熊本市東区
	医療法人金澤会　青磁野リハビリテーション病院	熊本市西区
	御幸病院	熊本市南区
	済生会熊本病院	熊本市南区
	医療法人　桜十字　桜十字病院	熊本市南区
	国家公務員共済組合連合会　熊本中央病院	熊本市南区
	医療法人社団寿量会熊本機能病院	熊本市北区
	医療法人室原会菊南病院	熊本市北区
	医療法人 山部会 くまもと成城病院	熊本市北区
	健康保険　熊本総合病院	八代市
	人吉総合病院	人吉市
	荒尾市民病院	荒尾市
	菊池郡市医師会立病院	菊池市
	上天草市立天草総合病院	上天草市
	国立病院機構　熊本再春荘病院	合志市
	特定医療法人　熊本リハビリテーション病院	菊池郡菊陽町

都道府県	医療機関名称	所在地
熊本	熊本回生会病院	上益城郡嘉島町
大分	大分市医師会立アルメイダ病院	大分市
	社会医療法人恵愛会　大分中村病院	大分市
	大分県立病院	大分市
	敬和会　大分岡病院	大分市
	医療法人光心会　諏訪の杜病院	大分市
	国家公務員共済組合連合会　新別府病院	別府市
	大分県厚生連鶴見病院	別府市
	国立病院機構西別府病院	別府市
	健康保険南海病院	佐伯市
	臼杵市医師会立コスモス病院	臼杵市
	大分大学医学部付属病院	由布市
	湯布院厚生年金病院	由布市
宮崎	宮崎県立宮崎病院	宮崎市
	宮崎江南病院	宮崎市
	社団法人　八日会　藤元中央病院	宮崎市
	社団法人宮崎市郡医師会病院	宮崎市
	宮崎医療生活協同組合　宮崎生協病院	宮崎市
	一般社団法人　都城市郡医師会病院	都城市
	宮崎県立延岡病院	延岡市
	藤浦循環器科内科クリニック	日南市
鹿児島	社会医療法人天陽会　中央病院	鹿児島市
	社会医療法人天陽会　中央クリニック	鹿児島市
	医療法人徳洲会　鹿児島徳洲会病院	鹿児島市
	鹿児島医療センター	鹿児島市
	鹿児島大学病院	鹿児島市
	医療法人青仁会　池田病院	鹿屋市
	南記念クリニック	指宿市
沖縄	地方独立行政法人　那覇市立病院	那覇市
	大浜第一病院	那覇市
	沖縄協同病院	那覇市
	医療法人博愛会　牧港中央病院	浦添市
	特定医療法人　仁愛会　浦添総合病院	浦添市
	北部地区医師会附属病院心臓血管センター	名護市
	社会医療法人友愛会　南部病院	糸満市
	医療法人翔南会　翔南病院	沖縄市
	医療法人友愛会　豊見城中央病院	豊見城市
	社会医療法人かりゆし会ハートライフ病院	中頭郡中城村
	琉球大学附属病院	中頭郡西原町

コミュニケーションを重視した非薬物療法が柱に

認知症治療

近年、患者数が増加し、高齢化が進む日本における大きな課題となってきたのが認知症です。現在では認知症に対し、地域への復帰に向けた、さまざまなアプローチが行われるようになっています。

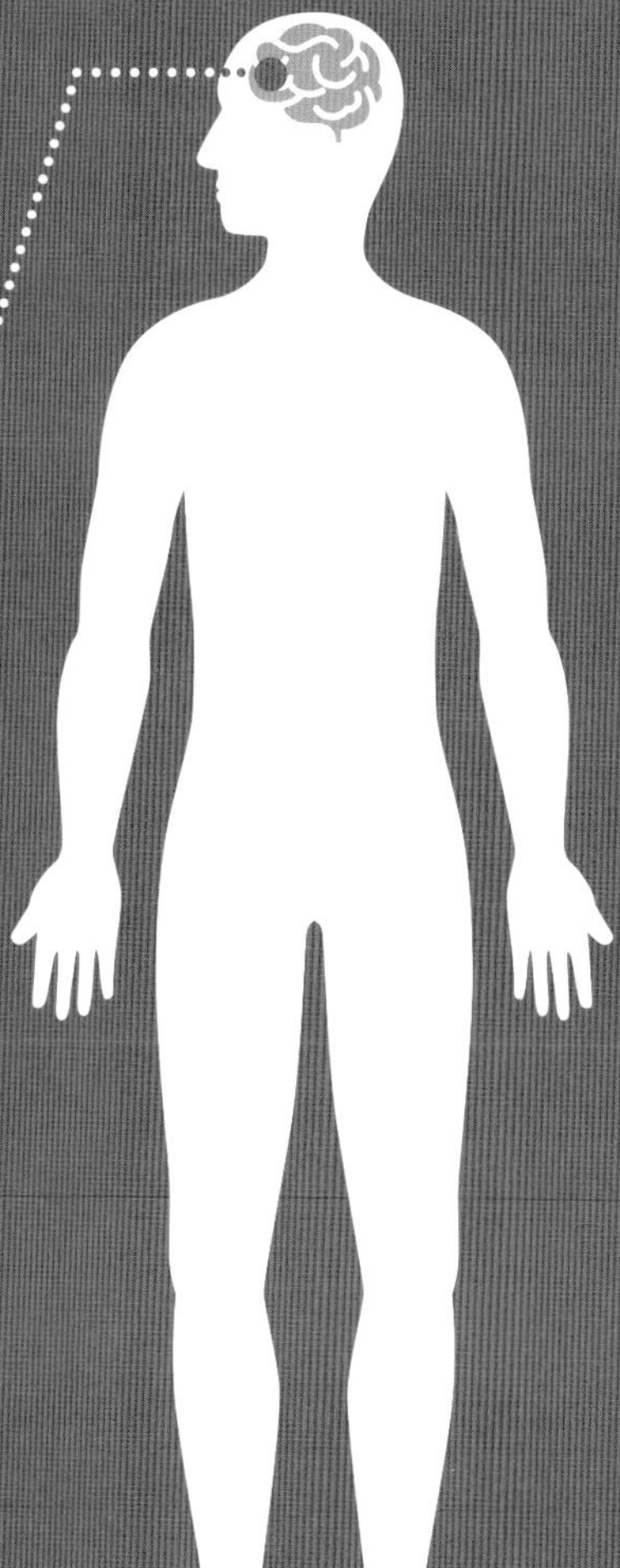

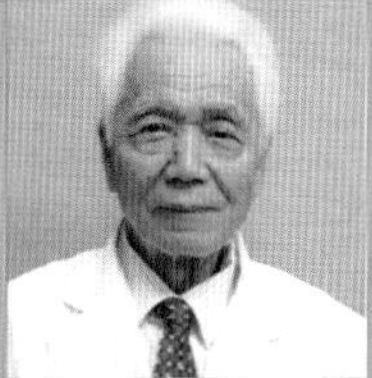

取材協力

戸田病院
院長

井《い》口《ぐち》 喬《たかし》

地域への復帰に向けたアプローチが行われる

何らかの脳の障害によって、記憶・判断力に支障をきたし、日常生活に悪影響を及ぼす認知症は、２０１２年では65歳以上の高齢者の約７人に１人、25年には約５人に１人になるとの推計（内閣府「平成29年版高齢社会白書」）もあるほど、身近な疾患です。

症状は2種類に大別されます。一つが、記憶障害や理解力・判断力の低下など、脳の障害によって起こる「中核症状」。しばしば問題となるのが、もう一つの「周辺症状（ＢＰＳＤ）」と総称される症状です。中核症状に性格や環境、人間関係などが結びついて生じるもので、暴言や暴力、抑うつ、不眠、幻覚、妄想、徘徊などが挙げられます。現れ方によっては介護に多大な支障をきたしてしまいます。

こうした認知症は、かつては治療法のない病気と考えられていましたが、現在では地域への復帰に向けたさまざまな形でのアプローチがなされるようになってきました。

薬以外にさまざまな治療が柱となる

認知症に対しては、代表例であるアルツハイマー型認知症への薬剤が開発されるなど、薬物療法も進歩してきました。ただ、それに対しては、「まだ抗認知症薬は中核症状の進行を抑えるだけにとどまっており、治すことにまでは至っていません。現状ではあくまでも修飾的な治療と言えます」と、井口喬医師は説明します。

現状、認知症の治療のゴールの一つは、地域でのケアへの道筋をつけることだと井口医師は話します。そのためにも、介護を困難にしかねないＢＰＳＤを抑えることが重要となります。精神科的薬物療法に加え、柱となるのは薬以外のさまざまな治療です。理学療法士や作業療法士、臨床心理士などの多職種がかかわり、絵画や習字など、患者が興味を示したり昔経験したりした活動を行う作業療法や、

対象の疾患

認知症

何らかの脳の障害によって、記憶・判断力に支障をきたす疾患の総称です。進行すると、日常生活に悪影響を及ぼすことがあります。代表的な種類として、「アルツハイマー型」「レビー小体型」「前頭側頭型」「血管性認知症」が挙げられます。

認知症の症状は２つに大別されます。一つが脳の障害によって起こる「中核症状」で、記憶力・判断力の低下や、今の時間・場所がわからなくなる見当識障害、ものの名前などが出なくなる失語、何らかの動作ができなくなる失行などが挙げられます。もう一つが中核症状に性格や環境、人間関係などが結びついて生じる「周辺症状(BPSD)」で、暴言や暴力、抑うつ、不眠、幻覚、妄想、徘徊などが現れることがあります。

昔のことを話してもらう回想療法などを行っていきます。

治療や予防に重要なコミュニケーション

それらを進める中で重要になるのが、コミュニケーションだと井口医師は説明します。「認知症の治療や予防には、他者との会話が非常に重要だと立証されています。例えば、認知症予防のため、地域ぐるみでグループを作って会話の機会を増やしていくという試みも行われています」。コミュニケーションにおける考え方の一つが「バリデーション」。患者の感情に訴え、現在置かれる状況に共感することでコミュニケーションを図るというものです。ほかに相手を尊重するという姿勢のもと、「見る」「話す」「触れる」「立つ」をベースとしたケアを行うユマニチュードという手法も導入されています。

家族へのケアも大切で、症状が悪化しないようにするための対応の仕方を伝えるほか、介護による精神的な負担が大きい場合にはさまざまな社会支援の活用や、そのための相談も重視していきます。その上で、患者が自宅で過ごす際には、定期的な通院を通じて、病状の程度にあわせた適切な対応を医師が見定め、指導していくといいます。

認知症へのアプローチの例

☑ 薬物療法

認知症の進行を抑えるための薬剤や、BPSDの改善を図るための薬剤を投与します。早期に行うことで、良好な状態を長期的に保つことが期待できます。

☑ 認知リハビリテーション

対話や運動、手作業などを通じ、身体機能の維持や活動性・意欲の向上、自信の回復などを目指します。そのための手法は、回想法、音楽・絵画療法、作業・運動療法などさまざまです。

中核症状に性格や環境などが結びついてBPSDが現れる

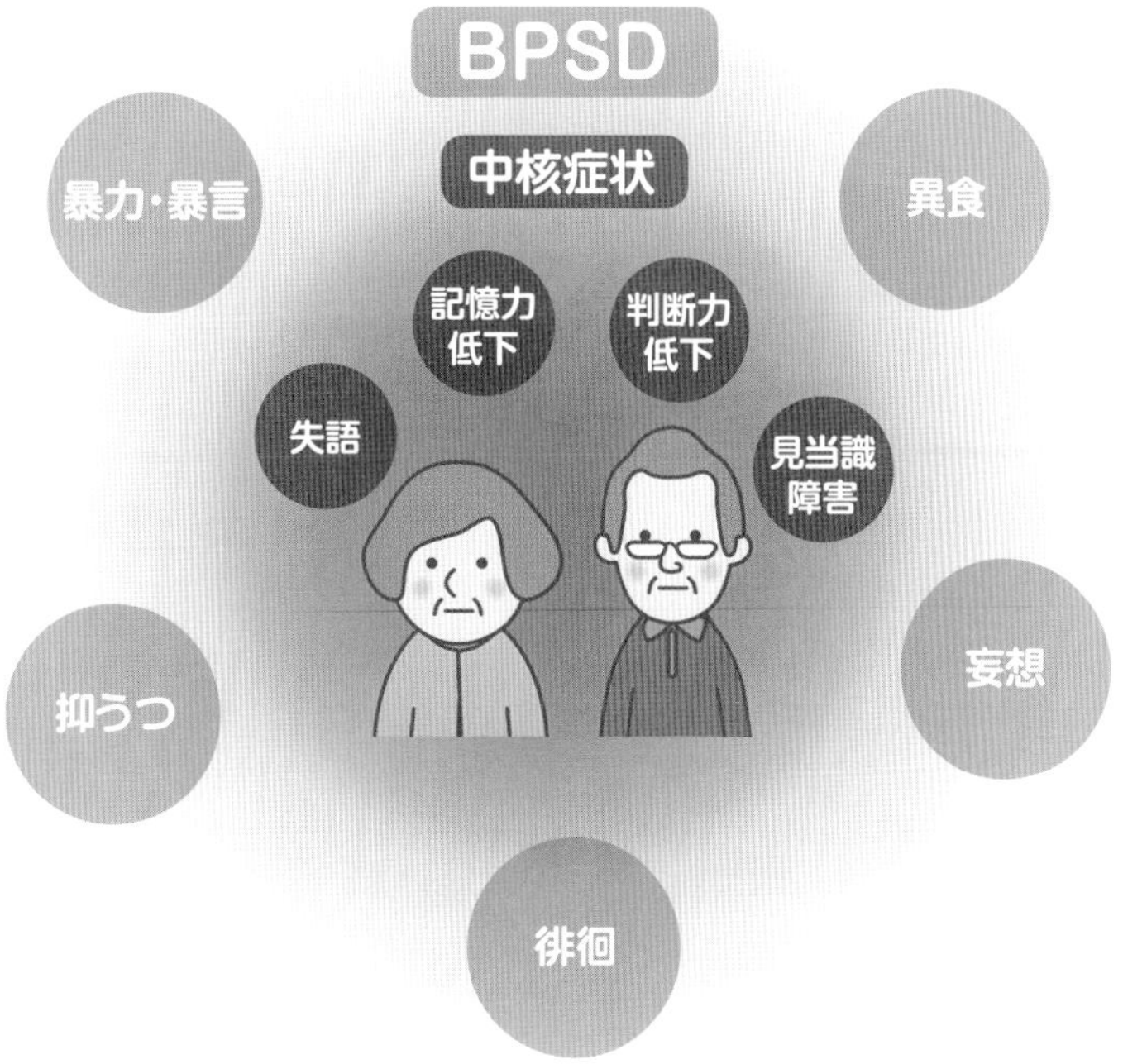
BPSD
中核症状
暴力・暴言
異食
記憶力低下
判断力低下
失語
見当識障害
抑うつ
妄想
徘徊

日常生活の中で気になる変化に注目

こうしたさまざまな治療やケアを提供し、認知症患者や家族を支援するための中心的立場を担うのが、「認知症疾患医療センター」に指定された医療機関です。専門の医師・技術者の常勤や、検査体制、相談室の設置など、さまざまな要件を満たした医療機関が地域ごとに設置されています。それらを受診することで、認知症の診断・治療や、自宅近くのクリニックや介護施設と連携による日々の生活のサポートなどが受けられるでしょう。

認知症も他の疾患と同様、早期に発見することで、症状の進行を抑えつつ、治療の選択肢を広げることができます。そのため、「今までできたことができなくなった」「ちょっと人が変わったように見える」といった、日常行動の中で気になる変化が見られた際には、一度認知症疾患医療センターなどで設置される「物忘れ外来」を受診したほうが良いでしょう。なお、そこには、本人の自覚だけでなく、家族が感じたことも重視されると、井口医師は語ります。「日常での変化は、普段から見ている方が一番わかります。実際、専門家による認知機能の診察だけでなく、日常から本人をよく知っている人が『以前より能力が落ちた』と感じたことも、大事な見極めの一つとされています」。また、当初はもの忘れの生じない認知症もあるため、もの忘れだけにこだわらないことも大切だと、井口医師は付け加えます。

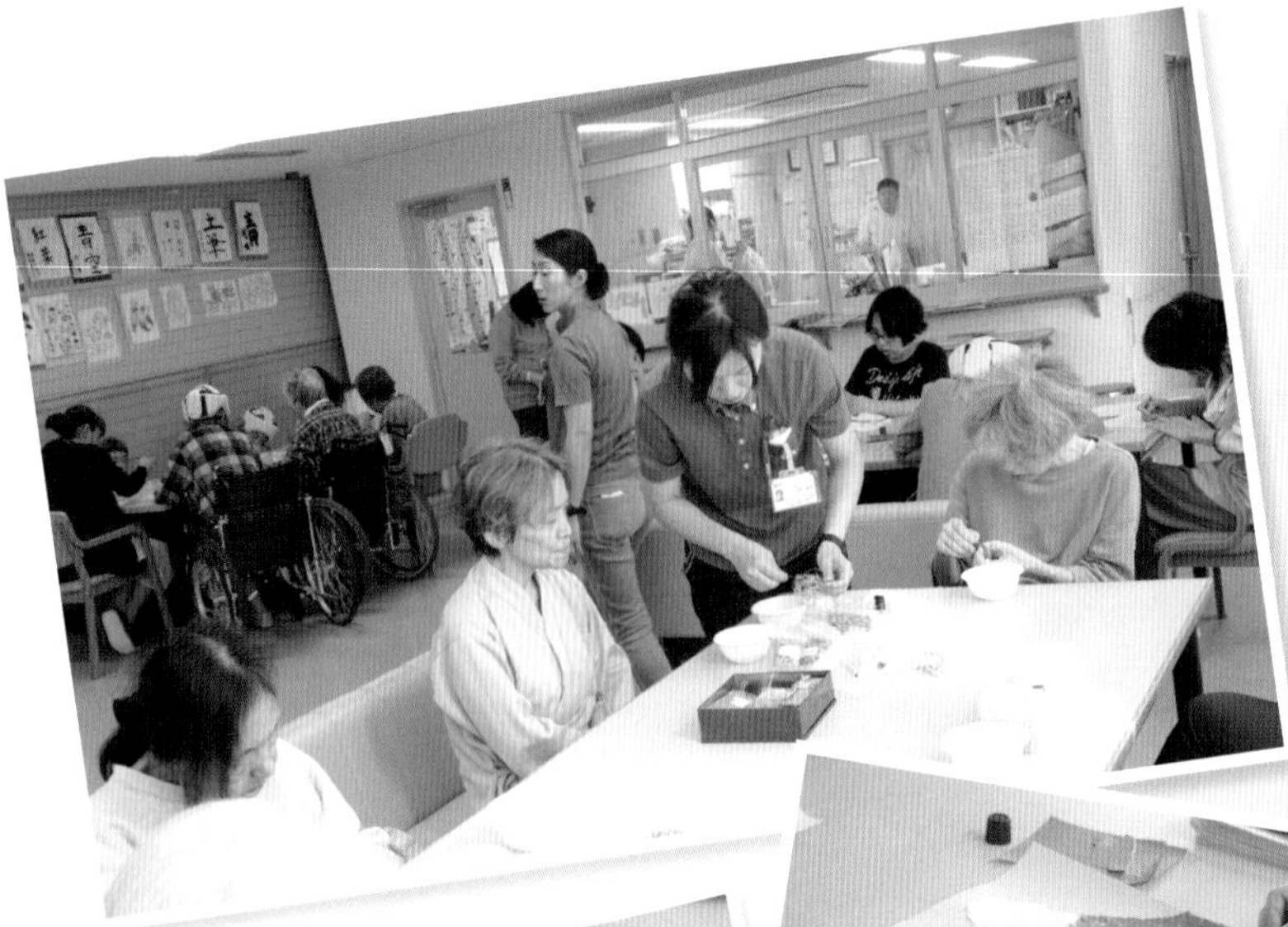

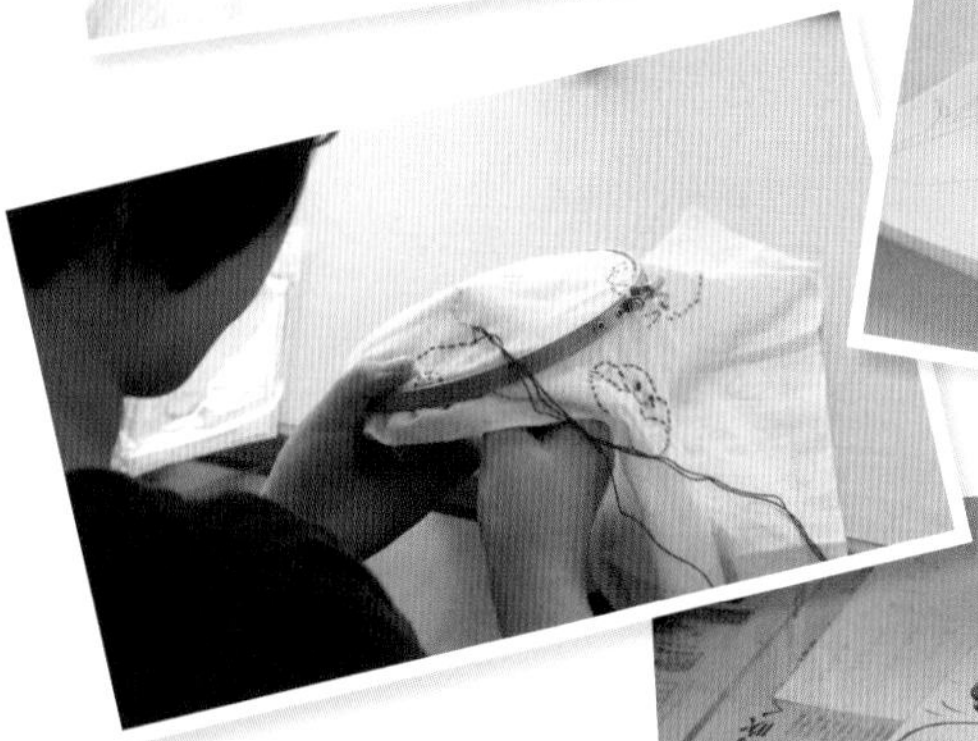

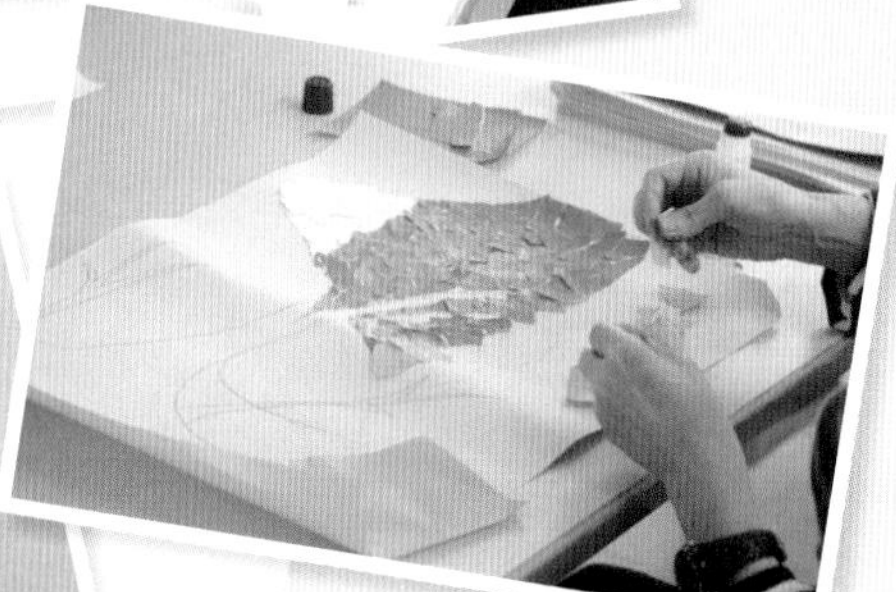

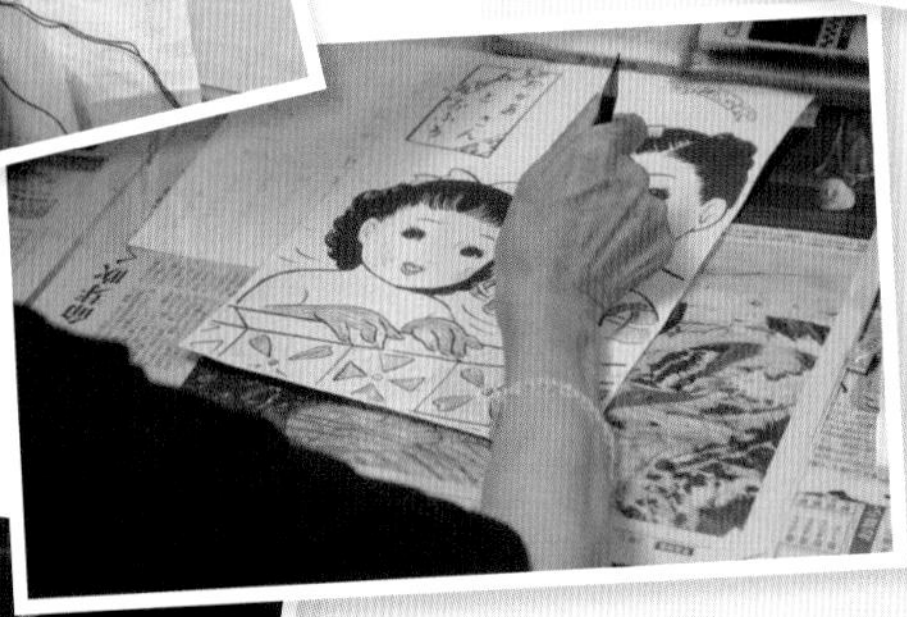

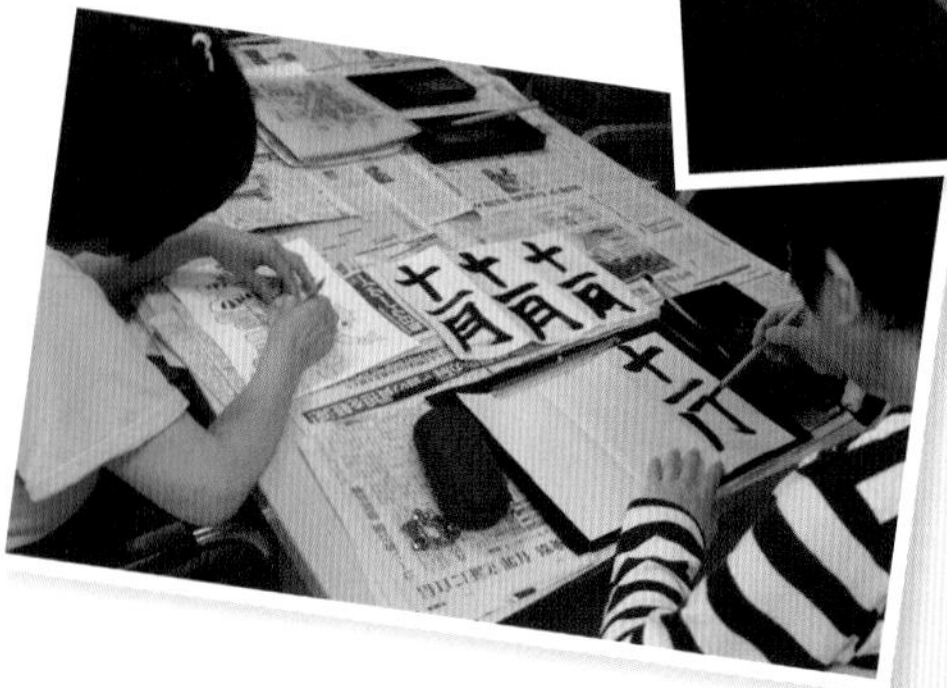

認知症に対する作業療法

作業療法は、日常生活動作や趣味の活動など、一人ひとりにあわせ、さまざまな形で行われる

認知症疾患医療センター　一覧

都道府県	医療機関名称	所在地
北海道	医療法人亀田病院分院 亀田北病院	函館市
	特定医療法人富田病院	函館市
	社会医療法人函館博栄会 函館渡辺病院	函館市
	小樽市立病院	小樽市
	島田脳神経外科	小樽市
	医療法人社団 旭川圭泉会病院	旭川市
	医療法人社団志恩会 相川記念病院	旭川市
	社会医療法人孝仁会 星が浦病院	釧路市
	医療法人社団博仁会 大江病院	帯広市
	北見赤十字病院	北見市
	北海道立向陽ヶ丘病院	網走市
	医療法人社団玄洋会 道央佐藤病院	苫小牧市
	医療法人風のすずらん会 江別すずらん病院	江別市
	医療法人資生会 千歳病院	千歳市
	砂川市立病院	砂川市
	医療法人社団千寿会 三愛病院	登別市
	社会医療法人友愛会 恵愛病院	登別市
	総合病院 伊達赤十字病院	伊達市
	医療法人社団倭会 ミネルバ病院	伊達市
青森	青森県立つくしが丘病院	青森市
	弘前愛成会病院	弘前市
	青南病院	八戸市
	つがる総合病院	五所川原市
	高松病院	十和田市
	むつ総合病院	むつ市
岩手	岩手医科大学附属病院	盛岡市
	宮古山口病院	宮古市
	独立行政法人国立病院機構花巻病院	花巻市
	北リアス病院	久慈市
	おとめがわ病院	奥州市
宮城	東北福祉大学せんだんホスピタル	仙台市青葉区
	東北医科薬科大学病院	仙台市宮城野区
	仙台西多賀病院	仙台市太白区
	いずみの杜診療所	仙台市泉区
	こだまホスピタル	石巻市

都道府県	医療機関名称	所在地
宮城	三峰病院	気仙沼市
	精神科病院 泉南サナトリウム＋	白石市
	坂総合クリニック	多賀城市
	南浜中央病院	岩沼市
	旭山病院	大崎市
	こころのホスピタル・古川グリーンヒルズ	大崎市
秋田	秋田緑ヶ丘病院	秋田市
	市立秋田総合病院	秋田市
	能代厚生医療センター	能代市
	横手興生病院	横手市
	大館市立総合病院	大館市
	菅医院	湯沢市
	菅原病院	由利本荘市
	秋田県立リハビリテーション・精神医療センター	大仙市
	たかのす今村クリニック	北秋田市
山形	篠田総合病院	山形市
	国立病院機構山形病院	山形市
	日本海総合病院	酒田市
	新庄明和病院	新庄市
	佐藤病院	南陽市
福島	福島赤十字病院	福島市
	あずま通りクリニック	福島市
	竹田綜合病院	会津若松市
	星総合病院	郡山市
	あさかホスピタル	郡山市
	舞子浜病院	いわき市
	四倉病院	いわき市
	雲雀ヶ丘病院	南相馬市
	県立南会津病院	南会津郡南会津町
	福島県立矢吹病院	西白河郡矢吹町
茨城	汐ヶ崎病院	水戸市
	日立梅ヶ丘病院	日立市
	古河赤十字病院	古河市
	豊後荘病院	石岡市
	池田病院	龍ケ崎市
	筑波大学附属病院	つくば市
	とよさと病院	つくば市
	鹿島病院	鹿嶋市
	志村大宮病院	常陸大宮市
	栗田病院	那珂市
	三岳荘 小松崎病院	筑西市
	宮本病院	稲敷市
	石崎病院	東茨城郡茨城町
栃木	皆藤病院	宇都宮市
	栃木県済生会宇都宮病院	宇都宮市
	足利富士見台病院	足利市
	足利赤十字病院	足利市

都道府県	医療機関名称	所在地
栃木	上都賀総合病院	鹿沼市
	芳賀赤十字病院	真岡市
	佐藤病院	矢板市
	烏山台病院	那須烏山市
	自治医科大学附属病院	下野市
	獨協医科大学病院	下都賀郡壬生町
群馬	群馬大学医学部附属病院	前橋市
	上毛病院	前橋市
	老年病研究所附属病院	前橋市
	サンピエール病院	高崎市
	原病院	伊勢崎市
	美原記念病院	伊勢崎市
	東毛敬愛病院	太田市
	内田病院	沼田市
	つつじメンタルホスピタル	館林市
	篠塚病院	藤岡市
	西毛病院	富岡市
	田中病院	北群馬郡吉岡町
	吾妻脳神経外科循環器科	吾妻郡東吾妻町
埼玉	埼玉精神神経センター	さいたま市中央区
	西熊谷病院	熊谷市
	つむぎ診療所	秩父市
	武里病院	春日部市
	あさひ病院	狭山市
	埼玉県済生会鴻巣病院	鴻巣市
	戸田病院	戸田市
	菅野病院	和光市
	久喜すずのき病院	久喜市
	丸木記念福祉メディカルセンター	入間郡毛呂山町
千葉	千葉大学医学部附属病院	千葉市中央区
	千葉病院	船橋市
	旭神経内科リハビリテーション病院	松戸市
	東邦大学医療センター佐倉病院	佐倉市
	浅井病院	東金市
	総合病院国保旭中央病院	旭市
	北柏リハビリ総合病院	柏市
	千葉労災病院	市原市
	八千代病院	八千代市
	東条メンタルホスピタル	鴨川市
	袖ケ浦さつき台病院	袖ケ浦市
東京	三井記念病院	千代田区
	聖路加国際病院	中央区
	東京都済生会中央病院	港区
	東京医科大学病院	新宿区
	順天堂大学医学部附属順天堂医院	文京区
	公益財団法人ライフ・エクステンション研究所付属永寿総合病院	台東区
	中村病院	墨田区

都道府県	医療機関名称	所在地
東京	順天堂大学医学部附属順天堂東京江東高齢者医療センター	江東区
	荏原中延クリニック	品川区
	三宿病院	目黒区
	荏原病院	大田区
	東京都立松沢病院	世田谷区
	東京女子医科大学附属成人医学センター	渋谷区
	あしかりクリニック	中野区
	浴風会病院	杉並区
	豊島長崎クリニック	豊島区
	オレンジほっとクリニック	北区
	あべクリニック	荒川区
	東京都健康長寿医療センター	板橋区
	慈雲堂病院	練馬区
	大内病院	足立区
	いずみホームケアクリニック	葛飾区
	東京さくら病院	江戸川区
	平川病院	八王子市
	立川病院	立川市
	武蔵野赤十字病院	武蔵野市
	杏林大学医学部付属病院	三鷹市
	青梅成木台病院	青梅市
	根岸病院	府中市
	たかつきクリニック	昭島市
	青木病院	調布市
	鶴川サナトリウム病院	町田市
	桜町病院	小金井市
	国立精神・神経医療研究センター病院	小平市
	多摩平の森の病院	日野市
	多摩あおば病院	東村山市
	国分寺病院	国分寺市
	新田クリニック	国立市
	福生クリニック	福生市
	東京慈恵会医科大学附属第三病院	狛江市
	東大和病院	東大和市
	複十字病院	清瀬市
	前田病院	東久留米市
	武蔵村山病院	武蔵村山市
	桜ヶ丘記念病院	多摩市
	稲城台病院	稲城市
	羽村三慶病院	羽村市
	あきる台病院	あきる野市
	山田病院	西東京市
	菜の花クリニック	西多摩郡瑞穂町
	大久野病院	西多摩郡日の出町
	奥多摩町国民健康保険奥多摩病院	西多摩郡奥多摩町
神奈川	神奈川県済生会横浜市東部病院	横浜市鶴見区
	横浜市立大学附属病院	横浜市金沢区

都道府県	医療機関名称	所在地
神奈川	横浜市総合保健医療センター診療所	横浜市港北区
	横浜舞岡病院	横浜市戸塚区
	日本医科大学武蔵小杉病院	川崎市中原区
	聖マリアンナ医科大学病院	川崎市宮前区
	北里大学東病院	相模原市南区
	独立行政法人国立病院機構 久里浜医療センター	横須賀市
	公益財団法人積善会 曽我病院	小田原市
	医療法人社団康心会 湘南東部総合病院	茅ヶ崎市
	医療法人社団藤和会 厚木佐藤病院	厚木市
	東海大学医学部付属病院	伊勢原市
新潟	総合リハビリテーションセンター・みどり病院	新潟市中央区
	白根緑ヶ丘病院	新潟市南区
	三島病院	長岡市
	川瀬神経内科クリニック	三条市
	柏崎厚生病院	柏崎市
	高田西城病院	上越市
	真野みずほ病院	佐渡市
	南魚沼市民病院	南魚沼市
	黒川病院	胎内市
富山	谷野呉山病院	富山市
	高岡市民病院	高岡市
	魚津緑ヶ丘病院	魚津市
	北陸病院	南砺市
石川	公立能登総合病院	七尾市
	加賀こころの病院	加賀市
	石川県立高松病院	かほく市
福井	公益財団法人松原病院	福井市
	医療法人敦賀温泉病院	敦賀市
山梨	回生堂病院	都留市
	日下部記念病院	山梨市
	山梨県立北病院	韮崎市
	峡西病院	南アルプス市
長野	北アルプス医療センターあづみ病院	北安曇郡池田町
	城西病院	松本市
	千曲荘病院	上田市
	飯田病院	飯田市
	北信総合病院	中野市
	桔梗ヶ原病院	塩尻市
	佐久総合病院	佐久市
岐阜	公益社団法人岐阜病院	岐阜市
	黒野病院	岐阜市
	岐阜市民病院	岐阜市
	大垣病院	大垣市
	須田病院	高山市
	大湫病院	瑞浪市
	のぞみの丘ホスピタル	美濃加茂市
	慈恵中央病院	郡上市

都道府県	医療機関名称	所在地
静岡	独立行政法人国立病院機構 静岡てんかん・神経医療センター	静岡市葵区
	医療法人社団リラ 溝口病院	静岡市葵区
	静岡市立清水病院	静岡市清水区
	総合病院 聖隷三方原病院	浜松市北区
	ふれあい沼津ホスピタル	沼津市
	東静脳神経センター	富士宮市
	伊東市民病院	伊東市
	鷹岡病院	富士市
	磐田市立総合病院	磐田市
	焼津市立総合病院	焼津市
	医療法人社団峻凌会 やきつべの径診療所	焼津市
	中東遠総合医療センター	掛川市
	静岡医療センター	駿東郡清水町
	ふれあい南伊豆ホスピタル	賀茂郡南伊豆町
	NTT 東日本伊豆病院	田方郡函南町
愛知	名鉄病院	名古屋市西区
	まつかげシニアホスピタル	名古屋市中川区
	もりやま総合心療病院	名古屋市守山区
	豊橋こころのケアセンター	豊橋市
	岡崎市民病院	岡崎市
	いまいせ心療センター	一宮市
	あさひが丘ホスピタル	春日井市
	仁大病院	豊田市
	八千代病院	安城市
	国立研究開発法人 国立長寿医療研究センター	大府市
	七宝病院	あま市
	愛知医科大学病院	長久手市
三重	三重県立こころの医療センター	津市
	三重大学医学部附属病院	津市
	三原クリニック	四日市市
	いせ山川クリニック	伊勢市
	松阪厚生病院	松阪市
	ますずがわ神経内科クリニック	鈴鹿市
	熊野病院	熊野市
	一般財団法人信貴山病院分院上野病院	伊賀市
	東員病院	員弁郡東員町
滋賀	琵琶湖病院	大津市
	瀬田川病院	大津市
	セフィロト病院	長浜市
	滋賀八幡病院	近江八幡市
	藤本クリニック	守山市
	水口病院	甲賀市
	近江温泉病院	東近江市
	豊郷病院	犬上郡豊郷町
京都	京都府立医科大学附属病院	京都市上京区
	北山病院	京都市左京区
	国立病院機構舞鶴医療センター	舞鶴市

都道府県	医療機関名称	所在地
京都	京都府立洛南病院	宇治市
	宇治おうばく病院	宇治市
	西山病院	長岡京市
	京都中部総合医療センター	南丹市
	京都山城総合医療センター	木津川市
	京都府立医科大学附属北部医療センター	与謝郡与謝野町
大阪	ほくとクリニック病院	大阪市大正区
	大阪府済生会野江病院	大阪市城東区
	大阪市立大学医学部附属病院	大阪市阿倍野区
	医療法人 葛本医院	大阪市東住吉区
	咲く花診療所	大阪市淀川区
	浅香山病院	堺市堺区
	阪南病院	堺市中区
	さわ病院	豊中市
	大阪市立弘済院附属病院	吹田市
	新阿武山病院	高槻市
	水間病院	貝塚市
	東香里病院	枚方市
	八尾こころのホスピタル	八尾市
	大阪さやま病院	大阪狭山市
兵庫	甲南医療センター	神戸市東灘区
	宮地病院	神戸市東灘区
	神戸百年記念病院	神戸市兵庫区
	神戸市立医療センター西市民病院	神戸市長田区
	兵庫県立ひょうごこころの医療センター	神戸市北区
	神戸大学医学部附属病院	神戸市中央区
	新生病院	神戸市西区
	兵庫県立姫路循環器病センター	姫路市
	姫路中央病院	姫路市
	特定医療法人恵風会 高岡病院	姫路市
	兵庫県立尼崎総合医療センター	尼崎市
	明石こころのホスピタル	明石市
	兵庫医科大学病院	西宮市
	一般財団法人仁明会 仁明会クリニック	西宮市
	兵庫県立淡路医療センター	洲本市
	公立豊岡病院組合立豊岡病院	豊岡市
	加古川中央市民病院	加古川市
	いるか心療所	加古川市
	西脇市立西脇病院	西脇市
	独立行政法人国立病院機構兵庫中央病院	三田市
	大塚病院	丹波市
	医療法人社団俊仁会 大植病院	朝来市
	兵庫県立リハビリテーション西播磨病院	たつの市
	医療法人古橋会 揖保川病院	たつの市
奈良	吉田病院	奈良市
	奈良県立医科大学附属病院	橿原市
	秋津鴻池病院	御所市

都道府県	医療機関名称	所在地
奈良	ハートランドしぎさん	生駒郡三郷町
和歌山	和歌山県立医科大学附属病院	和歌山市
	有田市立病院	有田市
	国保日高総合病院	御坊市
	独立行政法人国立病院機構 南和歌山医療センター	田辺市
	公立那賀病院	紀の川市
	和歌山県立医科大学附属病院紀北分院	伊都郡かつらぎ町
鳥取	渡辺病院	鳥取市
	養和病院	米子市
	鳥取大学医学部附属病院	米子市
	医療福祉センター倉吉病院	倉吉市
	南部町国民健康保険西伯病院	西伯郡南部町
島根	西川病院	浜田市
	島根大学医学部附属病院	出雲市
	エスポアール出雲クリニック	出雲市
	松ヶ丘病院	益田市
	大田シルバークリニック	大田市
	安来第一病院	安来市
	奥出雲コスモ病院	雲南市
	隠岐病院	隠岐郡隠岐の島町
岡山	岡山大学病院	岡山市北区
	岡山赤十字病院	岡山市北区
	慈圭病院	岡山市南区
	川崎医科大学附属病院	倉敷市
	倉敷平成病院	倉敷市
	積善病院	津山市
	きのこエスポアール病院	笠岡市
	こころの医療 たいようの丘ホスピタル	高梁市
	向陽台病院	真庭市
広島	草津病院	広島市西区
	瀬野川病院	広島市安芸区
	ふたば病院	呉市
	三原病院	三原市
	光の丘病院	福山市
	三次神経内科クリニック花の里	三次市
	メープルヒル病院	大竹市
	宗近病院	東広島市
	千代田病院	山県郡北広島町
山口	下関病院	下関市
	山口県立こころの医療センター	宇部市
	萩病院	萩市
	山口県立総合医療センター	防府市
	いしい記念病院	岩国市
	三隅病院	長門市
	国立病院機構柳井医療センター	柳井市
	泉原病院	周南市
徳島	徳島県立中央病院	徳島市

都道府県	医療機関名称	所在地
徳島	桜木病院	美馬市
	冨田病院	海部郡美波町
香川	一般財団法人大西精神衛生研究所附属大西病院	高松市
	いわき病院	高松市
	総合病院 回生病院	坂出市
	三豊市立西香川病院	三豊市
	小豆島病院	小豆郡小豆島町
	香川大学医学部附属病院	木田郡三木町
愛媛	公益財団法人正光会 今治病院	今治市
	公益財団法人正光会 宇和島病院	宇和島市
	医療法人青峰会 真網代くじらリハビリテーション病院	八幡浜市
	医療法人十全会 十全ユリノキ病院	新居浜市
	公立学校共済組合 四国中央病院	四国中央市
	愛媛大学医学部附属病院	東温市
	医療法人誠志会 砥部病院	伊予郡砥部町
高知	高知鏡川病院	高知市
	高知県立あき総合病院	安芸市
	高知大学医学部附属病院	南国市
	一陽病院	須崎市
	渡川病院	四万十市
福岡	三原デイケア＋クリニックりぼん・りぼん	北九州市小倉北区
	小倉蒲生病院	北九州市小倉南区
	たつのおとしごクリニック	北九州市八幡東区
	産業医科大学病院	北九州市八幡西区
	九州大学病院	福岡市東区
	福岡大学病院	福岡市城南区
	大牟田病院	大牟田市
	久留米大学病院	久留米市
	直方中村病院	直方市
	飯塚記念病院	飯塚市
	見立病院	田川市
	植田病院	筑後市
	行橋記念病院	行橋市
	牧病院	筑紫野市
	宗像病院	宗像市
	水戸病院	糟屋郡志免町
	朝倉記念病院	朝倉郡筑前町
佐賀	佐賀大学医学部附属病院	佐賀市
	河畔病院	唐津市
	嬉野温泉病院	嬉野市
	肥前精神医療センター	神埼郡吉野ヶ里町
長崎	国立大学法人長崎大学病院	長崎市
	医療法人昌生会出口病院	長崎市
	社会医療法人財団白十字会 佐世保中央病院	佐世保市
	医療法人済家会島原保養院	島原市
	独立行政法人地域医療機能推進機構 諫早総合病院	諫早市
	長崎県対馬病院	対馬市

都道府県	医療機関名称	所在地
長崎	長崎県壱岐病院	壱岐市
	長崎県五島中央病院	五島市
	長崎県上五島病院	南松浦郡新上五島町
熊本	熊本大学病院	熊本市中央区
	くまもと青明病院	熊本市中央区
	平成病院	八代市
	吉田病院	人吉市
	荒尾こころの郷病院	荒尾市
	みずほ病院	水俣市
	山鹿回生病院	山鹿市
	くまもと心療病院	宇土市
	阿蘇やまなみ病院	阿蘇市
	天草病院	天草市
	菊池病院	合志市
	益城病院	上益城郡益城町
大分	緑ヶ丘保養園	大分市
	河野脳神経外科病院	大分市
	向井病院	別府市
	上野公園病院	日田市
	長門記念病院	佐伯市
	白川病院	臼杵市
	加藤病院	竹田市
	千嶋病院	豊後高田市
宮崎	野崎病院	宮崎市
	吉田病院	延岡市
	協和病院	日向市
	県南病院	串間市
	大悟病院	北諸県郡三股町
鹿児島	谷山病院	鹿児島市
	パールランド病院	鹿児島市
	メンタルホスピタル鹿屋	鹿屋市
	ウエルフェア九州病院	枕崎市
	荘記念病院	出水市
	せいざん病院	西之表市
	松下病院	霧島市
	病院芳春苑	志布志市
	奄美病院	奄美市
	宮之城病院	薩摩郡さつま町
	あいらの森ホスピタル	姶良郡湧水町
沖縄	オリブ山病院	那覇市
	宮里病院	名護市
	うむやすみゃあす・ん診療所	宮古島市
	北中城若松病院	中頭郡北中城村
	琉球大学医学部附属病院	中頭郡西原町
	嬉野が丘サマリヤ人病院	島尻郡南風原町

開頭せずに、ふるえの治療が可能

MRガイド下集束超音波治療

手足のふるえなどを引き起こし、進行すると日常生活にも悪影響を及ぼす本態性振戦。MRガイド下集束超音波治療（MRguFUS）が、体への負担が少ない治療として注目されています。

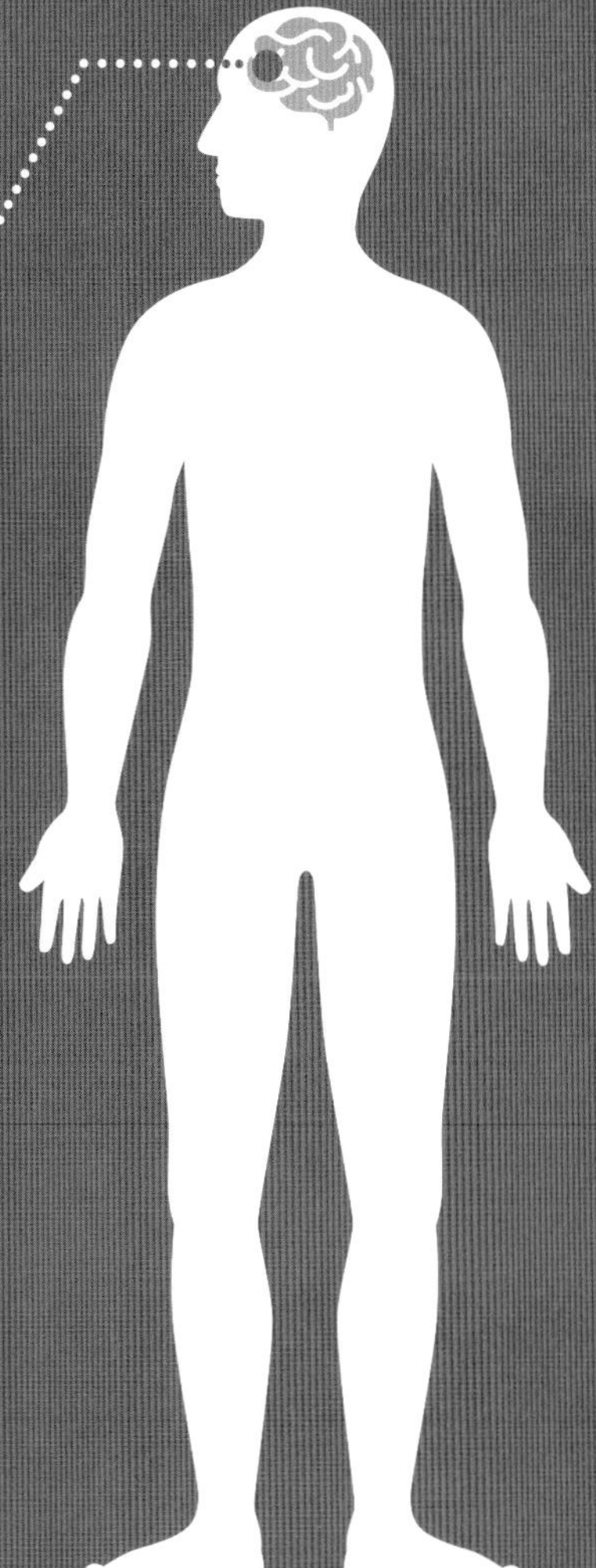

取材協力

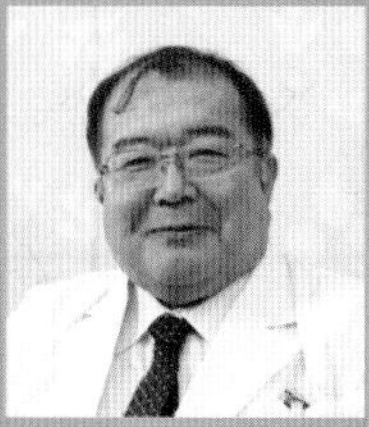

大西脳神経外科病院
学術顧問
奈良医療センター
院長

平林《ひらばやし》 秀裕《ひでひろ》

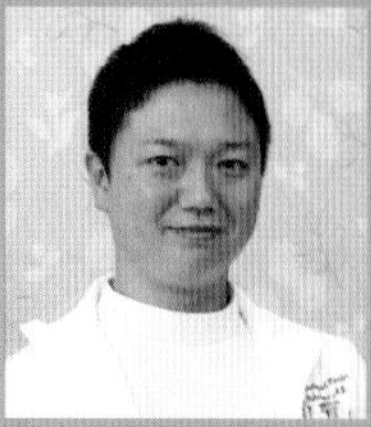

大西脳神経外科病院
脳神経外科部長

福留《ふくとめ》 賢二《けんじ》

手足のふるえが生じる本態性振戦

手や足のふるえなど、自身の意思に反した動きが起こってしまう、本態性振戦という病気があります。決して生命にかかわる病気ではありませんが、ふるえによって、「中身の入った食器が持てなくなる」「字が思うようにかけなくなる」などのように、日常生活にさまざまな支障をきたすこともあります。

「本態性振戦は、国内では人口の２・５～10％、60～70歳では５～14％くらいの人で発症していると言われています。実際の数で言えば国内２００万～３００万人と、決して珍しい病気ではありません」と、平林秀裕医師は説明します。この疾患に対する治療法として開発され、国内において２０１９年６月に保険適用となったのが、ＭＲガイド下集束超音波治療（MRguFUS）です。

症状の原因となる組織に超音波を集中照射する

本態性振戦に対しては、まずは薬物療法が優先されます。薬物療法の効果が十分に出ない上、ふるえによって日常生活に支障をきたしているような症例においては、外科的な治療が検討されます。そもそもこの疾患は、筋肉の緊張・動きを調節する脳内の神経回路の異常により、自分の意思に関係なく筋収縮を繰り返すことで生じると考えられています。外科的な治療はそこに着目したもので、異常な回路の一部を断ち切ることによって、症状の改善を目指します。

MRguFUSもそうした外科的な治療の一つで、超音波のビームを多数の方向から脳の特定の部位に集中照射させます。一本一本のビームは何ら脳に影響を与えることはありませんが、ビームが集中する数ミリの範囲内では40～60度の熱が発生します。「その熱によって、ふるえの原因となる回路の細胞を変性させます。例えて言うなら、熱せられた卵がゆで卵になるような

対象の疾患

本態性振戦

自分の意思に反して手や足がふるえてしまう病気で、重症の場合、文字を書くなど、日常生活の動作に支障をきたすこともあります。

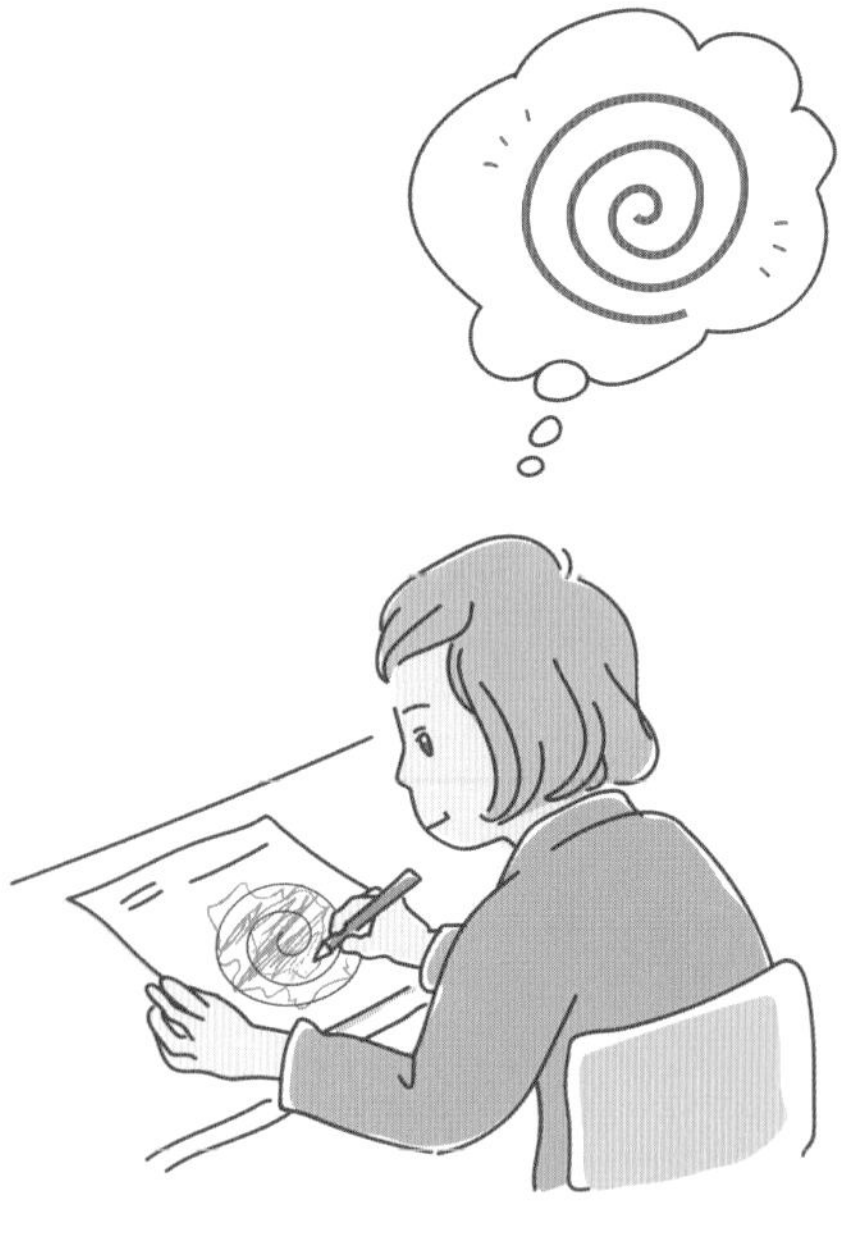

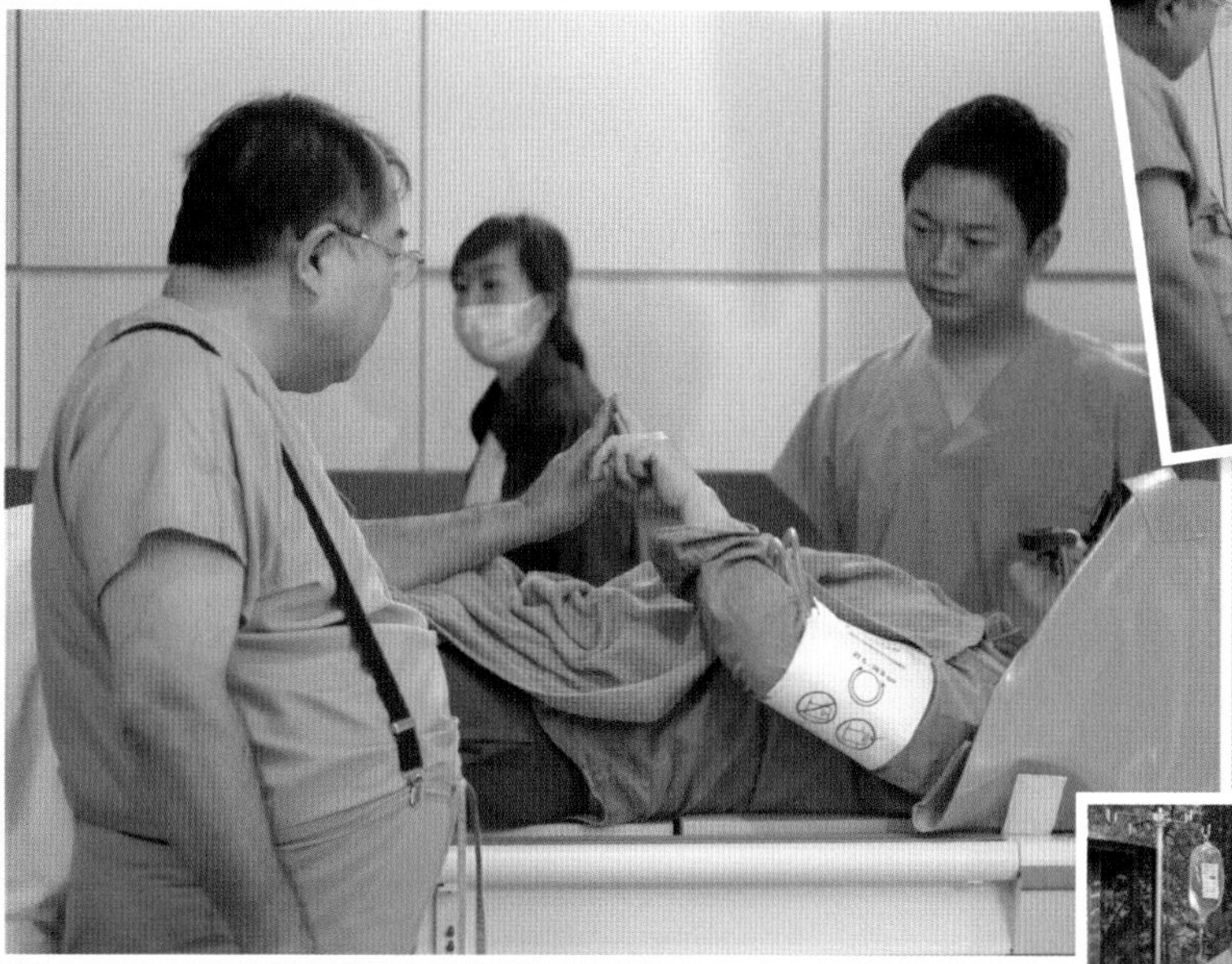

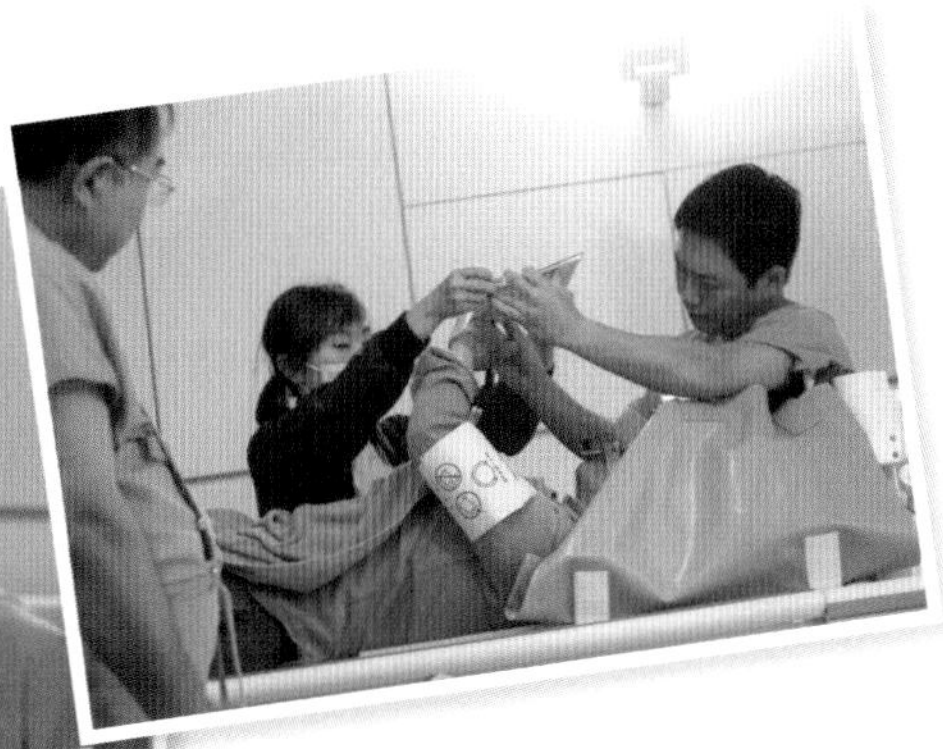

コップをもたせる、実際に字を書かせる、指先に触るなどの手段で、ふるえの程度を確認しながら治療を進めていく

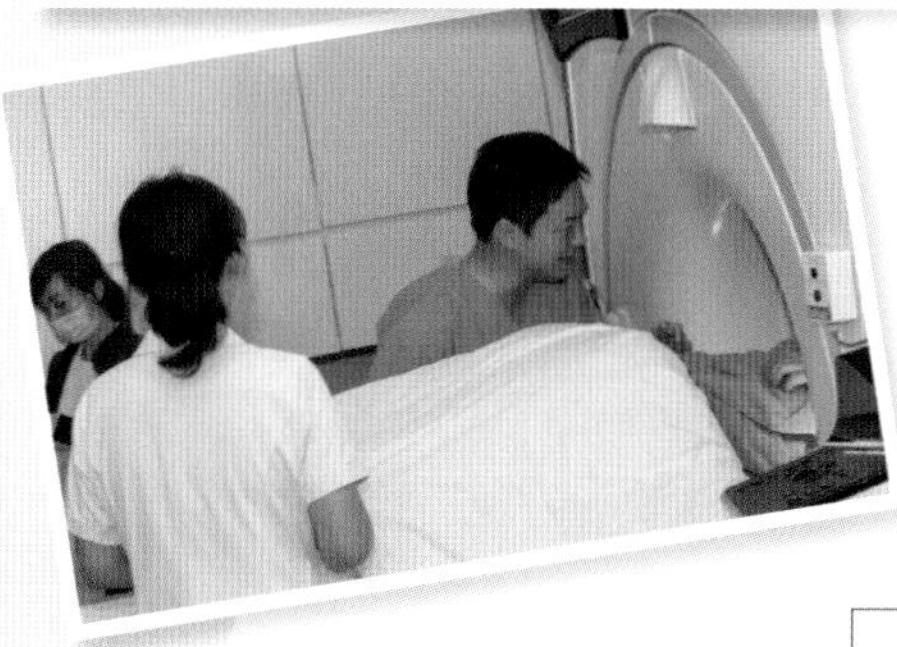

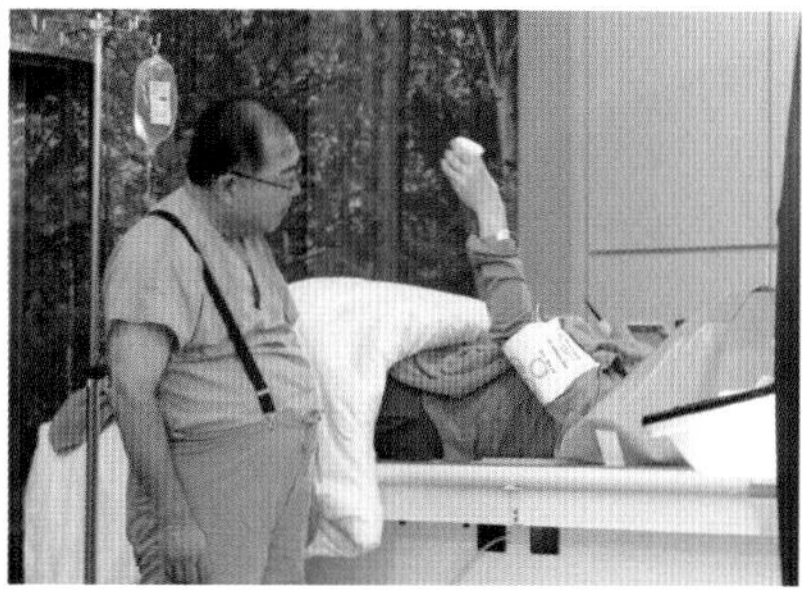

治療前　　治療後

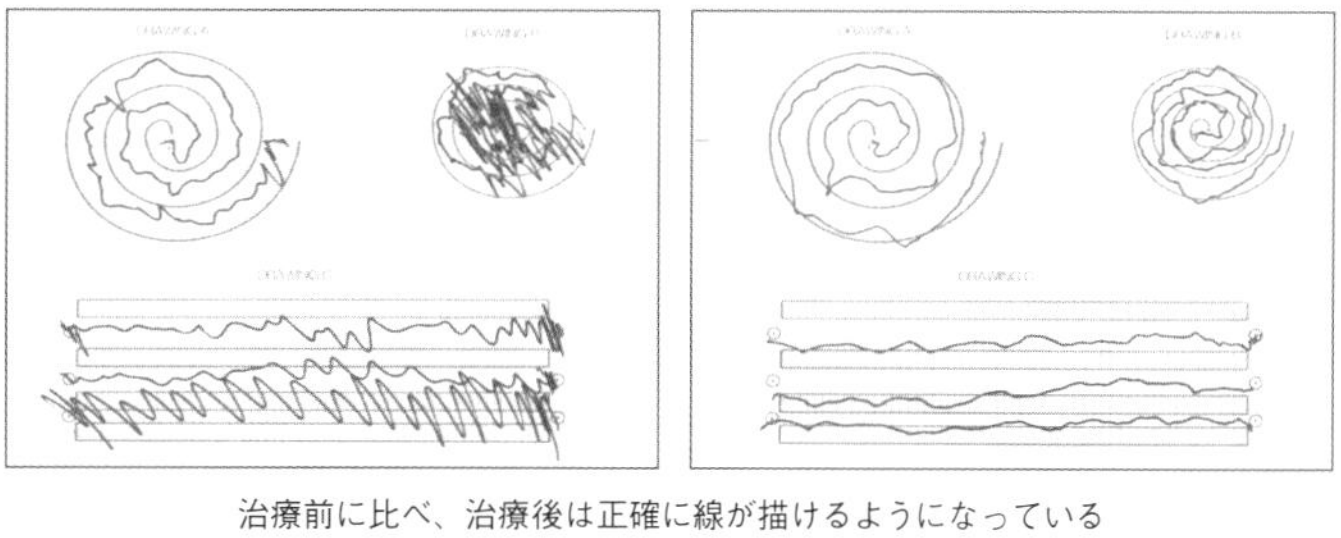

治療前に比べ、治療後は正確に線が描けるようになっている

ものでしょう」と、平林医師は治療の様子について説明します。

　他の外科的な治療として挙げられるのが、脳の一部を直接刺激する装置を留置するDBS（脳深部刺激療法）や、電極で一部を焼灼する高周波凝固術で、どちらも頭蓋骨の一部に小さな穴を開ける必要があります。ただ、本態性振戦が生命にかかわることのない疾患であるだけに、開頭手術に抵抗のある人は少なくありません。それに対し、MRgFUS は開頭することなく行えるのが利点の一つとなります。

「例えば当院では万が一の合併症に備えて1週間の入院期間を設けますが、治療翌日には仕事に戻れるような状態となる方が多いと感じています。海外では日帰りで行うケースもあると聞きます」と語る福留賢二医師。他に、M

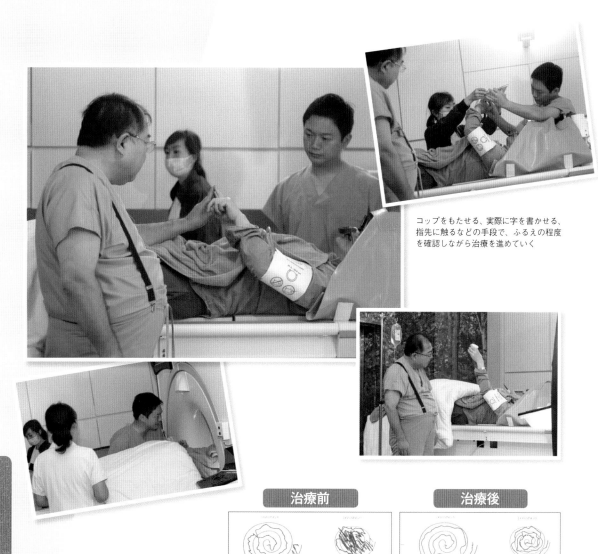

最新治療の特徴

- ☑ 薬物療法が効かない症例の改善も目指せる
- ☑ 開頭が不要で、早期復帰につながる
- ☑ 治療の様子がリアルタイムで確認でき、安全性が高まっている

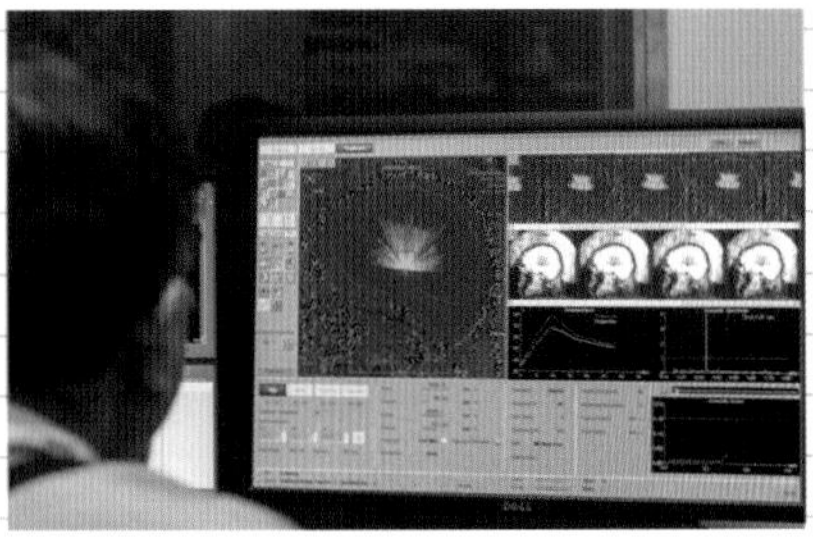

治療中に照射の様子を確認

実施施設

- 北海道大野記念病院（北海道札幌市）
- 北斗病院（北海道帯広市）
- 熊谷総合病院（埼玉県熊谷市）
- 新百合ヶ丘総合病院（神奈川県川崎市）
- 湘南藤沢徳洲会病院（神奈川県藤沢市）
- 名古屋共立病院（愛知県名古屋市）
- 彩都友紘会病院（大阪府茨木市）
- 大西脳神経外科病院（兵庫県明石市）
- 貞本病院（愛媛県松山市）

提供：InSightec Japan 株式会社

ＲＩによって照射部位と温度をリアルタイムで確認しながら進められることも、安全性の向上につながっているといいます。

パーキンソン病へも適応が拡大される

MRguFUSは、今後パーキンソン病の患者に対しても保険が適用される予定になっています。パーキンソン病に関連した症状はさまざまですが、そのうち、手足などで自身の意思に反した動きが生じる「ジスキネジア」で悩んでいる人に特に有用だと、福留医師は説明します。「ジスキネジアはパーキンソン病に対する薬物療法を長期間続けていくと、高い確率で出てくる副作用です。そこに、MRguFUSを併用することで、意思に反した動きを抑えることができます」

MRguFUSはさまざまなメリットを持つ治療ですが、現状ではまだ広く知られてはいません。それだけに、治せる可能性のある患者が潜在的にまだまだ数多く存在していると、平林医師は考えています。「本態性振戦が高齢者に多い病気であるだけに、『年のせいだから仕方がない』と考える方も多いのが現状です。せっかく治せる可能性が出てきたのですから、生命にかかわることはない病気とはいえ、積極的に治療を提供したいですね」

もし、日常生活に支障が出るようなふるえに悩まされている場合は、治療実施施設を一度受診してみると良いでしょう。なお、外科的な治療はそれぞれメリット・デメリットを併せ持つため、可能であれば複数の選択肢がある施設の受診が望ましいと、平林医師は言います。

脳内の不均衡な状態を解消する

難治性うつ病に対するrTMS

国内において増え続けるうつ病。その中でも、抗うつ薬が効果を示さない難治性の患者に対する新たな治療法として登場したのが、反復経頭蓋磁気刺激療法（rTMS）です。2019年に保険適用となり、その普及や適応の拡大が期待されています。

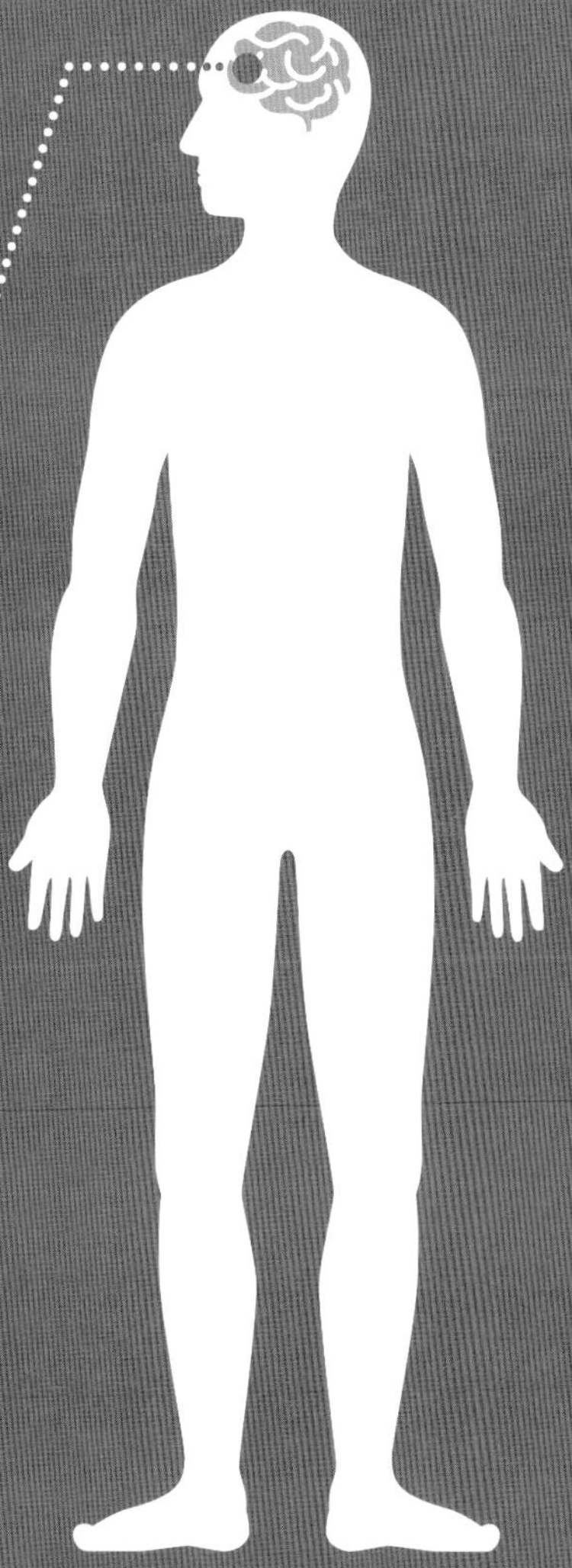

●難治性うつ病

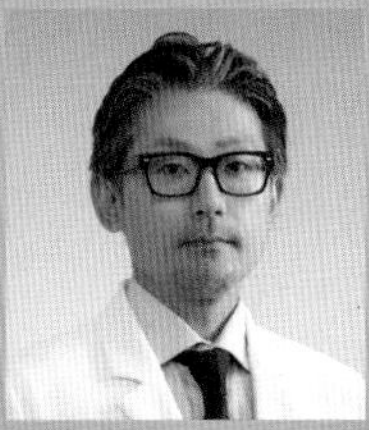

取材協力

東京慈恵会医科大学
精神神経科准教授

鬼頭《きとう》 伸輔《しんすけ》

国内で増え続けるうつ病患者

ストレス社会といえる現代において、増え続けているのがうつ病の患者です。我が国における患者数は１００万人を超え、社会問題にもなっています。

うつ病は精神的・身体的ストレスや脳の器質的な変化などの要因で、脳に機能障害が生じた状態といわれています。主な症状としては、憂鬱な気分、無気力、食欲の低下、不眠、体の不調などが挙げられます。一日中気分が落ち込んだり、物事を否定的・悲観的に捉えたりする状態が続き、社会生活に支障をきたすことも珍しくありません。

うつ病の治療では、ストレスの原因を解消することや、十分な休養を取ることが第一とされています。また中等症以上の場合、それらだけでは回復しづらく、抗うつ薬による薬物療法が一般的に選択され、心理教育や環境調整、認知行動療法などを組み合わせることもあります。ただ、中には、薬物療法を続けても改善が見られない方が少なくありません。継続的に症状が軽減・消失し、落ち着いている状態を寛解といいますが、複数の抗うつ薬を使用しても、およそ3分の1の患者が、寛解まで至らないとされています。そうした難治性の患者に対する新たな治療法として登場したのが、反復経頭蓋磁気刺激療法（ｒＴＭＳ：repetitive Transcranial Magnetic Stimulation）です。

脳内のアンバランスを解消し症状の改善を目指す

ｒＴＭＳではコイル（金属線を螺旋状に巻いたもの）を備えた機器を頭部にかざし、コイルに電流を流して、磁場を発生させます。その磁場のエネルギーで、脳内の局所に微弱な電流を誘導し、特定の部位を刺激します。それを繰り返すことから、反復経頭蓋磁気刺激療法といいます。

うつ病患者の脳内では、喜びや不安などの感情を司る扁桃体や帯状回が過活動にな

対象の疾患

難治性うつ病

うつ病は脳の働きに何らかの問題が起きた状態とされ、憂うつな気分や不安、無気力といったこころの症状や、睡眠障害や倦怠感などのからだの症状があらわれます。rTMSはその中でも、複数の抗うつ薬を使用しても効果が得られない、難治性うつ病が対象となります。ただし、精神病症状や緊張病症状、切迫した希死念慮を伴う場合は適応外となります。

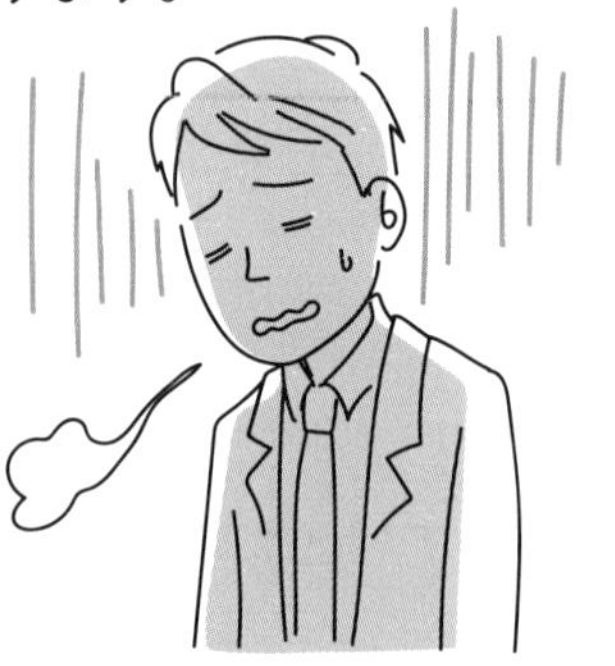

り、また一方で、思考や判断力が求められる、遂行能力を司る背外側前頭前野の機能が低下するという、不均衡な状態が生じています。それらの部位を刺激し、背外側前頭前野の活性化と、扁桃体・帯状回の活動の抑制を促すことによって、不均衡な状態を正常に戻し、症状の緩和を目指すのです。治療にかかる時間は約40分、外来で受けられます。それを週5日、4～6週間ほど行います。2～4割ほどの患者が刺激部位の痛みや不快感、頭痛などを覚えるものの、症状が持続することはなく、ごく稀にけいれんが生じることがあるとのことです。

rTMSは薬物療法と組み合わせて行うことが一般的で、3～4割ほどの患者に寛解が認められると、鬼頭伸輔医師は話します。「治療から3カ月経っても、6割以上の方が回復状態を維持できており、効果の持続が期待できます」

うつ病は多くの場合、脳の働きや思考パターンといった心身の要因や、生活環境、人間関係などのさまざまな要因が複雑に絡み合って発症します。そのため、根本的な原因を解消することが難しく、寛解まで至らないケースが多いのが現状です。rTMSには、そうした患者に対する新たな選択肢となることが期待されています。

2019年から保険適用に

rTMSは2019年から、健康保険の適用となりました。ただ、その対象は、複数の抗うつ薬を使用しても回復が見られないような、難治性うつ病に限られます。また幻覚や妄想といった精神病症状や、声をかけても患者の反応・動きが見られないような緊張病症状、切迫した希死念慮（自らの死を願う気持ち）を伴うケースは適応外とな

最新治療の特徴

- ☑ 薬物療法が効かない、難治性うつ病に対する新たな選択肢となる
- ☑ 事前の準備が必要なく、外来で受けられる
- ☑ 他の治療法と比べて副作用が少ない

rTMS（反復経頭蓋磁気刺激療法）

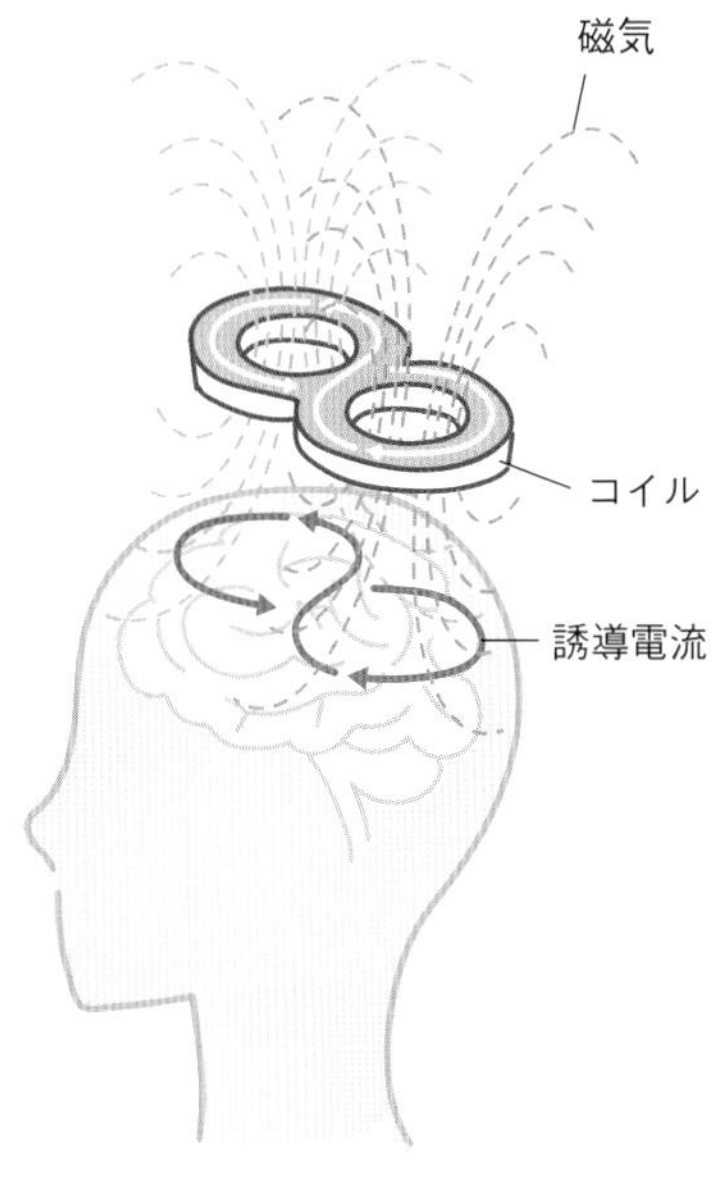

コイル内に電流を流すことで磁場を発生させる。それによって脳内に微弱な電流を誘導し、特定の部位（背外側前頭前野）を刺激する。

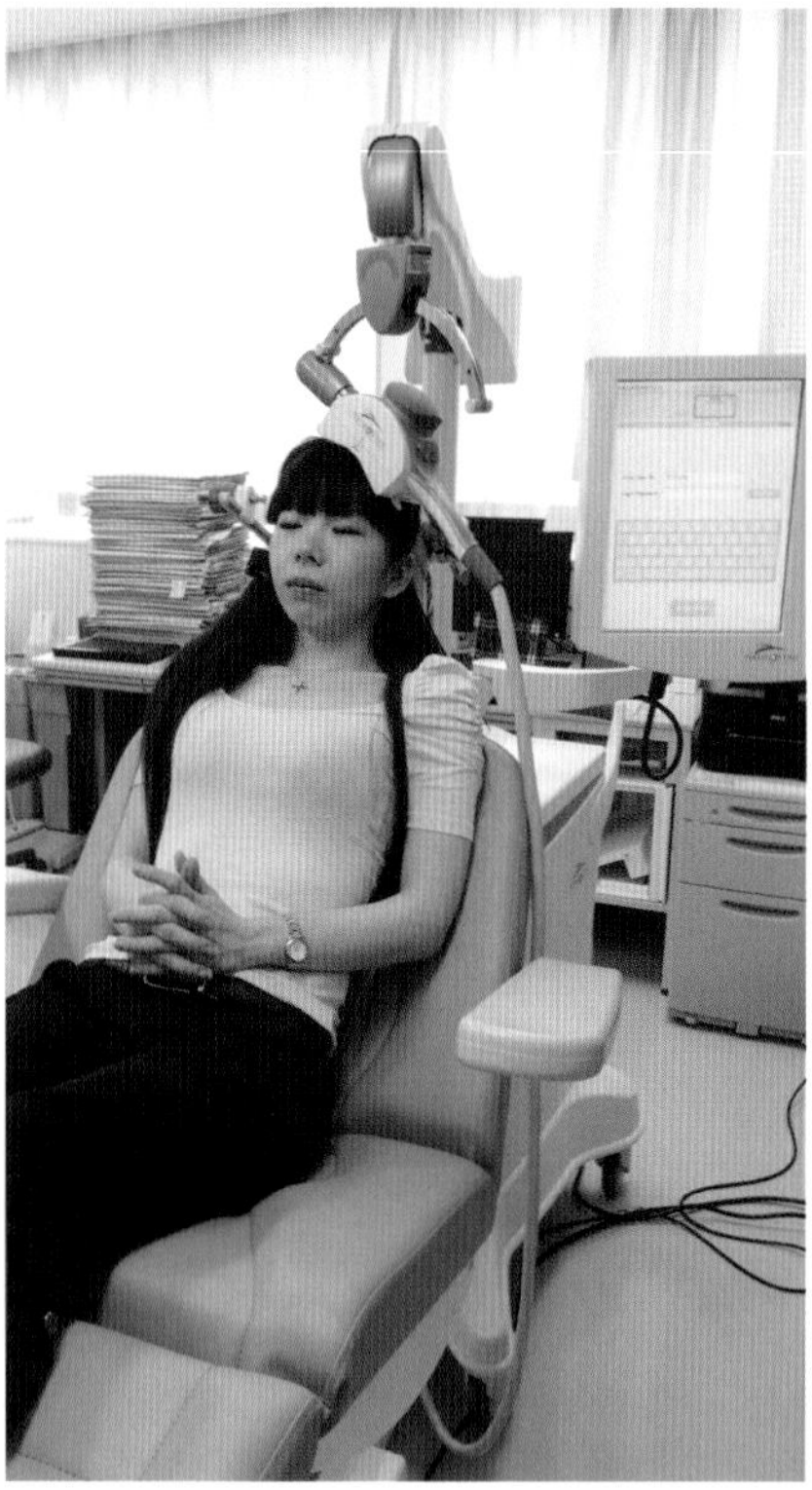

実際の治療の様子

り、脳全体に電気刺激を与える電気けいれん療法が推奨されます。

ｒＴＭＳを保険診療として実施できるのは、精神科を標榜している病院である、精神疾患の診療に関する深い知識・経験を持つ医師が在籍するなど、特定の基準を満たした医療機関となります。どの医療機関なら保険で受けられるかは、現在、日本臨床ＴＭＳ研究会が情報収集を行っており、今後、研究会のホームページ（文末参照）で掲載される予定だと、鬼頭医師は言います。治療に関する情報と併せて、参考にすると良いでしょう。

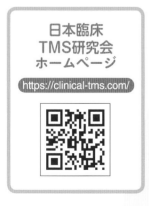

また難治性うつ病の中には、別の種類の薬剤に切り替えると改善するケースもあるとのこと。鬼頭医師のもとを訪れる患者の２～３割ほどが、薬剤を工夫することで症状が改善しているといいます。「ｒＴＭＳはあくまでも手段の一つ。さまざまな治療の選択肢があるだけに、病状に応じた治療を判断してくれる、うつ病の診療を専門とする医療機関に受診することが大切です」

適応の拡大を目指した研究が進められる

ｒＴＭＳは現在、適応の拡大を目指した研究が進められています。一例として、薬物療法で回復が見られないような双極性障害（躁うつ病）に対しては、厚生労働省の定める先進医療に認定されています。鬼頭医師によると、今後、ニコチンやギャンブル、スマホ、ゲームなどの依存症や、強迫性障害などにも適応が拡がるのではないかのこと。またうつ病は再燃・再発しやすく、その予防を目的とした維持療法としてｒＴＭＳが活用できないか、研究中だといいます。「うつ病患者さんの多さに対し、まだニーズに応えられるほど、普及していないのが現状です。他の治療法との費用対効果の比較や、多剤併用が減らせるメリットなど、さまざまなエビデンスを積み重ね、悩める患者さんの救いになれば、そう考えています」

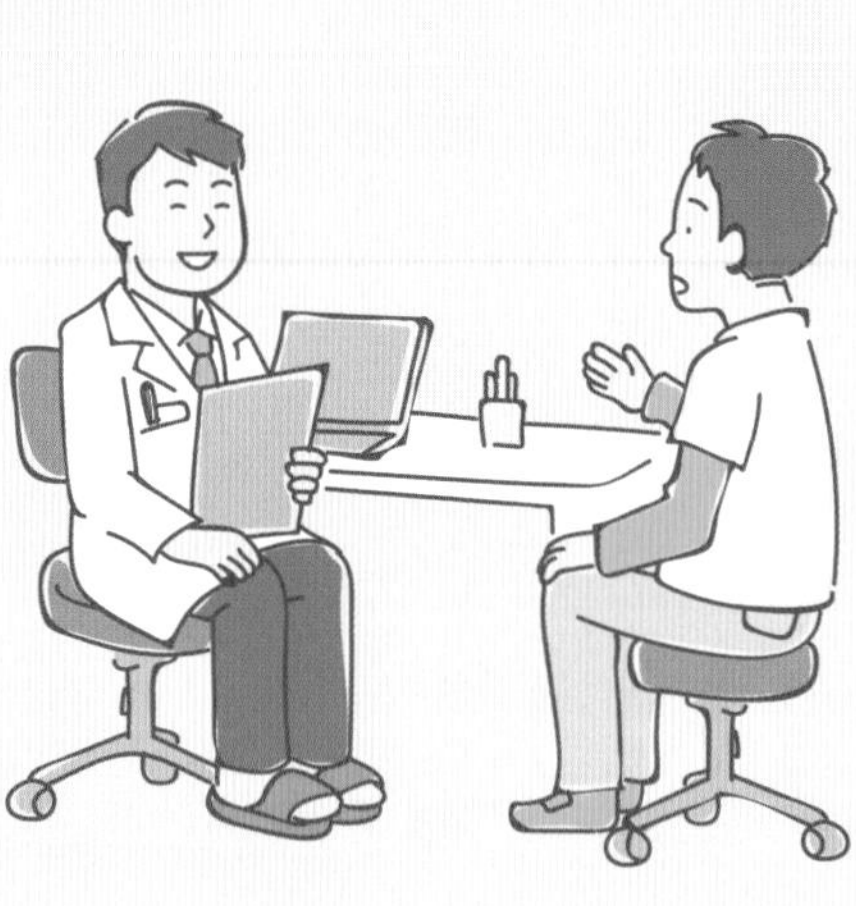

日本臨床TMS研究会ホームページ

https://clinical-tms.com/

薬物療法を補い、生活の質を維持する

パーキンソン病に対する脳深部刺激療法

特に患者数の多い神経難病であるパーキンソン病。進行すると薬物療法だけでは十分に症状が抑えられなくなってきます。その際の治療として行われているのが DBS（脳深部刺激療法）です。

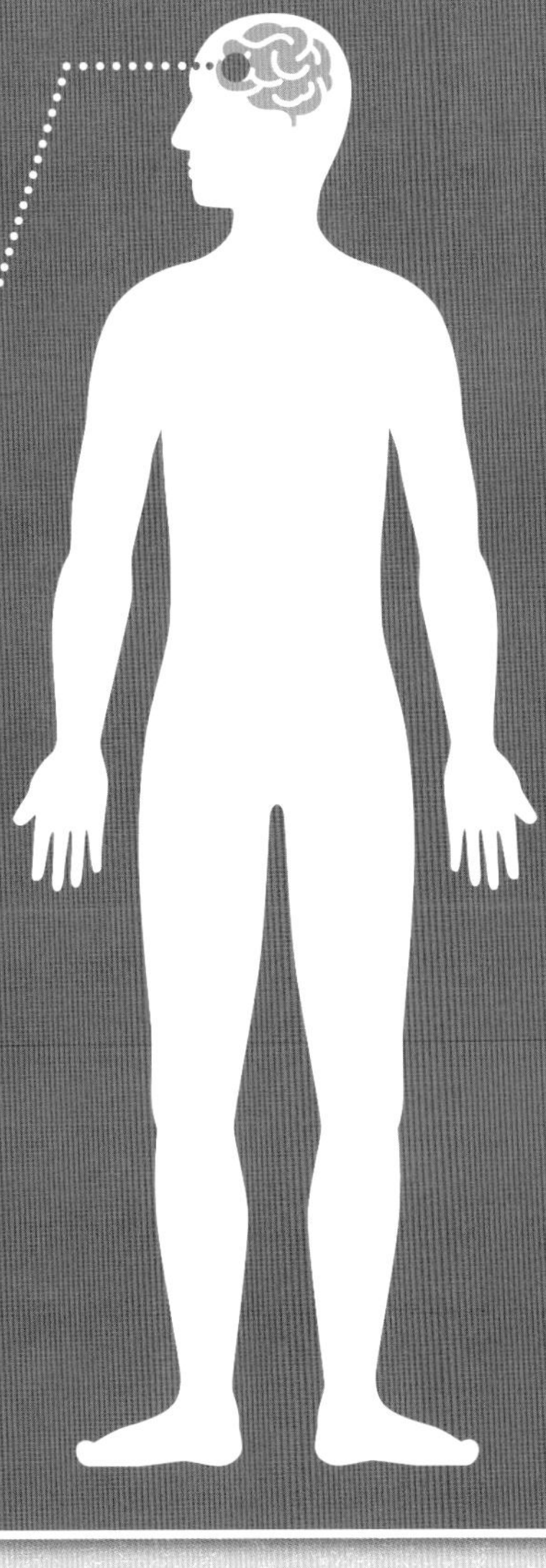

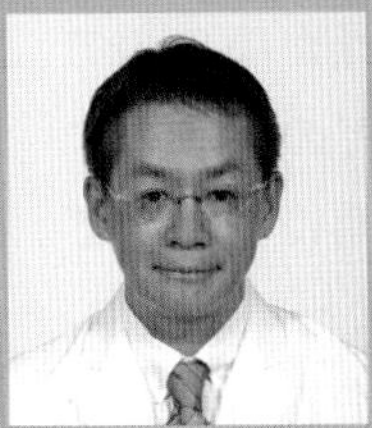

取材協力
日本大学医学部附属
板橋病院
脳神経外科診療教授
深谷《ふかや》 親《ちかし》

パーキンソン病の薬物療法を補う治療

脳の病気の一種として、腕や足などを動かす指令に異常をきたす、神経疾患があります。代表的な例の一つとして挙げられるのが、脳からの指令を伝える、ドパミンと呼ばれる物質が不足するパーキンソン病です。発症すると、体の動きにかかわるさまざまな症状が現れ、進行すると日常生活にも支障をきたすようになります。

パーキンソン病に対しては、まずは少なくなったドパミンを補うための薬物療法が行われます。多くの人は、薬物療法でも、7~8年くらいは良好な状態を維持できるようになるといいます。問題なのが、次第に薬の効き目の出る時と出ない時で波が出るようになってくることです。「例えば、薬の効果が出ている時は健康な人と変わらずに歩け、生活ができているのに、効果が出ない時は機械がオフになったかのように動けなくなり、場合によっては寝返りも打てない……。こうした、非常にはっきりした波が出ることがあります」と、深谷親医師は説明します。

このように、薬物療法の効き方に明確な波が生じる方に加え、飲むと気分が悪くなったり、ジスキネジアと呼ばれる副作用が出たりする方に対しては、症状を抑えるために外科的処置を検討することがあります。その手段として進歩してきたのが、DBS(脳深部刺激療法)です。

電極を植え込み持続的に刺激する

脳は、部位に応じて、思考や言語機能、運動など、異なる役割を担っています。DBSは、脳内における、運動症状に関連した部位に連続的に刺激を与えることで、症状を抑えようとする治療です。刺激を与えるため、1・2ミリ程度の太さの電極を脳内に植え込み、刺激を発生させる装置までリードという細い線でつなぎます。

電極の植え込みには手術が

対象の疾患

パーキンソン病
ジストニア
本態性振戦

DBSの主な対象となるのがパーキンソン病で、脳内で運動などに関する指令を伝達する「ドパミン」と呼ばれる物質が不足することで発症します。高齢での発症が多く、「手足がふるえる」「動作が鈍くなる」「筋肉が硬直する」「正しい姿勢を維持できなくなる」などの症状を引き起こします。少しずつ進行していき、最終的には車椅子での生活や寝たきりに至る可能性が高いのですが、薬物療法などの進歩により、良い状態を長期にわたって維持できるようになっています。ほかにジストニアや本態性振戦に対しても用いられています。

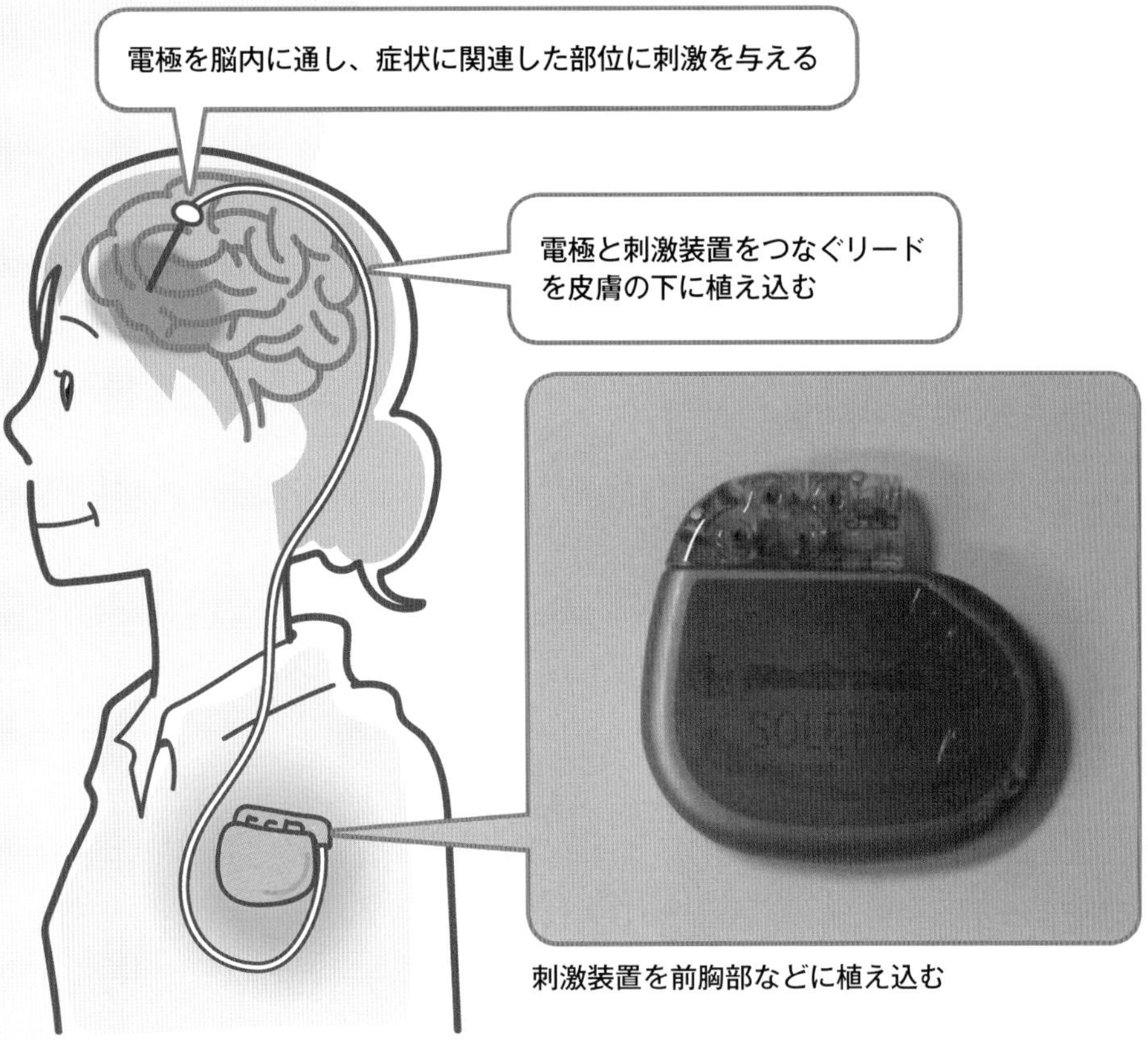
電極を脳内に通し、症状に関連した部位に刺激を与える
電極と刺激装置をつなぐリードを皮膚の下に植え込む
刺激装置を前胸部などに植え込む

必要となります。手術前にはＭＲＩ検査やＣＴ検査などで脳内の状態を撮影し、それを元に、電極を植え込む場所を決定します。「ＤＢＳの効果のある病状かは、術前の診断でほぼ判断できます」と深谷医師。

実際の手術においては、まず、５センチ程度皮膚を切開し、一円硬貨より小さな穴を頭蓋骨に開けて、適切な場所まで電極を通していきます。その後、患者さんに局所麻酔を続けながら少し覚醒してもらい、刺激によって症状が抑えられているか、副作用が出ていないかを確認します。

電極が適切な場所に植え込まれているのを確認した後、刺激装置を前胸部などに、リードを皮膚の下に植え込みます。頭蓋骨の穿頭部分は専用の蓋で塞がれ、リードや刺激装置も皮膚の下にあるため、外見からは装置の存在はほとんどわかりません。術後も、年齢層の若い人など、もともとの全身状態が良ければ翌日から離床し、刺激に慣らす訓練を始めていきます。深谷医師のもとでは、概ね２週間程度が退院までの目安になるそうです。

早い時期に行うことで良好な状態を維持できる

「ＤＢＳは、はっきりとした効果の波が生じている病状において、悪い状態を底上げするという効果に優れています。中には、薬の量を減らせるようになることもあります」と、深谷医師は説明します。なお、そうした性質上、薬の効果がよく出ている人ほど、術後の経過も優れているといいます。パーキンソン病は進行する病気であるため、治療が必要と判断された場合には、できるだけ早い時期に行うことで、日常生活の質を高い水準で維持することが期待できるでしょう。

　また、他の利点として、脳に対する「可逆性」と「調節性」を深谷医師は挙げています。他に行われる外科的な処置として、超音波や熱で原因部位を凝固するという治療があります。こうした治療では、一度行えば、その部位をもとに戻すことはできません。それに対して、ＤＢＳでは、刺激をやめて術前と同様の状態に戻せるほか、思ったほどに効果が出なかった場合や、病状が進行した場合などでは刺激の調整を繰り返し行うことができます。

ジストニアに対する治療手段にもなる

　ＤＢＳの適応となる患者が最も多いのはパーキンソン病ですが、ほかに、ジストニアや本態性振戦といった、自身の意思で制御できない動きや震えが生じる病気も対象となっています。「ジストニアは、もともと明確に有効性が期待できる治療がありませんでした。ＤＢＳは、若いうちに発症して全身に症状が広がっていくタイプの症例で特に高い効果が証明されています」と深谷医師が語るように、ＤＢＳは有効性の高い治療法として期待できます。また、海外では、他の疾患への応用についても研究が進められています。例えば欧米では、認知症や精神疾患に対して研究が進められているといいます。機器そのものも進歩を続けており、さらなる低侵襲化が進んでいく可能性が高いでしょう。

　ＤＢＳを保険診療として提供するためには、一定の水準を満たす必要があります。あわせて、医療機関を探す際に参考になるのが、日本定位・機能神経外科学会による施設認定・技術認定です。本誌では、認定を受けている医療機関の一覧を掲載しています。「こうした治療には、対象とする部位の決定や、電位の記録など、特殊なノウハウが必要になります」と深谷医師。認定を受けるためには一定の手術数が求められるため、経験ある医療機関を見極める目安になるでしょう。

最新治療の特徴

- ☑ 薬物療法を続けていくことで生じる、症状の波を抑えられる
- ☑ 術前の診断によって、効果がある病状か否かが判断できる
- ☑ 治療後、刺激副作用が生じた場合には、刺激を中止することができる
- ☑ 治療後も効果の調整ができる

DBSの効果のイメージ

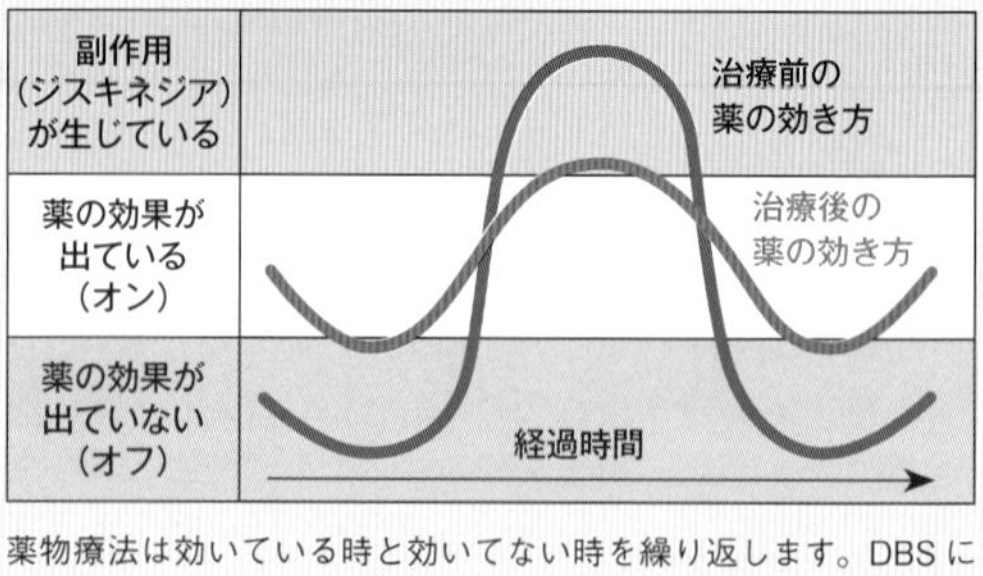

薬物療法は効いている時と効いてない時を繰り返します。DBSにより、こうした効き方の波を抑え、効いている時間を長くすることが期待できます

DBSが受けられる施設

日本定位・機能神経外科学会ホームページの技術認定施設より作成

都道府県	医療機関名称	所在地
北海道	札幌医科大学附属病院	札幌市中央区
岩手	岩手医科大学附属病院	盛岡市
宮城	独立行政法人国立病院機構宮城病院	亘理郡山元町
福島	一般財団法人脳神経疾患研究所附属　南東北福島病院	福島市
茨城	筑波大学附属病院	つくば市
栃木	自治医科大学附属病院	下野市
	獨協医科大学病院	下都賀郡壬生町
群馬	国立大学法人群馬大学医学部附属病院	前橋市
埼玉	医療法人社団　松弘会　三愛病院	さいたま市桜区
	埼玉県総合リハビリテーションセンター	上尾市
	埼玉医科大学病院	入間郡毛呂山町
千葉	東邦大学医療センター佐倉病院	佐倉市
	国立大学法人　千葉大学医学部附属病院	千葉市中央区
東京	東京女子医科大学病院	新宿区
	順天堂大学医学部附属　順天堂医院	文京区
	日本大学医学部附属板橋病院	板橋区
	東京都立神経病院	府中市
神奈川	公立大学法人　横浜市立大学附属市民総合医療センター	横浜市南区
	東海大学医学部付属病院	伊勢原市
新潟	独立行政法人国立病院機構　西新潟中央病院	新潟市西区
石川	医療法人社団　浅ノ川　金沢脳神経外科病院	野々市市
長野	社会医療法人財団　慈泉会　相澤病院	松本市
静岡	浜松医科大学医学部附属病院	浜松市東区
愛知	名古屋セントラル病院	名古屋市中村区
	独立行政法人国立病院機構名古屋医療センター	名古屋市中区
	名古屋大学医学部附属病院	名古屋市昭和区
	名古屋市立大学病院	名古屋市瑞穂区
三重	鈴鹿回生病院	鈴鹿市

都道府県	医療機関名称	所在地
大阪	公益財団法人　田附興風会　医学研究所　北野病院	大阪市北区
	国家公務員共済組合連合会　大手前病院	大阪市中央区
	大阪大学医学部附属病院	吹田市
	近畿大学病院	大阪狭山市
奈良	独立行政法人国立病院機構奈良医療センター	奈良市
岡山	岡山大学病院	岡山市北区
	倉敷平成病院	倉敷市
広島	医療法人社団　仁鷹会　たかの橋中央病院	広島市中区
山口	山口大学医学部附属病院	宇部市
	山口県立総合医療センター	防府市
徳島	徳島大学病院	徳島市
高知	いずみの病院	高知市
福岡	医療法人相生会　福岡みらい病院	福岡市東区
	福岡大学病院	福岡市城南区
	福岡山王病院	福岡市早良区
熊本	熊本大学病院	熊本市中央区

生活の質❶

神経難病におけるリハビリの早期開始を支える

リハビリ支援ロボット

リハビリテーションを支援するロボットが登場し、神経難病を中心に導入されています。ロボットが持つ、自律的に患者の動作をサポートする機能によって、積極的なリハビリが実現できます。

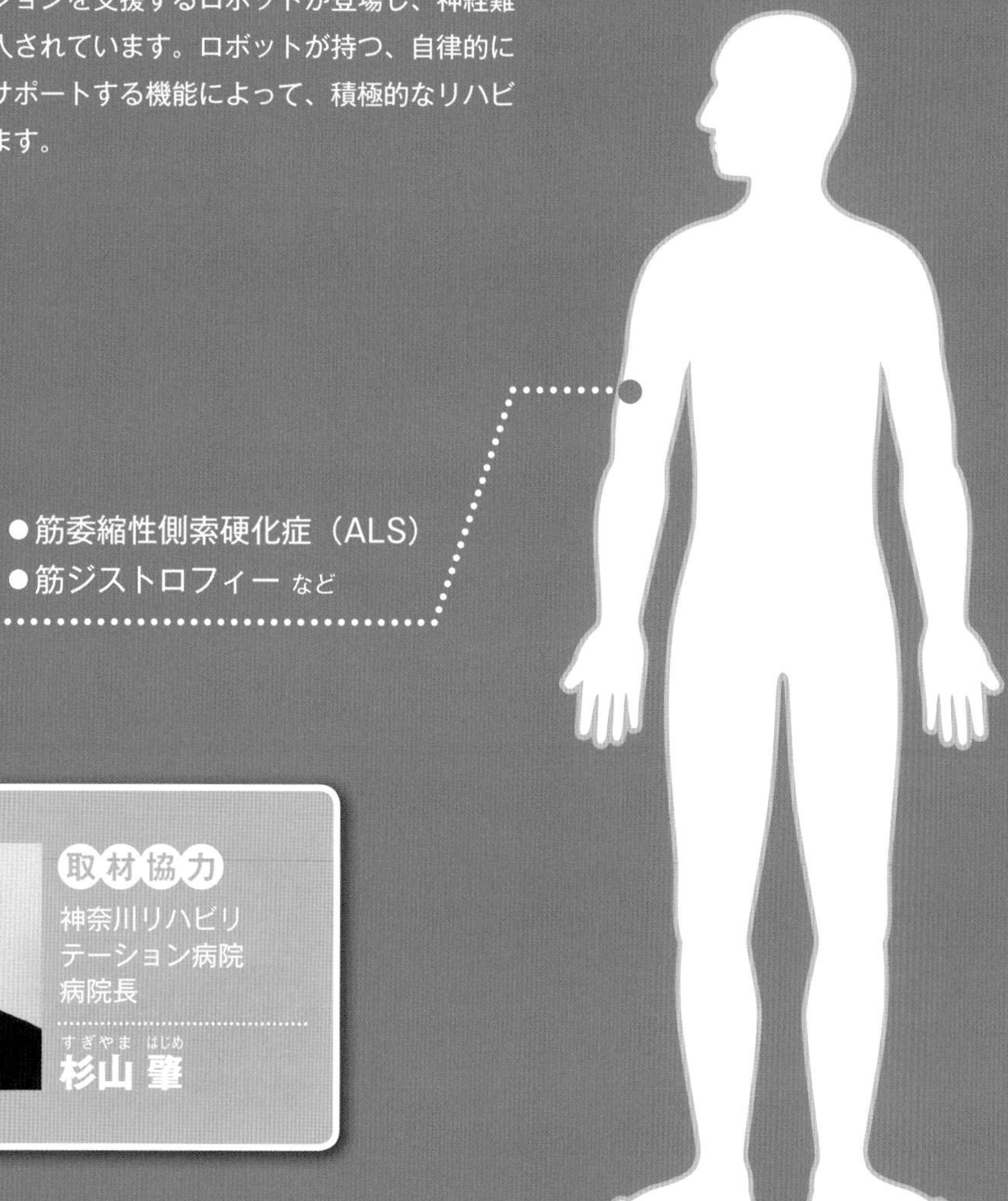

取材協力

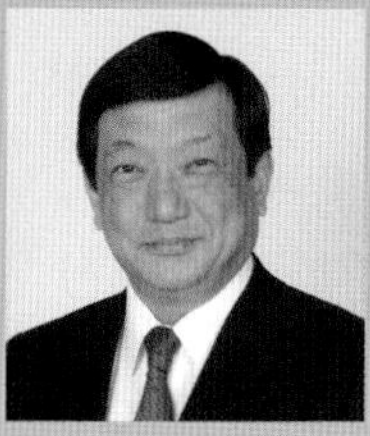

神奈川リハビリテーション病院
病院長
杉山《すぎやま》 肇《はじめ》

脳・神経疾患に対するリハビリの重要性

　筋力が低下していく筋委縮性側索硬化症（ＡＬＳ）、筋ジストロフィーなどのような神経疾患や、脳内の血管の閉塞や出血などによって脳にダメージを与える脳卒中、神経の大元となる脊髄が損傷し、身体の動きに支障をきたす脊髄損傷など、脳・神経の疾患・損傷によって、運動機能に障害を生じることがあります。その際には、疾患・障害そのものに対する治療だけでなく、できる限り日常生活に必要な機能を低下させないようにする、もしくは低下した機能を取り戻すことも求められます。そのために重要な手段の一つがリハビリテーションです。

　リハビリテーションでは、歩行や、物を持ったり、簡単な手作業をしたりする訓練などを行っていきます。一般的な目標の一つとして、まずは疾患・障害で起こりうる、まひの改善が挙げられます。また、低下した機能が完全に回復できないことがあるため、別の機能で補えるようにする訓練や、杖や歩行器などの補助器具を用いる訓練なども重要です。加えて、過度に安静にすることで全身のさまざまな機能が低下し、寝たきりを引き起こすこともある廃用症候群の予防も目指します。

　リハビリは重点的に行うことが大切です。併せて、脳卒中などの急性疾患では、治療後できるだけ早く開始することが、機能をより高い水準まで回復するために重要となってきます。ただ、運動機能が低下していることで、十分に訓練が進められない患者や、転倒の不安から積極的な活動ができなかったり、理学療法士などによる補助が必要になったりする患者もいます。そうした状況のサポートとして、上肢・下肢の訓練を支援するロボットの活用が進められています。

自律的な動きでリハビリをサポート

ロボットは、腕や肩といっ

対象の疾患

筋委縮性側索硬化症（ALS）筋ジストロフィーなど

現在、リハビリ支援ロボットは、８つの神経難病（筋委縮性側索硬化症（ALS）、筋ジストロフィー、球脊髄性筋萎縮症（SBMA）、脊髄性筋萎縮症（SMA）、シャルコー・マリー・トゥース病（CMT）、遠位型ミオパチー、封入体筋炎、先天性ミオパチー）に対して保険が適用となっています。いずれも、進行に伴って少しずつ筋力が低下していく病気で、寝たきりに陥る可能性もあります。

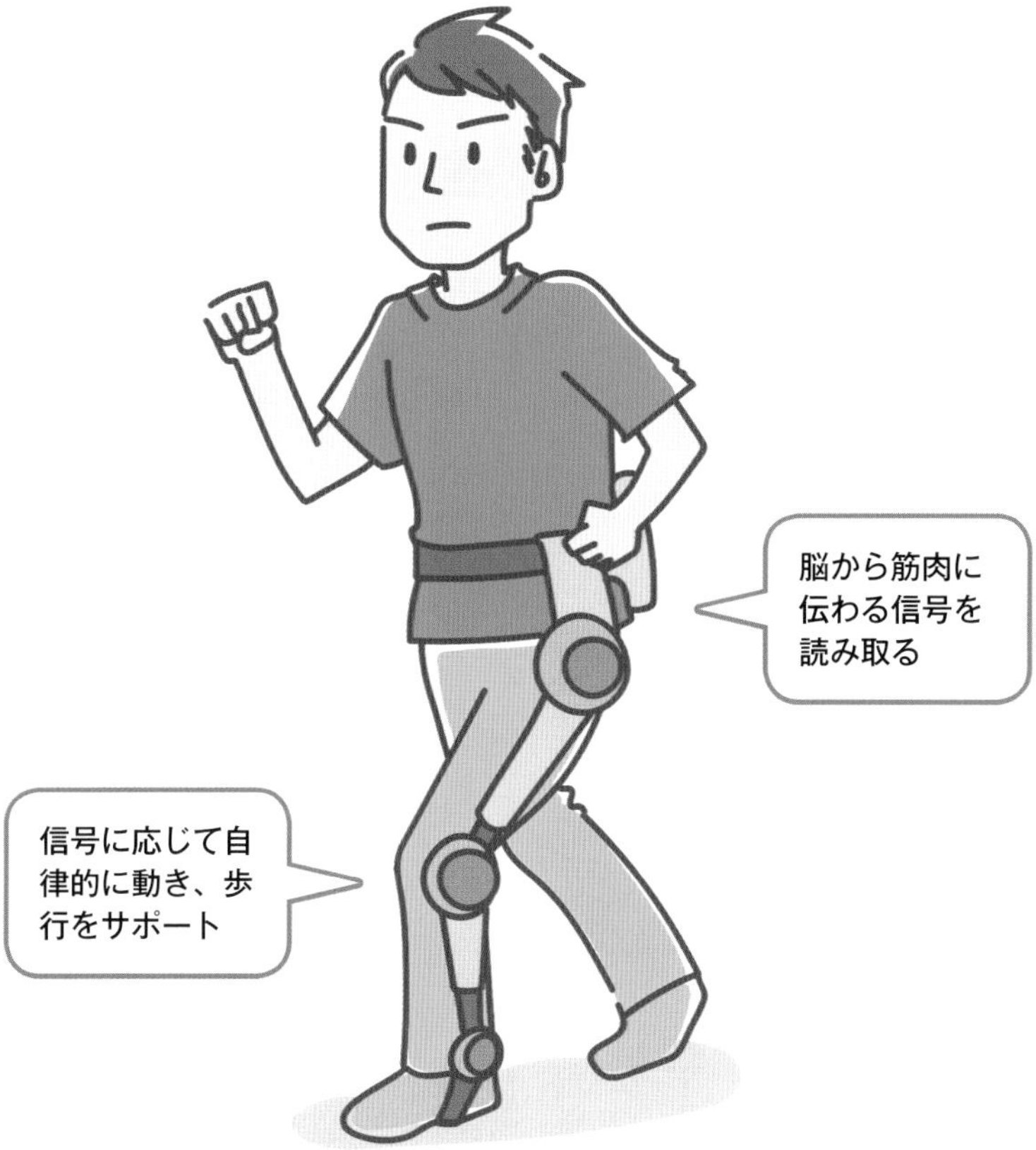
脳から筋肉に伝わる信号を読み取る
信号に応じて自律的に動き、歩行をサポート

た上肢の動きをサポートするものと、歩行を担う下肢の動きをサポートするもの、それぞれにおいて、さまざまな機種が開発され、国内の各医療機関で活用されています。

「ただ手足を動かすのでしたら、CPM（持続的関節他動訓練器）などが数十年前からリハビリで導入されていました。それに対し、ロボットには、脳からの信号や、姿勢傾きなどに応じて、手足の自然な動作に反映させるといった、自律的に動くという要素が加わっています」と、杉山肇医師は説明します。ロボットの一例が、脳から手足の筋肉へ伝える信号を読み取って動かすというもの。人は体を動かそうとした時、その意志に従って脳から神経を通じて筋肉に信号を伝えます。ロボットがその信号を読み取ることで、十分に動かない手足をサポートし、本来望む動作に近づけていきます。

実際の活用として、例えば上肢では、動きのサポートとともに、さまざまな難易度の訓練が設けられ、患者の状態や目的に応じて組み合わせていきます。下肢では、転倒を防止する装置や体重を支える装置なども併用しつつ、歩行訓練を進めていきます。

早期から積極的に訓練を行えるように

ロボットを活用することで、患者は早期から積極的に手足を動かすことができます。それにより、さまざまなメリットが期待できます。「例えば、積極的に歩行訓練を進めることで、今までゆっくりとしか歩けなかった方が、歩行のスピードが早くなったケースもあります」と杉山医師は言います。

本来、まひなどによって十分に体を動かせなかった患者が、積極的に運動できるようになるということ自体も注目すべき点です。結果的に、生活習慣病及び循環器疾患の予防や、痙縮（筋肉の緊張で手足の動きに悪影響を及ぼす）、メタボリック症候群、手足の痛み、しびれの改善といった、運動によって得られる効果も期待できます。さらには、自らの意思で手を動かしたり、歩行したりできることで、リハビリに対するモチベーションも高まります。

ほかに、治療を目的とした活用だけでなく、まひを起こした手足の動きを補助する手段としても、ロボットは期待されています。例えば、脊髄損傷で下肢にまひを起こしている人に対し、ある程度の歩行ができるようロボットでサポートするといった機器の研究も進められています。

対象の拡大や再生医療の補助も期待

２０１９年時点において、リハビリ支援ロボットは、筋委縮性側索硬化症（ＡＬＳ）、筋ジストロフィー、脊髄性筋萎縮症など、進行に伴って運動機能が低下していく神経難病に対して保険が適用になっています。現在では、脳卒中や脊髄損傷など、対象となる疾患の拡大に向けた研究も進められています。

今後、機器の小型化や簡便化が進むことで、患者の自宅などの自主的なリハビリでの活用につながる可能性があります。他に期待できる役割として、ｉＰＳ細胞などを用いた再生医療のサポートを杉山医師は挙げます。「神経損傷などで再生医療を行った後、回復した神経細胞を通して脳からの信号が手や脚に正しく伝わるようにするためには、より正常に近い歩行訓練を繰り返し行う必要があります。下肢がまったく動かない段階から、正常歩行に近い歩行を繰り返し、神経を正しくつなげていく。わずかでも動くようになってきたら、さらにロボットで筋肉の動きを増幅させて、機能の回復を促す。そうした活用も考えられるでしょう」

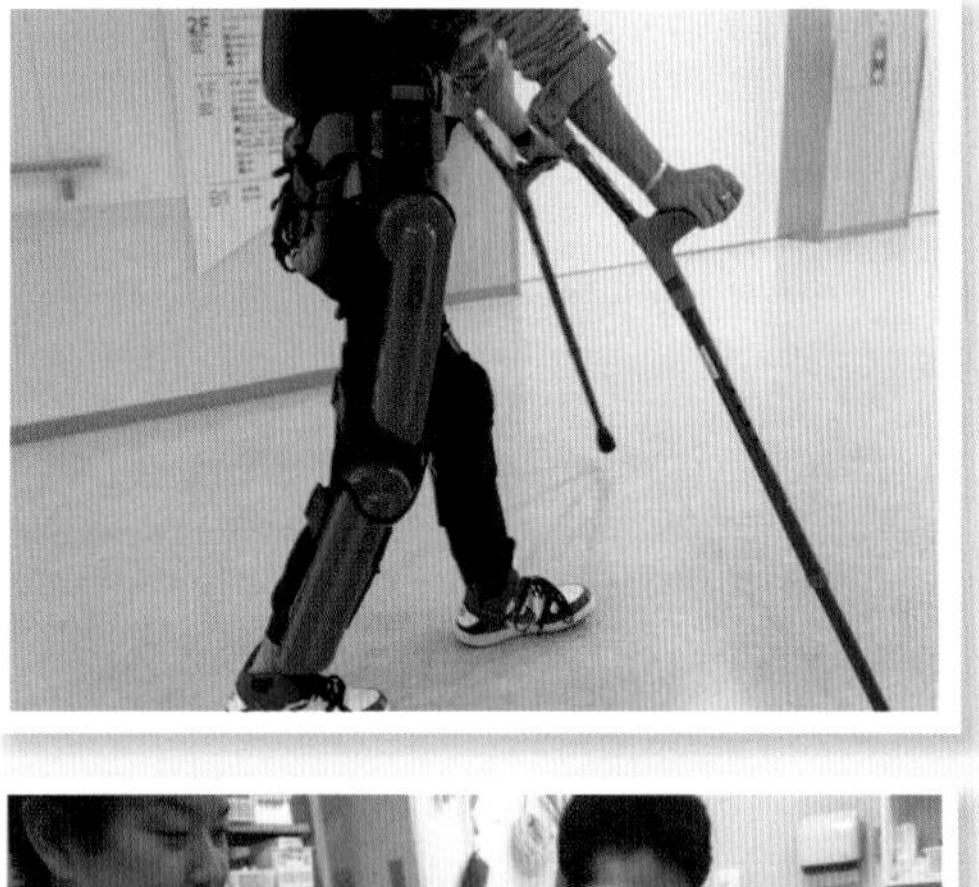

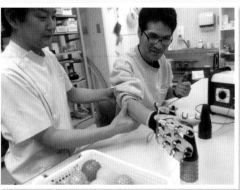

患者の動作をサポートするロボットの例

最新治療の特徴

- ☑ 本来の手足の動きに近づけた訓練が可能
- ☑ 積極的な訓練を実現することで、機能回復・維持が期待できる
- ☑ 積極的に体を動かせることで、生活習慣病や循環器疾患、手足の痛みなど、運動に伴う効果も期待できる
- ☑ 自身の意思で体をある程度動かせることで、治療に対するモチベーションを高められる

生活の質 ❶

神経難病を主な対象として リハビリ支援ロボットを導入している施設の例

各厚生局が公表している「施設基準の届出状況」より、「歩行運動処置（ロボットスーツによるもの）」の届出状況を掲載した。施設基準の対象は脊髄性筋萎縮症、球脊髄性筋萎縮症、筋萎縮性側索硬化症、シャルコー・マリー・トゥース病、遠位型ミオパチー、封入体筋炎、先天性ミオパチー、筋ジストロフィー。

都道府県	医療機関名称	所在地
北海道	札幌パーキンソン MS 神経内科クリニック	札幌市北区
	北祐会神経内科病院	札幌市西区
青森	弘前大学医学部附属病院	弘前市
岩手	独立行政法人国立病院機構岩手病院	一関市
宮城	独立行政法人国立病院機構仙台西多賀病院	仙台市太白区
	医療法人徳洲会仙台徳洲会病院	仙台市泉区
	総合南東北病院	岩沼市
山形	鶴岡協立リハビリテーション病院	鶴岡市
福島	独立行政法人国立病院機構いわき病院	いわき市
茨城	筑波大学附属病院	つくば市
	茨城県立医療大学付属病院	稲敷郡阿見町
栃木	済生会宇都宮病院	宇都宮市
埼玉	学校法人　獨協学園　獨協医科大学埼玉医療センター	越谷市
千葉	医療法人社団　鎮誠会　季美の森リハビリテーション病院	大網白里市
東京	東邦大学医療センター大森病院	大田区
	東京都立神経病院	府中市
神奈川	社会福祉法人恩賜財団済生会支部神奈川県済生会　神奈川県病院	横浜市神奈川区
	AOI 国際病院	川崎市川崎区
	医療法人徳洲会　湘南藤沢徳洲会病院	藤沢市
新潟	独立行政法人国立病院機構　新潟病院	柏崎市
長野	独立行政法人国立病院機構　まつもと医療センター	松本市
岐阜	岐阜県総合医療センター	岐阜市
静岡	医療法人社団　三誠会　北斗わかば病院	浜松市浜北区
愛知	名古屋市立東部医療センター	名古屋市千種区
	名古屋市総合リハビリテーションセンター附属病院	名古屋市瑞穂区
	独立行政法人国立病院機構東名古屋病院	名古屋市名東区
	医療法人大朋会岡崎共立病院	岡崎市
	一宮西病院	一宮市

都道府県	医療機関名称	所在地
三重	独立行政法人国立病院機構鈴鹿病院	鈴鹿市
滋賀	社会医療法人　誠光会　草津総合病院	草津市
大阪	地方独立行政法人大阪府立病院機構　大阪急性期・総合医療センター	大阪市住吉区
	公益財団法人　田附興風会　医学研究所　北野病院	大阪市北区
	独立行政法人国立病院機構　大阪刀根山医療センター	豊中市
	和泉市立総合医療センター	和泉市
	近畿大学病院	大阪狭山市
兵庫	神戸市立医療センター中央市民病院	神戸市中央区
	兵庫県立姫路循環器病センター	姫路市
	はくほう会セントラル病院	尼崎市
	兵庫県立尼崎総合医療センター	尼崎市
奈良	医療法人新生会総合病院高の原中央病院	奈良市
和歌山	独立行政法人国立病院機構南和歌山医療センター	田辺市
広島	広島大学病院	広島市南区
山口	医療法人社団松涛会　安岡病院	下関市
	地域医療支援病院オープンシステム徳山医師会病院	周南市
徳島	水の都記念病院	徳島市
	独立行政法人国立病院機構徳島病院	吉野川市
	稲次病院	板野郡藍住町
愛媛	社会医療法人石川記念会　HITO 病院	四国中央市
福岡	福岡大学病院	福岡市城南区
佐賀	佐賀県医療センター好生館	佐賀市
	河畔病院	唐津市
長崎	社会医療法人春回会　長崎北病院	西彼杵郡時津町
熊本	山鹿中央病院	山鹿市
大分	井野辺病院	大分市
宮崎	潤和リハビリテーション振興財団　潤和会記念病院	宮崎市
	独立行政法人　国立病院機構　宮崎東病院	宮崎市
鹿児島	大勝病院	鹿児島市
沖縄	独立行政法人国立病院機構　沖縄病院	宜野湾市
	琉球大学医学部附属病院	中頭郡西原町
	医療法人　沖縄徳洲会　南部徳洲会病院	島尻郡八重瀬町

生活の質②

頸椎椎間板ヘルニアなどに対する最新の手術

頸椎人工椎間板置換術

首の骨に生じる頸椎椎間板ヘルニア、頸椎症性脊髄症・神経根症で導入された最新治療。従来の手術と異なり、頸椎を固定せずに治療できることで、さまざまなメリットを持っています。

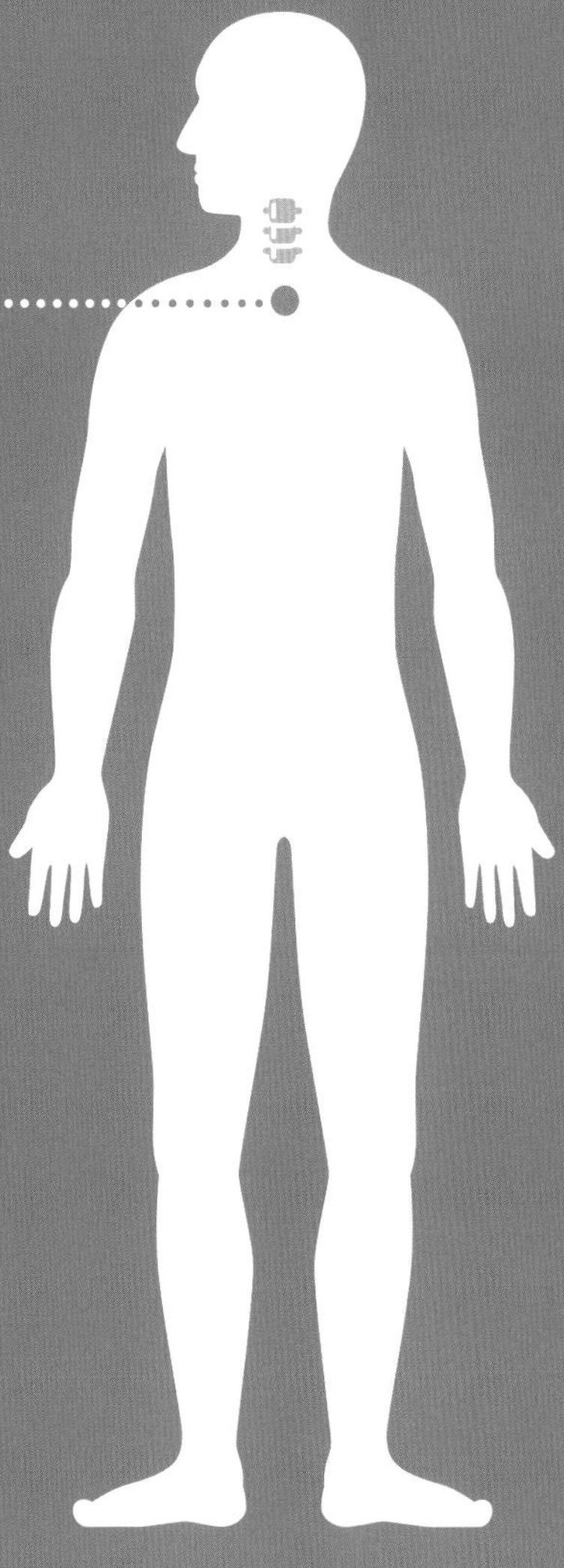

- 頸椎椎間板ヘルニア
- 頸椎症性脊髄症
- 神経根症 など

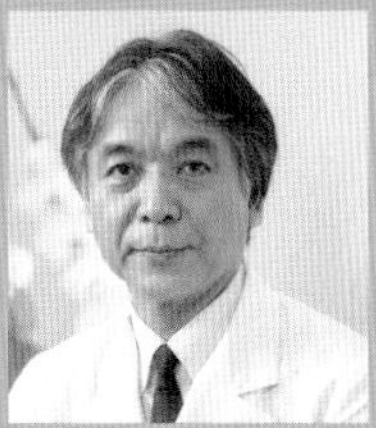

取材協力
筑波大学
医学医療系
整形外科教授
山崎《やまざき》 正志《まさし》

痛みやしびれを引き起こす 椎体や椎間板の変形

頸椎（首の骨）は、椎体と呼ばれる７つの小さな骨及び、それぞれの間でクッションとして働く椎間板で構成されており、頭部を支えると共に、脳から全身へつながる神経である、脊髄や神経根の通り道としての役割も担っています。

椎体や椎間板の変形といった要因で、脊髄や神経根が圧迫されると、首や肩、腕などに痛みやしびれを引き起こします。例としてあげられるのが、椎間板内部の髄核と呼ばれる組織が飛び出す頸椎椎間板ヘルニアや、骨・椎間板が変形して脊髄や神経根を圧迫する頸椎症性脊髄症・神経根症です。これらの疾患に対しては、まずは装具による固定や、物理療法、薬物療法などの保存的治療が行われます。それでも症状が改善しなかったり、悪化したりした場合には手術が検討されます。

手術で主に行われてきたのが、前方除圧固定術と呼ばれるものです。首の前方から頸椎までアプローチし、脊髄や神経根の圧迫を引き起こしている椎間板を削った後、そのスペースに骨を移植するとともに、隣接する椎体を金属製のプレートで固定します。この手術自体は成績が良いのですが、術後、年数が経つと、固定された隣接の椎体が変形して神経を圧迫する可能性がありました。

「一つ固定してしまうと、複数の椎体が同時に動かなければならなくなり、余分な負担がかかってしまいます。それが長い目で見ると変性の原因となるのです」と、山崎正志医師は説明します。この、従来法の問題を解決する術式として開発され、２０１７年に保険が適用となったのが、頸椎人工椎間板置換術と呼ばれる術式です。

人工の椎間板を挿入する 新しい頸椎手術

頸椎人工椎間板置換術は、頸椎に到達し、症状の原因となる椎間板を取り除くところ

対象の疾患

頸椎椎間板ヘルニア
頸椎症性脊髄症
神経根症など

骨・椎間板が変形して、脊椎内の脊髄や神経根を圧迫する疾患。痛みや手足のしびれなどを引き起こします。治療として、まずは薬物療法などの保存的治療が行われ、それで症状が改善しなければ圧迫を解消するための手術も検討されます。

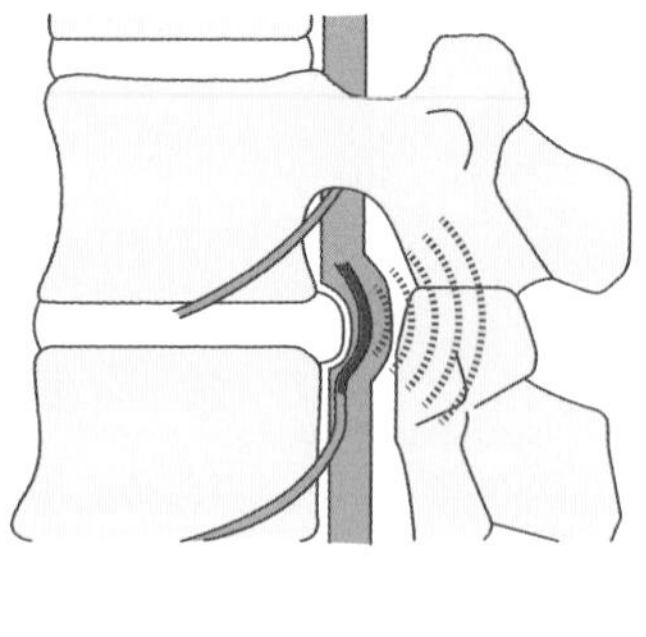

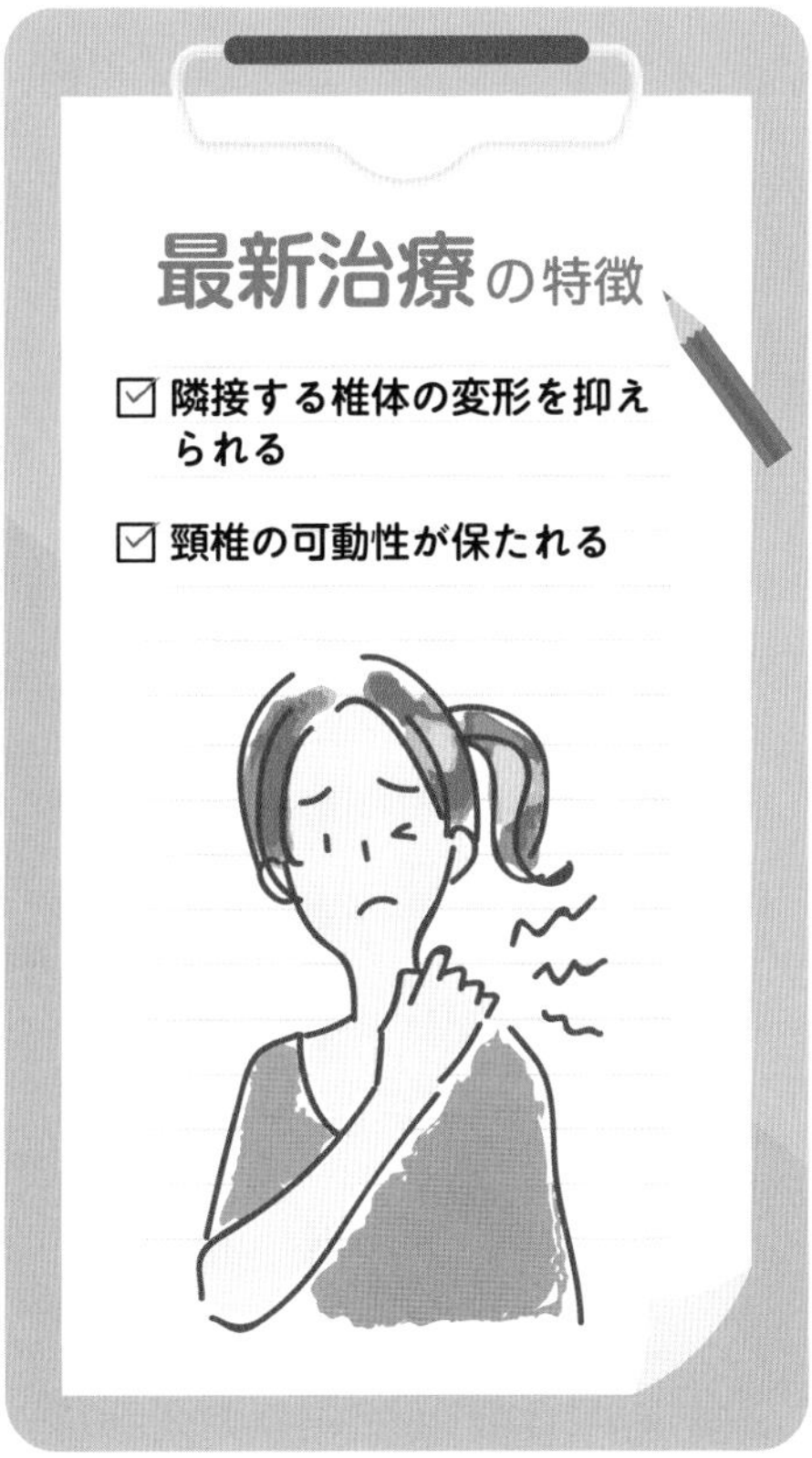
最新治療の特徴
隣接する椎体の変形を抑えられる
頸椎の可動性が保たれる

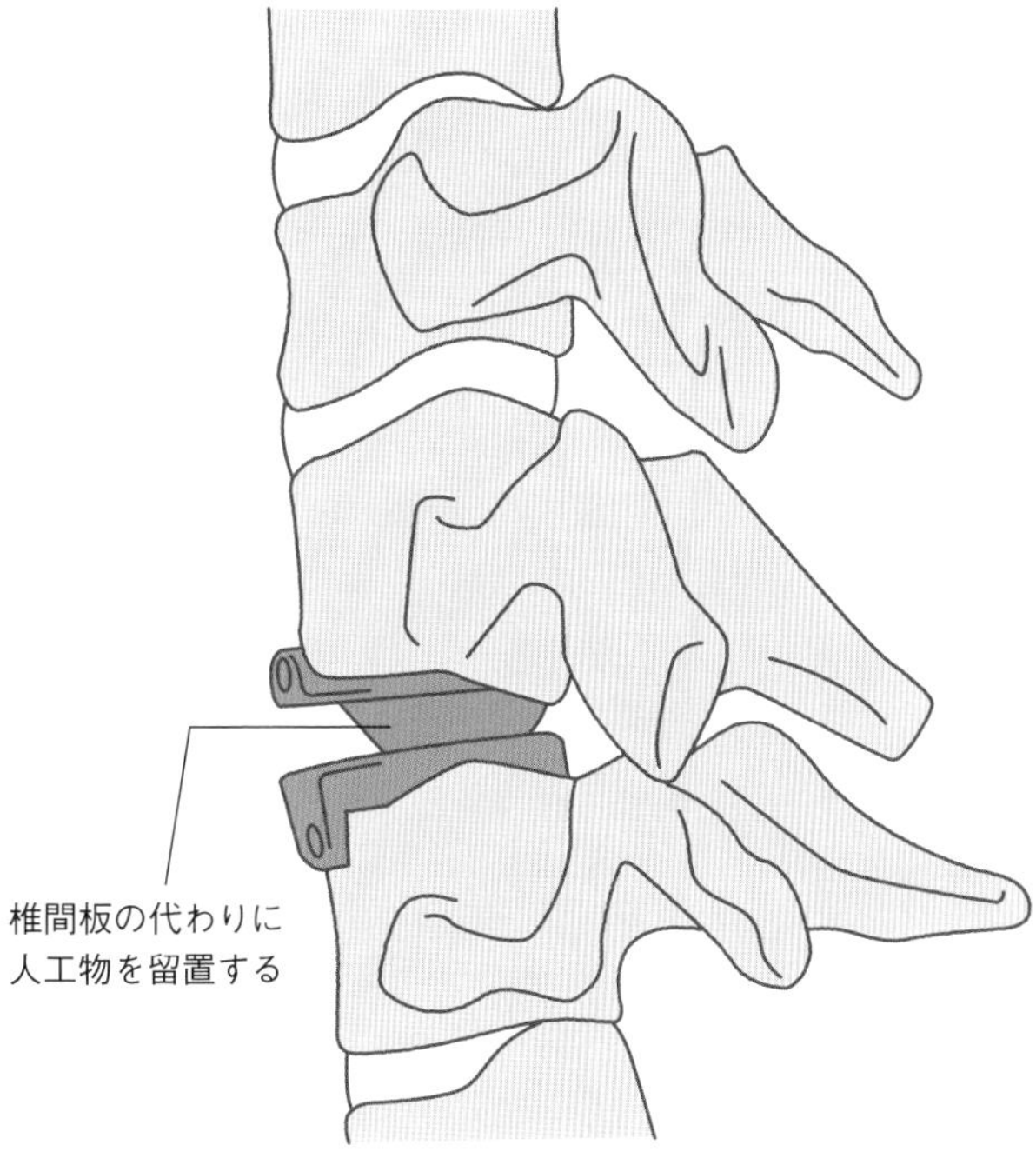

までは従来の固定術と同じ流れで進められます。異なるのはそこからで、隣接する椎体同士を固定する代わりに、可動性のある人工の椎間板を挿入します。

「椎間板の動きが維持されるため、隣接する上下の椎体に対する負担が少なくなります」と、山崎医師は利点を挙げます。

現状、手術の主な対象として想定されているのは、頸椎の変形が少ない若年層の患者です。高齢者でも手術は可能ですが、若年層に比べて、手術の時点での頸椎の変形が進んでいて、適応とならない場合も少なくない状況にあるといいます。

頸椎人工椎間板置換術は既に欧米では広く普及しています。国内では、保険が適用されてから1年間は調査期間と位置づけられ、18の限定した施設のみで実施が可能となっていました。既に調査期間を終えているため、今後はデータを検証したのち、実施施設が拡大されることが期待されています。「学会で頸椎人工椎間板置換術のワークショップを開催するとすぐに参加希望者が集まります。それだけ注目している人が多いのではないでしょうか」。そう山崎医師が語るような状況であるだけに、拡大以降は全国の実施施設で導入されることが予想されます。

必要最小限の処置で確実に病変を切除する技術が必要

なお、頸椎人工椎間板置換術を実施するためには、手術体制や医師の経験、他診療科との連携などといった、厳しい基準が定められています。

そもそも、手術自体が従来の固定術に比べ、難度の高いものです。理由の一つとし

実施施設

- 北海道大学病院（北海道札幌市北区）
- 秋田大学医学部附属病院（秋田県秋田市）
- 筑波大学附属病院（茨城県つくば市）
- 済生会川口総合病院（埼玉県川口市）
- 千葉大学医学部附属病院（千葉県千葉市中央区）
- 国際医療福祉大学三田病院（東京都港区）
- 慶應義塾大学病院（東京都新宿区）
- 東京医科歯科大学医学部附属病院（東京都文京区）
- 横浜南共済病院（神奈川県横浜市金沢区）
- 東海大学医学部付属病院（神奈川県伊勢原市）
- 名古屋大学医学部附属病院（愛知県名古屋市昭和区）
- 名古屋市立大学病院（愛知県名古屋市瑞穂区）
- 中部ろうさい病院（愛知県名古屋市港区）
- 江南厚生病院（愛知県江南市）
- 大阪労災病院（大阪府堺市）
- 大阪大学医学部附属病院（大阪府吹田市）
- 大阪医科大学附属病院（大阪府高槻市）
- 九州大学病院（福岡県福岡市東区）

て、固定術に比べて、神経への圧迫の解消をより確実に行う必要があることが挙げられると、山崎医師は説明します。「固定術の場合、椎間が固定されることによっても痛みが収まるため、神経の圧迫が十分に解消されていなくても許容されていました。一方、人工椎間板置換術では椎間が固定されないため、圧迫の解消を完璧にしなければなりません」。他に、移植骨やプレートなどを用いた固定が望めないために、固定術に比べて、骨を削る範囲を最小限にしなければならない点も、手術の難しいところだといいます。

　こうした点から、実施施設は、頸椎人工椎間板置換術に限らず、頸椎手術を高い水準で提供できる体制を備えていると言えます。もし、診断の結果、この手術が適さないと判明したとしても、別の選択肢を用意できることでしょう。また、別の頸椎疾患に対しても、十分な対応が可能といえます。

　症例を重ねていくことで、現状1椎間が対象なのを2椎間まで可能にする、対象疾患を広げるなど、適応範囲が拡大されることも期待できます。そのためにも、まずは合併症を起こすことなく普及させていくことが重要だと、山崎医師は強調します。

頸椎人工椎間板の例

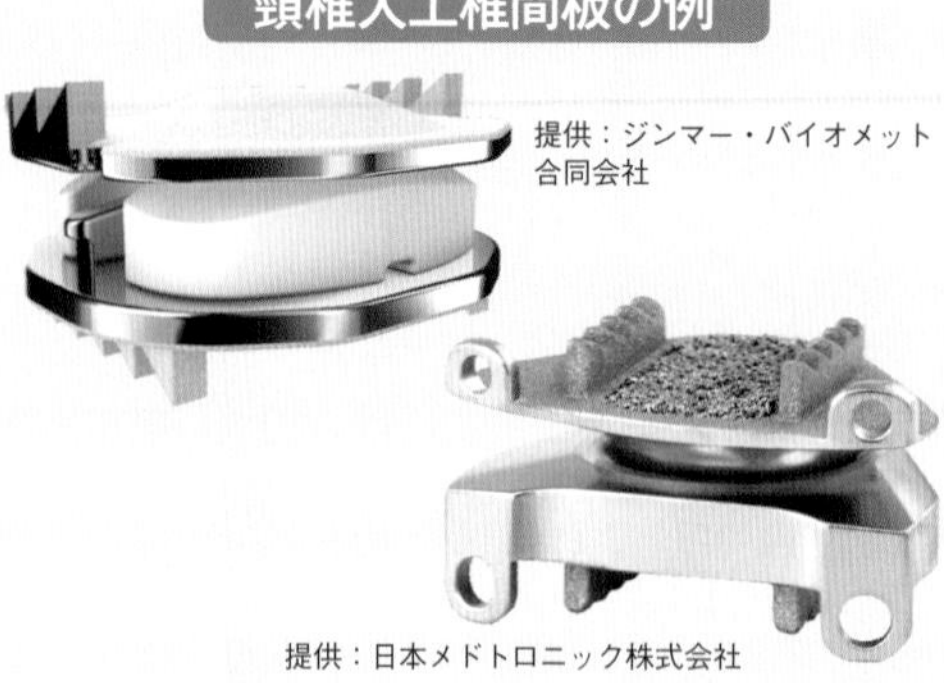

提供：ジンマー・バイオメット合同会社

提供：日本メドトロニック株式会社

生活の質③

好きな時間に自宅で透析、仕事との両立も

在宅血液透析

年々増える透析患者。透析療法の選択肢も一つではありません。在宅血液透析は、通院の必要がほとんどなく、時間が自由に使える治療法として、今注目を集めています。

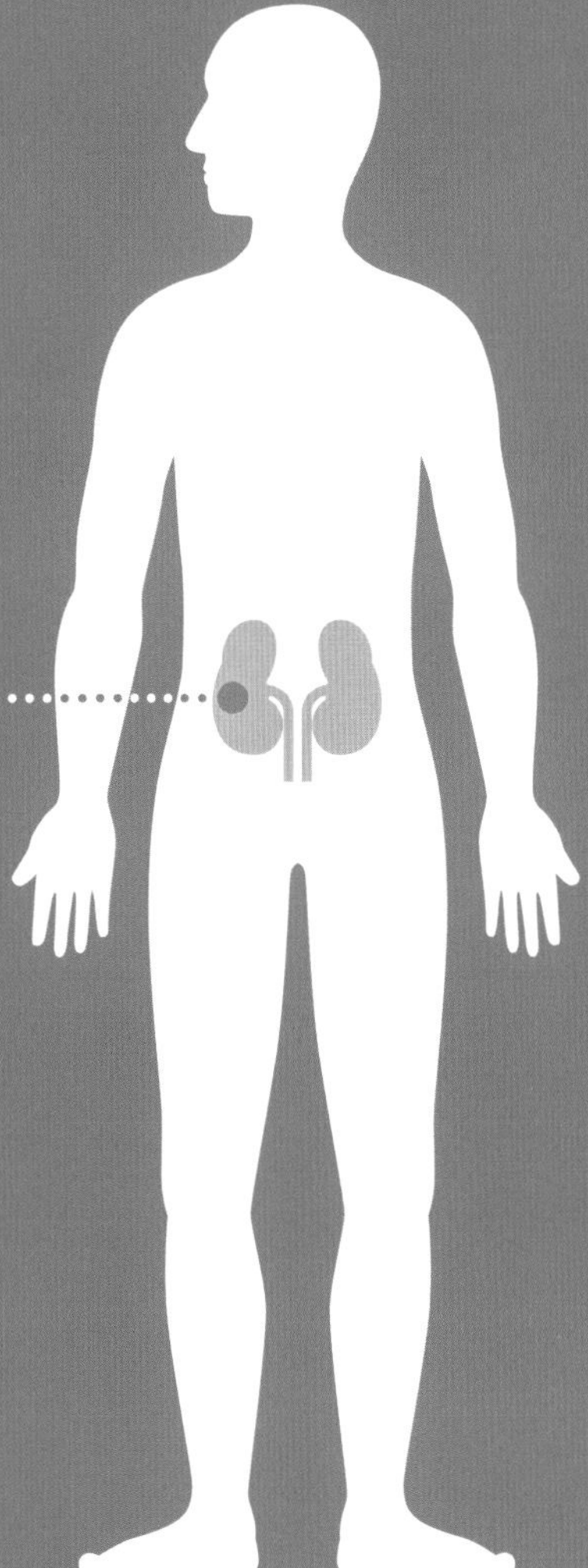

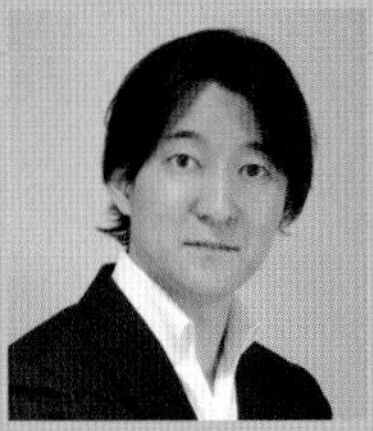

取材協力
医療法人社団麗星会
品川ガーデン
クリニック 院長
若井《わかい》 陽希《はるき》

危険な腎不全
今注目の治療法は

　腎臓は、血中の老廃物などを尿として排出する機能をもった、大切な臓器です。この機能が悪化した状態が腎不全で、慢性に進行した場合は機能が回復しないこともあり、命に危険が及ぶ可能性もあります。主な治療法は、腎臓の移植と、腎機能を人工的に補う血液透析、腹膜透析です。血液透析は透析療法の一つで、血中の老廃物などを取り除く透析器（ダイアライザー）を使います。具体的には、腕の血管に針を刺し、血液を体内の血管から体外の透析器へ循環させます。

　今注目されているのが、患者自身が自宅で血液透析を行う在宅血液透析です。若井陽希医師は「通院の必要がほとんどなく、時間が自由に使えます。仕事と治療も両立しやすく、多くの患者さんは働きながら透析を行っています」と強調します。

好きな時間に透析を
高い効果にも期待

　在宅血液透析のメリットは、時間が自由に使えることです。通院回数は一般的に、通院透析が週３回なのに対し、在宅血液透析は月１～２回です。働いている人でも、通院のために仕事を早退する必要などがなく、帰宅後の空いた時間に透析ができます。透析回数・時間も、連日短時間（１日１回３時間程度）や隔日長時間（２日に１回６時間以上）など、生活リズムに合わせることが可能です。

　頻回の血液透析により、高い治療効果も期待できます。医療保険制度では、原則として通院透析は月14回までしか認められていませんが、在宅血液透析では、より頻回に行うことが可能です。「健康な腎臓が３６５日働いているように、血液透析もこまめに行った方が、体調が安定し、様々な効果が期待できます」と若井医師は説明します。

　高い治療効果に伴い、食事制限の緩和も望めます。通院透析では老廃物の排出機能の

対象の疾患

腎不全

血中の老廃物などを排出する腎臓の機能が悪化した状態です。急激に機能が低下する急性腎不全と、自覚症状なく長期に機能が衰える慢性腎不全があり、進行すると末期腎不全になって、腎移植か透析療法が必要になります。加齢や生活習慣の影響が大きく、糖尿病の合併症としての腎不全が増えています。

主な症状

- 尿毒症
- 心不全
- 高血圧

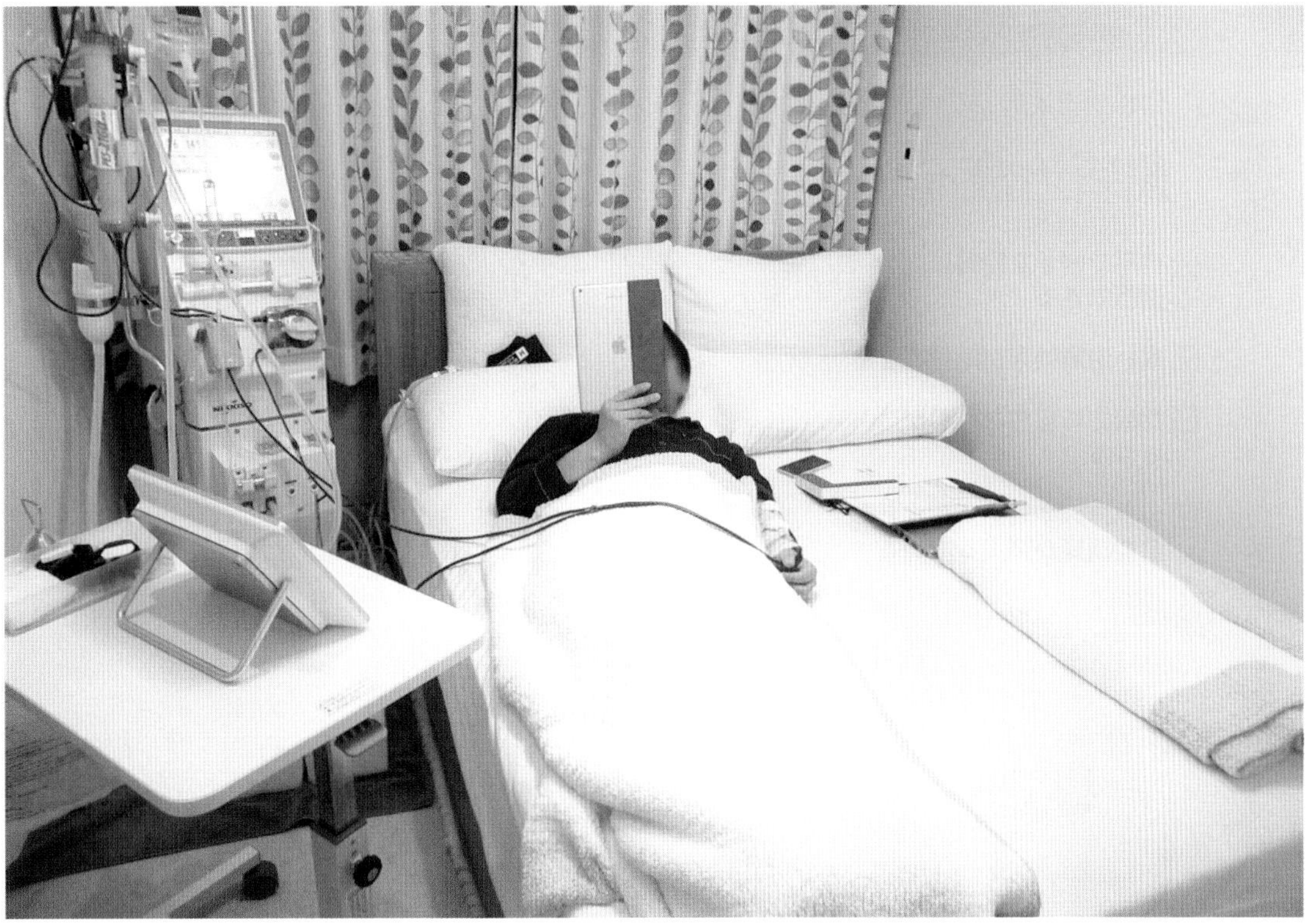

通院の必要がほとんどないので、好きな時間に自宅で透析できる

低下を踏まえた食事制限が必要でしたが、在宅血液透析では比較的に自由な食事が可能です。

これらのメリットを見てきた若井医師は「患者さんの多くが在宅血液透析の効果を実感しています。自己管理が必要な在宅医療ですが、治療を怠るケースはほとんどありません」と話します。

腎移植や他の透析療法と比べたメリットもあります。腎移植は、腎不全の根本的な治療法ですが、国内では臓器提供者（ドナー）が少なく、原則として親族からの提供がなければ、移植までに長い待機年数がかかる傾向にあります。透析療法の一つの腹膜透析は、患者の腹腔に注入した透析液を、老廃物などと一緒に排出する治療法です。在宅でできるメリットはありますが、長く続けると体内の腹膜が劣化するので、現状では長期間の継続が難しい場合があります。

充実した訓練で自己穿刺も安心、安全確保も

在宅血液透析の一般的な流れを確認します。実施の条件としては、緊急対応の必要などから、治療中の患者に同伴する介助者や付添い者が必要です。申込から実施までには、約2～6カ月かかり、この間に医師との面接や、自宅環境の確認、患者の教育訓練（約1・5～4カ月）、関連機器の設置などを行います。

教育訓練では、在宅血液透析に必要な知識と技術、緊急対応を学びます。在宅血液透析では、脱血と返血のために、患者自身が腕の血管へ2本の針を刺すので、消毒や穿刺、止血の方法なども学びます。「針を刺すことに抵抗がある方も多いでしょうが、穿

刺が原因で在宅血液透析を諦めた患者さんはほとんどいません。自分で刺した方が痛くないという声も聞きます」と若井医師は言います。

　治療スペース（約2畳）と、薬品などの保管場所（約2畳）も求められます。医療費以外の必要経費は、関連機器を設置するための初期工事費用（約5万〜30万円）や電気・水道代（約1・2〜1・5倍に）、備品の購入費用（マスク、手袋など）などです。賃貸マンションでも在宅血液透析は可能ですが、管理組合などと調整を要する場合もあります。

　薬品などの必要な物品は、全て患者宅に配送されます。注意が必要なのは、血液の染みたガーゼなどの医療廃棄物で、適切な処理を行った上で市町村に回収してもらいます。針などの危険物は、通院時に持参し、医療機関で処分してもらいます。

　最後に、安全確保について確認します。関係機器は、医療機関のスタッフやメーカーの担当者が定期点検を行います。患者の状況は、月1〜2回の通院で担当医師が確認します。この際、患者が自己採血した検体から得られた血液検査の結果と、自己測定した体重や血圧などの経過記録を確認し、必要があれば透析回数・時間などを変更します。万一、在宅血液透析中に問題が起きても、トラブル対応の訓練を受けているため、患者や介助者（付添い者）で対処が可能です。対処が難しい場合は、医師をはじめとした医療スタッフから電話などで指示を受けることができます。また最近では、各種の安全装置も発達してきています。

　実際の流れは医療機関ごとの違いもあるので、ホームページなどで確認すると良いでしょう。本誌では、施設基準と在宅血液透析研究会のホームページを基にして、実施施設もまとめました。気になることがあれば、気軽に問い合わせてみましょう。

最新治療の特徴

- ☑ 自宅で好きな時間に透析できる
- ☑ 高い治療効果が期待できる
- ☑ 比較的に自由な食事がとれる
- ☑ 自己穿刺や緊急対応などの事前訓練が充実している

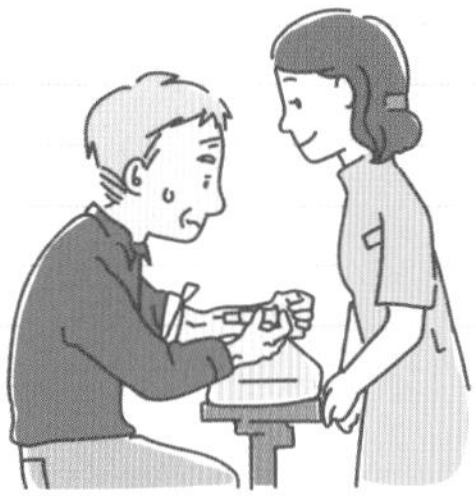

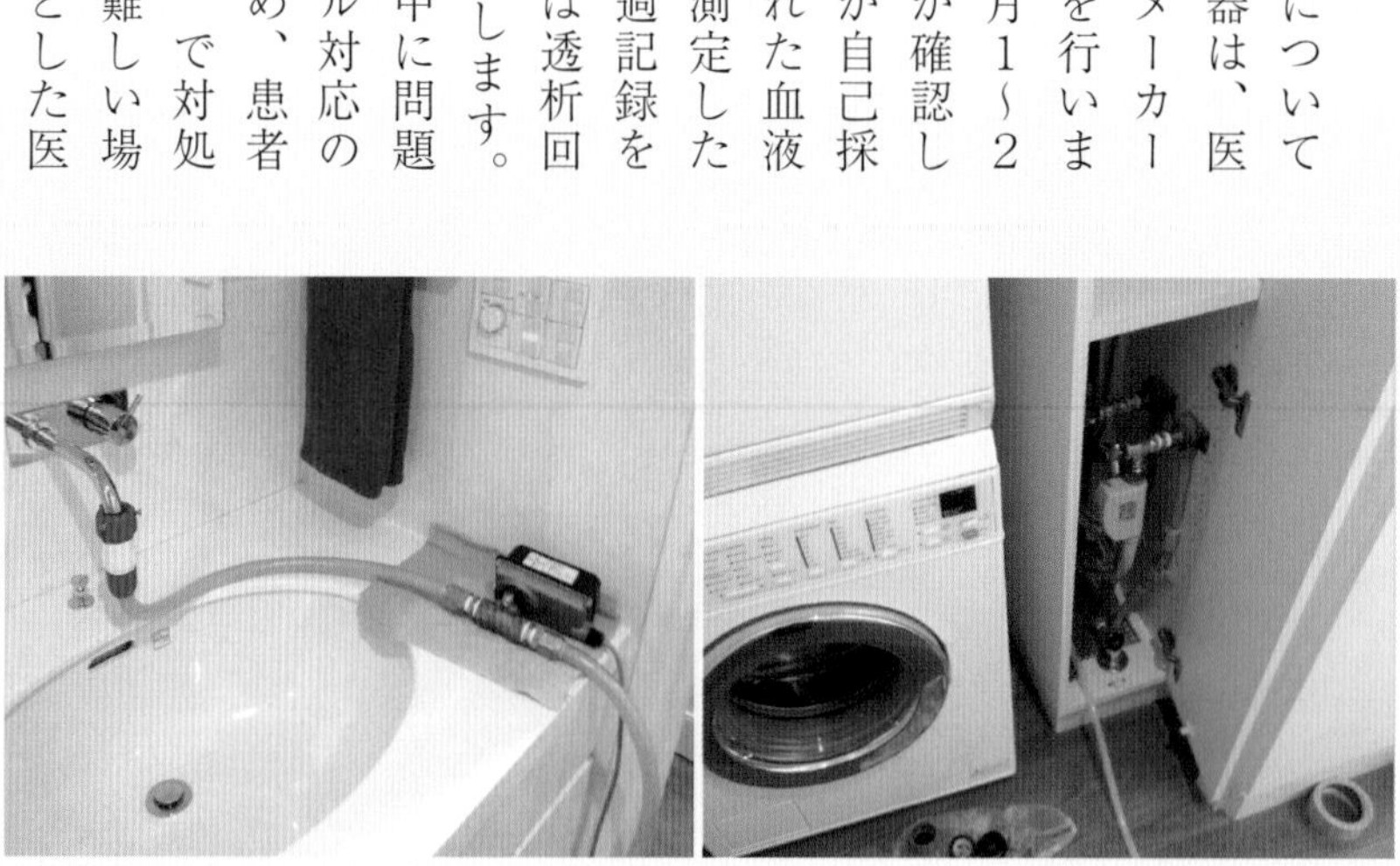

給水（左）と排水（右）の工事例

生活の質 ❸

在宅血液透析 実施施設

各厚生局が公表している「施設基準の届出状況」より、「在宅血液透析指導管理料」の届出状況を掲載した。
あわせて、在宅血液透析研究会ホームページの
「在宅血液透析実施施設一覧」に掲載されていることを「○」で示している。

都道府県	医療機関名称	所在地	研究会掲載
北海道	NTT 東日本　札幌病院	札幌市中央区	
	医療法人社団北辰　クリニック1・9・8札幌	札幌市中央区	○
	医療法人社団東桑会　札幌北クリニック	札幌市北区	○
	社会医療法人　北楡会　札幌北楡病院	札幌市白石区	○
	手稲渓仁会病院	札幌市手稲区	
	医療法人社団隆恵会　わだ内科外科クリニック	札幌市手稲区	
	医療法人社団　にれの杜クリニック	札幌市白石区	○
	社会福祉法人　函館厚生院　函館五稜郭病院	函館市	○
	医療法人社団　腎愛会　だてクリニック	旭川市	
	医療法人仁友会　北彩都病院	旭川市	○
	社会福祉法人　北海道社会事業協会富良野病院	富良野市	
	東室蘭サテライトクリニック	室蘭市	
	伊丹腎クリニック	登別市	○
	医療法人社団　腎友会　岩見沢クリニック	岩見沢市	
青森	あおもり腎透析・泌尿器科クリニック	青森市	○
岩手	岩手医科大学附属病院	盛岡市	
	岩手県立宮古病院	宮古市	
宮城	国家公務員共済組合連合会東北公済病院	仙台市青葉区	
	庄子内科クリニック	仙台市宮城野区	○
秋田	立木医院	秋田市	
	医療法人あけぼの会　こまち透析クリニック	大仙市	
山形	矢吹病院	山形市	○
	鶴岡協立病院	鶴岡市	
	医療法人徳洲会庄内余目病院	東田川郡庄内町	○
福島	おぎはら泌尿器と腎のクリニック	福島市	
茨城	大場内科クリニック	水戸市	○
	茨城県立中央病院	笠間市	○
	MED AGRI CLINIC つくばみらい	つくばみらい市	

都道府県	医療機関名称	所在地	研究会掲載
栃木	奥田クリニック	宇都宮市	○
	目黒医院	宇都宮市	
	宇都宮腎・内科・皮膚科クリニック	宇都宮市	○
	池永腎内科クリニック	大田原市	○
	ことうだ腎クリニック	下野市	○
	坂本クリニック	那須郡那珂川町	
群馬	医療法人社団三矢会　上毛大橋クリニック	前橋市	
	沼田脳神経外科循環器科病院	沼田市	
	呑龍クリニック	太田市	
	医療法人　社団　田口会　新橋病院	館林市	
埼玉	医療法人社団　望星会　望星病院	さいたま市浦和区	
	医療法人　ヘブロン会　大宮中央総合病院	さいたま市北区	
	医療法人　博友会　友愛日進クリニック	さいたま市北区	
	医療法人　さくら　北浦和腎クリニック	さいたま市中央区	
	自治医科大学附属さいたま医療センター	さいたま市大宮区	
	医療法人　博友会　友愛クリニック	さいたま市大宮区	
	埼玉医科大学　総合医療センター	川越市	○
	東鷲宮病院	久喜市	○
	上尾駅前クリニック	上尾市	
	医療法人社団　悠友会　志木駅前クリニック	志木市	
	埼玉医科大学病院	入間郡毛呂山町	○
	医療法人社団　和栄会　所沢腎クリニック	所沢市	
	社会医療法人財団　石心会　さやま腎クリニック	狭山市	○
	おばら内科腎クリニック	富士見市	○
	医療法人　さくら　さくら記念病院	富士見市	○
	医療法人　さくら　鶴瀬腎クリニック	富士見市	○
	富家病院	ふじみ野市	
	富家在宅リハビリテーションケアクリニック	ふじみ野市	
	医療法人くぼじまクリニック	熊谷市	○
	くまがやクリニック	熊谷市	○
	なごみ診療所	白岡市	
千葉	独立行政法人地域医療機能推進機構　千葉病院	千葉市中央区	
	独立行政法人国立病院機構　千葉東病院	千葉市中央区	
	医療法人社団　寄命会　椎名崎クリニック	千葉市緑区	
	医療法人新都市医療研究会「君津」会　玄々堂君津病院	君津市	○
	医療法人財団松圓会　東葛クリニック病院	松戸市	○
	医療法人社団誠徹会　千葉北総内科クリニック	印西市	

都道府県	医療機関名称	所在地	研究会掲載
東京	聖路加国際病院	中央区	○
	東京慈恵会医科大学附属病院	港区	
	南青山内科クリニック	港区	○
	医療法人社団　礼恵会　むすび葉ゆうクリニック	港区	
	ぼだい樹クリニック	港区	
	医療法人社団　白水会　須田クリニック	新宿区	
	下落合クリニック	新宿区	
	国立研究開発法人　国立国際医療研究センター病院	新宿区	
	順天堂大学医学部附属　順天堂医院	文京区	
	医療法人社団　つばさ　つばさクリニック	墨田区	
	医療法人社団　麗星会　品川ガーデンクリニック	品川区	○
	医療法人社団　麗星会　五反田ガーデンクリニック	品川区	
	医療法人社団　明洋会　柴垣医院自由が丘	目黒区	
	医療法人社団　城南会　西條クリニック鷹番	目黒区	
	社会医療法人財団　仁医会　牧田総合病院	大田区	
	医療法人社団　京浜会　京浜病院	大田区	
	医療法人社団　明洋会　柴垣医院　久が原	大田区	
	医療法人社団　洞樫会　自由が丘南口クリニック	世田谷区	○
	腎内科クリニック世田谷	世田谷区	○
	日本赤十字社医療センター	渋谷区	○
	医療法人社団　礼恵会　むすび葉クリニック渋谷	渋谷区	
	医療法人社団　TLC　渋谷笹塚循環器 HD クリニック	渋谷区	○
	おいかわ内科在宅クリニック	渋谷区	
	医療法人社団　昇陽会　阿佐谷すずき診療所	杉並区	○
	東京透析フロンティア　池袋駅北口クリニック	豊島区	○
	生協北診療所	北区	
	医療法人社団　Oasis　Medical　田端駅前クリニック	北区	
	医療法人社団　中央白報会　白報会王子病院	北区	
	東京ネクスト内科・透析クリニック	荒川区	○
	医療法人社団　敬天会　鶴田クリニック	板橋区	
	医療法人社団　愛桜会　赤塚幸クリニック	板橋区	○
	医療法人社団　優腎会　優人上石神井クリニック	練馬区	
	医療法人社団　やよい会　あだち入谷舎人クリニック	足立区	
	医療法人社団　哲仁会　井口病院	足立区	
	医療法人社団　洪泳会　東京洪誠病院	足立区	
	東海大学医学部付属八王子病院	八王子市	
神奈川	徳田病院	横浜市鶴見区	

都道府県	医療機関名称	所在地	研究会掲載
神奈川	聖隷横浜病院	横浜市保土ケ谷区	
	国家公務員共済組合連合会　横浜南共済病院	横浜市金沢区	
	医療法人社団　厚済会　上大岡仁正クリニック	横浜市港南区	○
	医療法人社団　厚済会　横浜じんせい病院	横浜市港南区	○
	昭和大学横浜市北部病院	横浜市都筑区	
	東海大学大磯病院	中郡大磯町	
	横須賀市立市民病院	横須賀市	
	医療法人　沖縄徳洲会　湘南鎌倉総合病院	鎌倉市	
	茅ケ崎中央病院	茅ヶ崎市	○
	医療法人桃一会　及川医院	秦野市	○
	東名厚木病院	厚木市	
	東海大学医学部付属病院	伊勢原市	○
	聖マリアンナ医科大学病院	川崎市宮前区	○
	あさおクリニック	川崎市麻生区	○
	渡辺クリニック	川崎市麻生区	
新潟	社会福祉法人新潟市社会事業協会　信楽園病院	新潟市西区	
	新潟県厚生農業協同組合連合会　長岡中央綜合病院	長岡市	
	立川綜合病院	長岡市	○
富山	不二越病院	富山市	○
	黒部市民病院	黒部市	
石川	医療法人社団浅ノ川　浅ノ川総合病院	金沢市	
	田谷泌尿器科医院	小松市	
	国民健康保険　小松市民病院	小松市	
	だいもん内科・腎透析クリニック	野々市市	
	公立松任石川中央病院	白山市	
福井	医療法人社団　響　二の宮クリニック	福井市	
	はやしクリニック	鯖江市	
山梨	山梨大学医学部附属病院	中央市	○
長野	長野県厚生農業協同組合連合会　南長野医療センター篠ノ井総合病院	長野市	○
	松本市立病院	松本市	○
	健和会病院	飯田市	○
	諏訪赤十字病院	諏訪市	○
岐阜	松岡内科クリニック	大垣市	○
	大垣中央病院	大垣市	
	大垣北クリニック	安八郡神戸町	○
	サンシャインＭ＆Ｄクリニック	瑞穂市	○
静岡	静岡済生会総合病院	静岡市駿河区	○

都道府県	医療機関名称	所在地	研究会掲載
静岡	静岡県立総合病院	静岡市葵区	○
	静岡市立静岡病院	静岡市葵区	
愛知	医療法人有心会　大幸砂田橋クリニック	名古屋市東区	
	医療法人衆済会増子記念病院	名古屋市中村区	
	西本病院	名古屋市瑞穂区	
	医療法人幸世会新瑞橋ネフロクリニック	名古屋市瑞穂区	
	新生会第一病院	名古屋市天白区	○
	愛北ハートクリニック	一宮市	
	公立陶生病院	瀬戸市	
	春日井市民病院	春日井市	
	愛北ハートクリニック在宅稲沢	稲沢市	
	医療法人友成会　名西クリニック	清須市	
三重	四日市腎クリニック	四日市市	○
	鈴鹿腎クリニック	鈴鹿市	
	亀山市立医療センター	亀山市	
	津みなみクリニック	津市	
	医療法人暲純会武内病院	津市	
	伊勢赤十字病院	伊勢市	
	尾鷲総合病院	尾鷲市	○
	国立大学法人三重大学医学部附属病院	津市	
滋賀	独立行政法人　地域医療機能推進機構　滋賀病院	大津市	○
	医療法人弘英会　琵琶湖大橋病院	大津市	
	わたなべ湖西クリニック	大津市	○
	彦根市立病院	彦根市	○
	医療法人下坂クリニック	長浜市	
	近江八幡市立総合医療センター	近江八幡市	○
	富田クリニック	草津市	○
	第二富田クリニック	草津市	
	医療法人　翔誠会　おおはし腎透析クリニック	野洲市	○
京都	医療法人　池田クリニック京都	京都市下京区	
	医療法人社団　恵心会　京都武田病院	京都市下京区	○
	医療法人財団康生会　京都駅前武田透析クリニック	京都市下京区	
	社会福祉法人京都社会事業財団　京都桂病院	京都市西京区	
	独立行政法人国立病院機構京都医療センター	京都市伏見区	○
	医療法人清祥会川上内科	八幡市	○
	京都中部総合医療センター	南丹市	
	国家公務員共済組合連合会　舞鶴共済病院	舞鶴市	

都道府県	医療機関名称	所在地	研究会掲載
大阪	医療法人仁真会　白鷺病院	大阪市東住吉区	○
	医療法人岡田会　岡田クリニック	大阪市天王寺区	
	医療法人やまびこ会　堀江やまびこ診療所	大阪市西区	○
	医療法人　真芳会　はやし泌尿器クリニック	大阪市住吉区	
	大正くすのきクリニック	大阪市大正区	○
	医療法人　すみれ会　今井クリニック	大阪市淀川区	
	医療法人恒進會　泉北陣内病院	堺市南区	
	医療法人　三軒医院	河内長野市	
	医療法人健栄会　三康病院	高槻市	○
	医療法人良秀会　藤井病院	岸和田市	
	社会医療法人　愛仁会　井上病院	吹田市	○
	さたけ内科クリニック	吹田市	
	医療法人　北辰会　有澤総合病院	枚方市	
	社会医療法人弘道会　守口生野記念病院	守口市	
	医療法人萌生会　大道クリニック	八尾市	
	医療法人やまびこ会　腎・循環器もはらクリニック	泉南市	○
	医療法人計行会　髙橋計行クリニック	堺市南区	○
兵庫	医療法人社団五仁会　住吉川病院	神戸市東灘区	
	医療法人社団坂井瑠実クリニック	神戸市東灘区	○
	本山坂井瑠実クリニック	神戸市東灘区	
	しもかどクリニック	神戸市垂水区	○
	しもかど腎透析クリニック	神戸市垂水区	○
	赤塚クリニック	神戸市北区	
	独立行政法人労働者健康安全機構神戸労災病院	神戸市中央区	
	腎友会クリニック	神戸市中央区	
	王子クリニック	神戸市中央区	
	芦屋坂井瑠実クリニック	芦屋市	
	芦屋 JS クリニック水谷	芦屋市	
	医療法人回生会　宝塚病院	宝塚市	
	医療法人社団尚仁会　平島病院	三田市	
	兵庫県立淡路医療センター	洲本市	
	なかむら内科・循環器内科医院	加古川市	
	医療法人社団星晶会　星優クリニック	伊丹市	
	医療法人社団星晶会　いたみバラ診療所	伊丹市	
	医療法人社団星晶会　あおい病院	伊丹市	
	赤穂市民病院	赤穂市	
	前田クリニック	豊岡市	

都道府県	医療機関名称	所在地	研究会掲載
奈良	医療法人優心会　吉江医院	桜井市	
	医療法人康成会　星和台クリニック	北葛城郡河合町	
	医療法人友愛会　かつらぎクリニック	葛城市	○
和歌山	医療法人博文会　児玉病院	和歌山市	○
	半羽胃腸病院	和歌山市	
	医療法人裕紫会　オリオン	和歌山市	
	日本赤十字社　和歌山医療センター	和歌山市	
	医療法人裕紫会　中紀クリニック	御坊市	
	たなべクリニック	田辺市	
	ましょうクリニック	新宮市	
鳥取	新開　山本クリニック	米子市	
島根	隠岐広域連合立隠岐病院	隠岐郡隠岐の島町	
	医療法人　松江腎クリニック	松江市	
	医療法人　姫野クリニック	出雲市	
岡山	医療法人創和会　重井医学研究所附属病院	岡山市南区	
	医療法人天成会　小林内科診療所	岡山市北区	
	小畑醫院	津山市	
広島	医療法人あかね会　土谷総合病院	広島市中区	○
	医療法人社団　一陽会　一陽会クリニック	広島市佐伯区	
	医療法人社団　一陽会　原田病院	広島市佐伯区	
	医療法人社団　一陽会　イーストクリニック	広島市南区	
	医療法人あかね会　中島土谷クリニック	広島市中区	
	医療法人社団　スマイル　広島ベイクリニック	広島市安芸区	
	中央内科クリニック	呉市	○
	医療法人社団　仁友会　尾道クリニック	尾道市	○
	医療法人社団　伸寿会　高須クリニック	福山市	
	サンクリニック	東広島市	
山口	山口県済生会下関総合病院	下関市	
	医療法人聖比留会　厚南セントヒル病院	宇部市	
徳島	川島病院	徳島市	
	小松島金磯病院	小松島市	
	脇町川島クリニック	美馬市	
	小松泌尿器科	板野郡藍住町	
香川	花ノ宮クリニック	高松市	
	さくらの馬場クリニック	高松市	
	みとよ内科にれクリニック	観音寺市	
	香川県立中央病院	高松市	○

都道府県	医療機関名称	所在地	研究会掲載
愛媛	愛媛県立中央病院	松山市	
	あゆみクリニック	今治市	
高知	高知県立あき総合病院	安芸市	
	医療法人社団若鮎　北島病院	高岡郡越知町	
福岡	池田バスキュラーアクセス・透析・内科	福岡市中央区	○
	福岡赤十字病院	福岡市南区	○
	医療法人　後藤外科・胃腸科医院	北九州市八幡西区	
	福岡県済生会八幡総合病院	北九州市八幡東区	
	医療法人豊資会　加野病院	糟屋郡新宮町	○
	田川市立病院	田川市	○
佐賀	医療法人　力武医院	佐賀市	
	前田病院	伊万里市	○
長崎	医療法人　光晴会病院	長崎市	
	医療法人衆和会　長崎腎病院	長崎市	○
	特定医療法人雄博会　千住病院	佐世保市	
	医療法人　まつお内科医院	佐世保市	
	佐世保市総合医療センター	佐世保市	
	長崎腎クリニック	西彼杵郡時津町	○
	長崎県上五島病院附属診療所　有川医療センター	南松浦郡新上五島町	
熊本	医療法人清藍会　たかみや医院	人吉市	
	上村内科クリニック	熊本市中央区	○
	国保　水俣市立総合医療センター	水俣市	
大分	塚川第一病院	大分市	
	大分三愛メディカルセンター	大分市	○
	かさぎ泌尿器科医院	大分市	
	杵築市立山香病院	杵築市	
	こうまつ循環器科内科クリニック	速見郡日出町	
宮崎	森のクリニック	宮崎市	
	医療法人連理会　和田クリニック	小林市	
鹿児島	前田内科クリニック	鹿児島市	
	上山病院	鹿児島市	○
	しょこらクリニック	鹿児島市	
	医療法人　和翔会　小緑内科	薩摩郡さつま町	
沖縄	沖縄県立中部病院	うるま市	
	すながわ内科クリニック	うるま市	
	さくだ内科クリニック	浦添市	
	西崎病院	糸満市	

生活の質④

保存的治療で改善しない難治例も治療可能に

便失禁に対する仙骨神経刺激療法

いつの間にか便が漏れていたり、便意を我慢できず漏れてしまったりする便失禁。患者には、便漏れに対する不安から、大きな精神面の負担が生じます。その治療法の一つとして、小型の機器を臀部に埋め込み、排泄に関する神経を刺激する外科治療が2014年から保険適用となり、普及してきています。

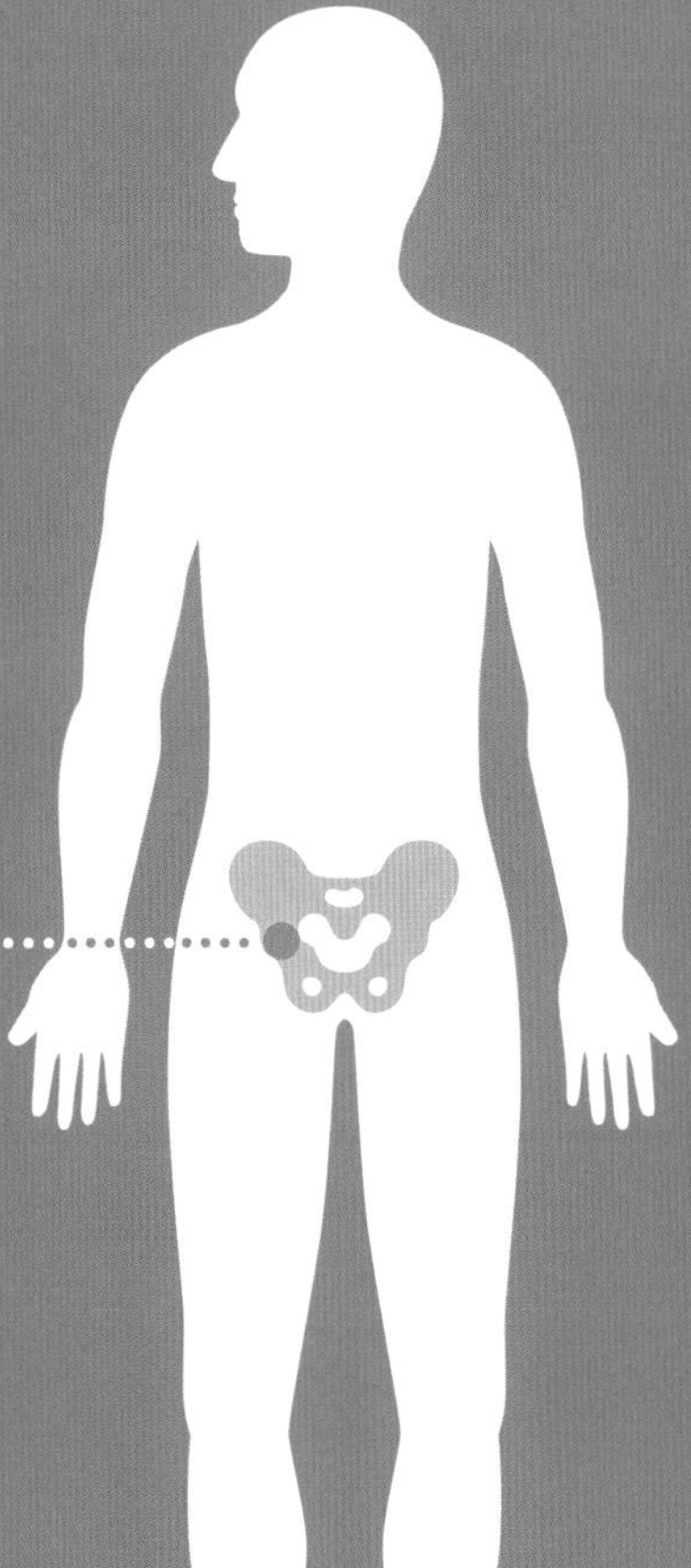

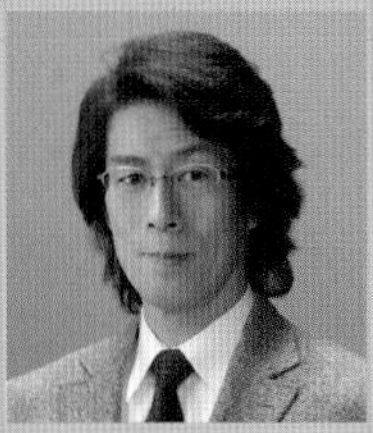

取材協力

JCHO東京山手
メディカルセンター
大腸・肛門外科部長

山《や》名《まな》 哲《てつ》郎《お》

意志に反して便が漏れてしまう疾患

私たちが食べるものは、さまざまな臓器を通って消化・吸収され、されなかったものは便となって、肛門から排出されます。排便のコントロールには腸の働きが関係しており、また肛門でも、意識的に収縮できる外肛門括約筋と、無意識に収縮される内肛門括約筋、２つの働きによってコントロールしています。もし、それらに何らかの障害が生じると、自らの意志に反して便が漏れてしまう、便失禁を引き起こすことがあります。

便失禁は、自分では気づかないうちに漏れてしまう漏出性便失禁、便意を感じてから我慢しきれずに漏れてしまう切迫性便失禁に大別され、潜在的な患者数は約５００万人にのぼると推定されています。ひとたび発症すると、便漏れや臭いが不安で外出を諦めたり、常にトイレの位置を確認しながら行動してストレスが溜まったりするなど、さまざまな悩みが生じてＱＯＬ（生活の質）の低下を招きます。また患者の自尊心を大きく傷つけ、うつ状態の原因にもなります。

便失禁の原因は、肛門括約筋の衰えや損傷、便を貯めておく直腸や、便を認知する中枢神経のトラブルなどさまざまです。たとえば加齢に伴って肛門括約筋が衰えると、肛門を締め付ける力が弱くなって便失禁を招きます。また山名哲郎医師は、女性の患者が特に多く、7〜8割を占めていると話します。「高齢の女性が多いものの、出産の関係で、30代以降の方も少なくありません。分娩時の会陰裂傷の影響で肛門括約筋が裂けたり、骨盤が圧迫・牽引されて骨盤底の神経が麻痺したりして発症するのです」。そのほか、痔ろうや直腸がんの手術の後遺症、転落・交通事故による括約筋・神経の損傷も主な原因として挙げられます。また過敏性腸症候群などで慢性的に便が緩かったり、直腸に便が溜まりすぎたりして発生することもあり、幅広い年齢層に発症するといいます。

対象の疾患

便失禁

自分の意思に反して、あるいは無意識のうちに便が漏れてしまうのが便失禁です。その内容から周囲に相談しづらく、いつ便が漏れるかわからないという不安を抱えて、日常生活に支障をきたし、QOL（生活の質）の低下を招くことが少なくありません。

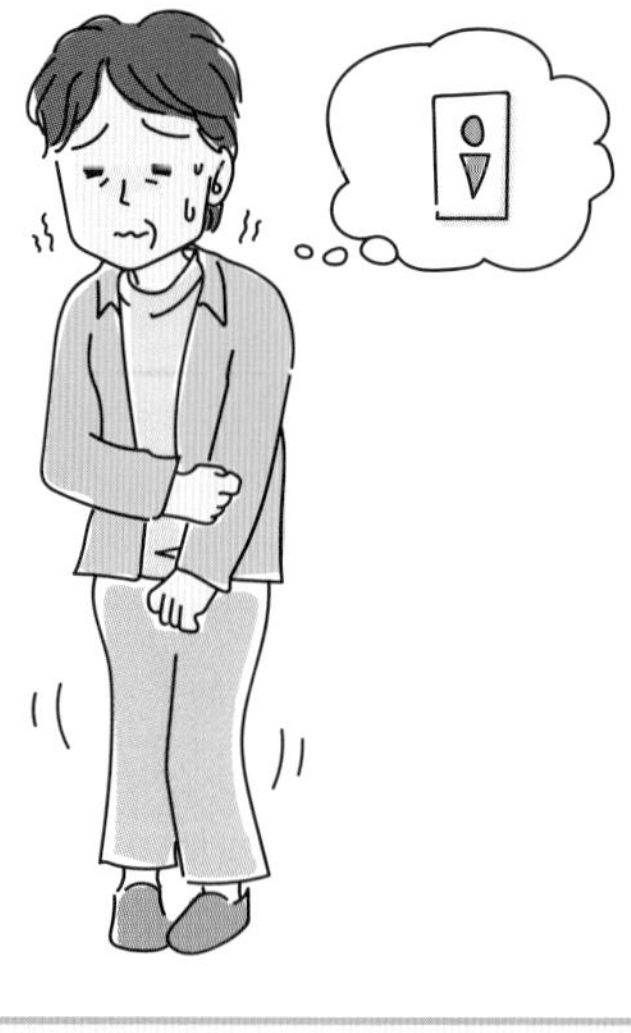

仙骨神経刺激療法

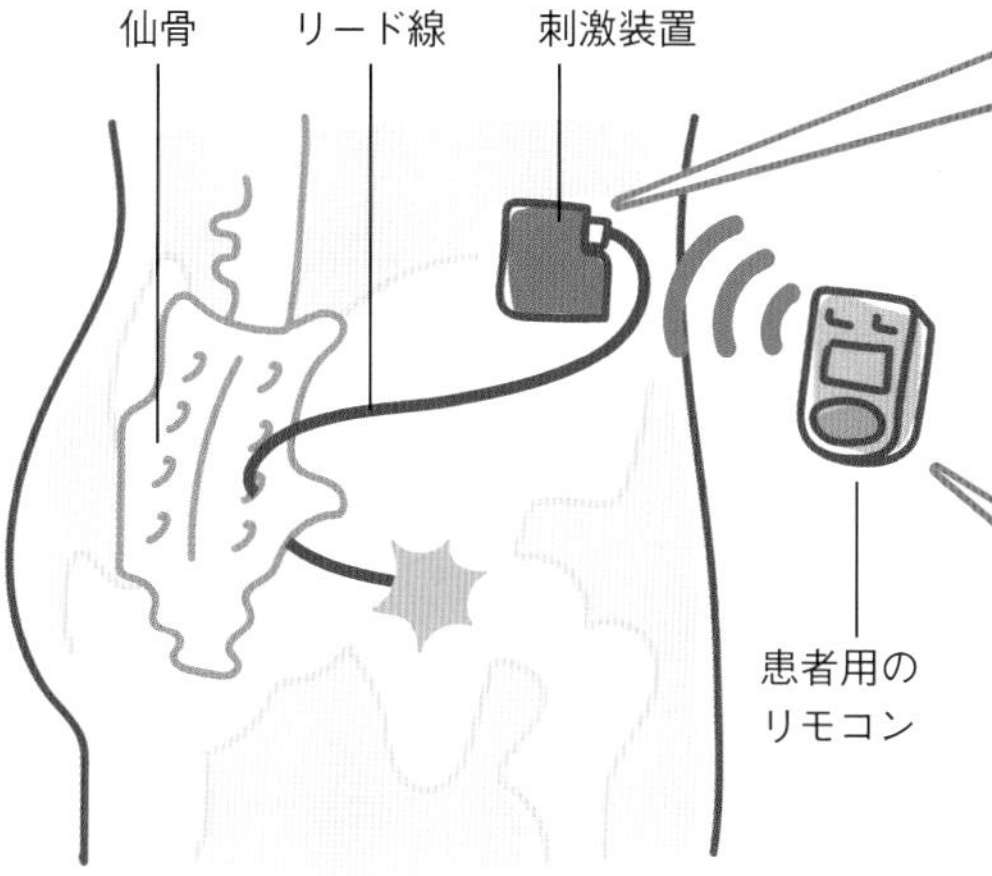

ペースメーカーのような小型の刺激装置を体内に植込み、肛門や直腸に関わる仙骨神経に微弱な電気刺激を持続的に与えることで、症状の改善をはかる治療法

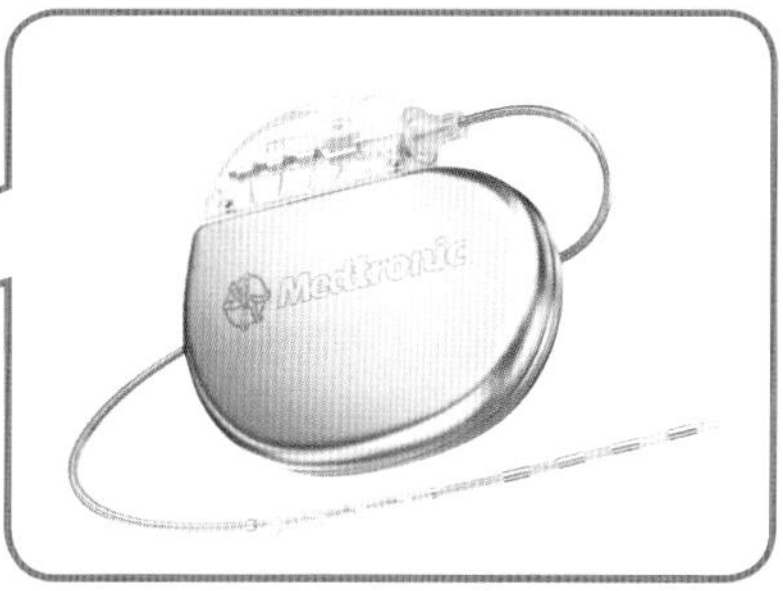

実際に埋め込む刺激装置（提供：日本メドトロニック株式会社）

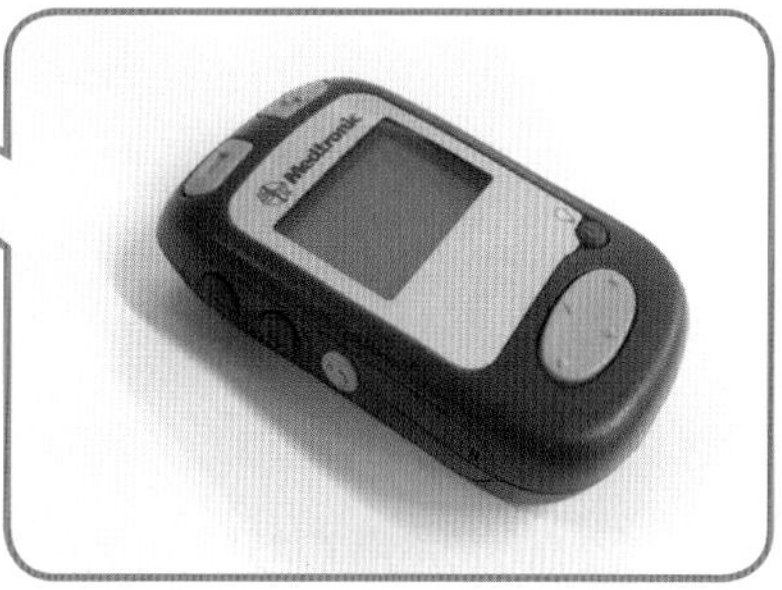

コントローラーで刺激の強さや有無を調整できる（提供：日本光電工業株式会社）

薬物療法やバイオフィードバック療法などの保存的治療

便失禁の診療の際には、まず直腸指診で肛門疾患の有無や括約筋の状態を大まかに確認し、肛門に力を入れた時と入れていない時、それぞれの力を測定する肛門内圧検査や、排便の様子をレントゲン撮影で確認する排便造影検査、括約筋の損傷の有無・程度を確認する肛門管超音波検査などで、便失禁の原因を判断します。

治療においては、薬物療法や、食事・生活・排便習慣の指導などの保存的治療が基本となります。たとえば薬物療法では、腸管の蠕動を抑える薬剤や、水分を吸収して便を固形化させたり、水分不足で小さくなった便を膨張させたりする薬剤が主に用いられています。また肛門の状態をモニターで表示しながら、排便に関わる筋肉の訓練を行う、バイオフィードバック療法も積極的に行われています。具体的には、肛門筋電計や肛門内圧計を用いて、括約筋を瞬間的・持続的に締める運動を行ったり、直腸内に挿入した風船を便に見立てて排出したりするトレーニングが行われています。

保存的治療を継続しても改善を見込めない場合は、外科治療が考慮されます。例えば、分娩などで括約筋に損傷が生じているケースには、損傷部位を縫い合わせる括約筋形成術が主に選択されています。「ただ手術の効果は、長期間経過すると症状が再発する問題点が指摘されています」と山名医師はいいます。

そうした症例や、保存的治療の効果がなく括約筋の損傷もない症例、それらの難治例に対する新たな治療として登場したのが、排泄に関する神経

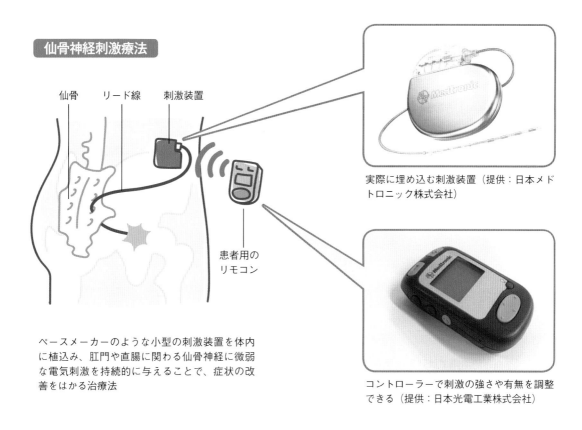

に電気刺激を与える、仙骨神経刺激療法です。

排泄に関する神経を持続的に刺激する治療法

背骨の一番下にある腰骨には、仙骨という、骨盤の一部を形成する骨が接続しています。仙骨神経は、その仙骨の付近で脊髄から分岐し、肛門や膀胱、直腸の感覚や運動に関わる神経です。仙骨神経刺激療法では、ペースメーカーのような小さな機器を臀部の皮下に植込み、弱い電流で仙骨神経を持続的に刺激します。「仙骨神経を刺激することで、外肛門括約筋や骨盤底筋の収縮を促したり、内肛門括約筋を収縮させたりするほか、直腸の蓄便（便を貯めておく）機能、中枢神経系における便意の認知機能の改善が見込めます。それらが複合的に組み合わさり、便失禁に効果があると考えられています」と山名医師は説明します。

実際の治療の流れとしては、まず神経に刺激を伝えるリード線（電線）を仙骨神経の近くに埋入し、体外の刺激装置から試験的に電流を流します。その効果を2週間ほどかけて確認し、改善が見込める場合には、刺激装置を臀部に埋め込みます。あらかじめ効果を確認してから機器を植えこむことができる点が、この治療法の特長といえるでしょう。

便失禁の診療においては、治療によって便失禁の回数が半分以下になることを、改善したと見なしています。仙骨神経刺激療法によって、8割ほどの患者に改善が見られると山名医師。「もちろん効果には差があり、必ず便失禁がゼロになるわけではありませんが、これまで治療の手段がないとされていた方にも、選択肢が増える点が重要です」。なお、刺激の出力を調整できるコントローラーを患者自身が所持するため、効果が感じられなかったら出力を上げ、不快感が出たら下げるといった微調整もできるとのこと。ただ、機器を植え込むため、頭部以外のＭＲＩが受けられなくなる点には注意が必要だといいます。

便失禁に対する仙骨刺激療法は２０１４年に保険適用となり、また17年から、過活動膀胱による尿失禁にも適用が拡がっています。ただ、便失禁の診療を受ける患者がまだ少ないのが問題点だと、山名医師は話します。「患者さんの中には、ご家族やかかりつけの医師に相談しづらく、一人で悩まれている方が少なくありません。便失禁の診療が行われていることを多くの方に知って頂き、まずは医療機関を受診して頂ければ幸いです」

最新治療の特徴

- ☑ 保存的治療では効果が見られない難治例に対し、改善が見込める
- ☑ まずは刺激電極だけ植え込み、体外の刺激装置とつないでテストすることが可能。効果を確認したうえで、体内に装置を植えこむことができる
- ☑ 患者自身がコントローラーを所持し、刺激の強さを調節できる

仙骨神経刺激療法(便失禁)実施施設

各厚生局が公表している「施設基準の届出状況」より便失禁に対する仙骨神経刺激療法の届出状況をまとめた。

都道府県	医療機関名称	所在地
北海道	JR 札幌病院	札幌市中央区
	北海道大学病院	札幌市北区
	医療法人　健康会　くにもと病院	旭川市
	旭川医科大学病院	旭川市
青森	弘前大学医学部附属病院	弘前市
宮城	東北大学病院	仙台市青葉区
	仙台赤十字病院	仙台市太白区
	泌尿器科泉中央病院	仙台市泉区
山形	社会福祉法人恩賜財団済生会山形済生病院	山形市
茨城	医療法人　一誠会　川崎胃腸科肛門科病院	日立市
	社会医療法人若竹会　つくばセントラル病院	牛久市
栃木	日本赤十字社栃木県支部足利赤十字病院	足利市
	自治医科大学附属病院	下野市
	獨協医科大学病院	下都賀郡壬生町
群馬	角田病院	佐波郡玉村町
埼玉	川口市立医療センター	川口市
	社会医療法人財団　石心会　埼玉石心会病院	狭山市
	独立行政法人　国立病院機構　埼玉病院	和光市
千葉	医療法人財団明理会　新松戸中央総合病院	松戸市
	東邦大学医療センター佐倉病院	佐倉市

都道府県	医療機関名称	所在地
千葉	医療法人社団康喜会　辻仲病院柏の葉	柏市
	国立研究開発法人国立がん研究センター東病院	柏市
	帝京大学ちば総合医療センター	市原市
	医療法人社団康喜会　東葛辻仲病院	我孫子市
	医療法人鉄蕉会　亀田総合病院	鴨川市
	医療法人徳洲会　成田富里徳洲会病院	富里市
東京	聖路加国際病院	中央区
	東京慈恵会医科大学附属病院	港区
	医療法人財団　順和会　山王病院	港区
	国際医療福祉大学三田病院	港区
	慶應義塾大学病院	新宿区
	独立行政法人　地域医療機能推進機構　東京山手メディカルセンター	新宿区
	東京医科歯科大学医学部附属病院	文京区
	東京大学医学部附属病院	文京区
	昭和大学病院	品川区
	東邦大学医療センター大橋病院	目黒区
	東邦大学医療センター大森病院	大田区
	東京警察病院	中野区
	日本大学医学部附属板橋病院	板橋区
	医療法人社団　明芳会　板橋中央総合病院	板橋区
	帝京大学医学部附属病院	板橋区
	医療法人社団　明芳会　高島平中央総合病院	板橋区
	日本私立学校振興・共済事業団　東京臨海病院	江戸川区
	東海大学医学部付属八王子病院	八王子市
	杏林大学医学部付属病院	三鷹市
神奈川	医療法人恵仁会　松島病院	横浜市西区
	医療法人社団三喜会　横浜新緑総合病院	横浜市緑区

都道府県	医療機関名称	所在地
神奈川	社会医療法人財団石心会　川崎幸病院	川崎市幸区
	医療法人社団亮正会　総合高津中央病院	川崎市高津区
	一般財団法人　同友会　藤沢湘南台病院	藤沢市
	厚木市立病院	厚木市
新潟	新潟臨港病院	新潟市東区
	吉田病院	長岡市
富山	市立砺波総合病院	砺波市
石川	医療法人社団和楽仁　芳珠記念病院	能美市
福井	福井大学医学部附属病院	吉田郡永平寺町
山梨	山梨大学医学部附属病院	中央市
長野	国立大学法人　信州大学医学部附属病院	松本市
	飯田市立病院	飯田市
	市立大町総合病院	大町市
	長野県厚生農業協同組合連合会　佐久総合病院	佐久市
	佐久市立国保　浅間総合病院	佐久市
岐阜	国立大学法人岐阜大学医学部附属病院	岐阜市
	下呂市立金山病院	下呂市
静岡	静岡市立静岡病院	静岡市葵区
	静岡市立清水病院	静岡市清水区
	医療法人社団松愛会　松田病院	浜松市西区
愛知	独立行政法人地域医療機能推進機構　中京病院	名古屋市南区
	一宮西病院	一宮市
	西尾市民病院	西尾市
	藤田医科大学病院	豊明市
三重	国立大学法人三重大学医学部附属病院	津市
	独立行政法人地域医療機能推進機構　四日市羽津医療センター	四日市市
滋賀	滋賀医科大学医学部附属病院	大津市

都道府県	医療機関名称	所在地
滋賀	市立長浜病院	長浜市
	長浜市立湖北病院	長浜市
京都	公益社団法人京都保健会　京都民医連中央病院	京都市中京区
	京都逓信病院	京都市中京区
	医療法人医仁会　武田総合病院	京都市伏見区
	医療法人徳洲会　宇治徳洲会病院	宇治市
大阪	大阪市立総合医療センター	大阪市都島区
	医療法人永寿会　福島病院	大阪市旭区
	社会福祉法人恩賜財団　大阪府済生会野江病院	大阪市城東区
	大阪市立大学医学部附属病院	大阪市阿倍野区
	健康保険組合連合会　大阪中央病院	大阪市北区
	独立行政法人国立病院機構　大阪医療センター	大阪市中央区
	独立行政法人労働者健康安全機構　大阪労災病院	堺市北区
	医療法人徳洲会　岸和田徳洲会病院	岸和田市
	大阪大学医学部附属病院	吹田市
	大阪医科大学附属病院	高槻市
	医療法人東和会　第一東和会病院	高槻市
	関西医科大学総合医療センター	守口市
	医療法人道仁会　道仁病院	寝屋川市
	社会医療法人　垣谷会　明治橋病院	松原市
	府中病院	和泉市
	近畿大学病院	大阪狭山市
兵庫	神鋼記念病院	神戸市中央区
	神戸市立西神戸医療センター	神戸市西区
	社会医療法人　中央会　尼崎中央病院	尼崎市
	医療法人　明和病院	西宮市
	兵庫医科大学病院	西宮市

都道府県	医療機関名称	所在地
奈良	奈良県立医科大学附属病院	橿原市
和歌山	和歌山県立医科大学附属病院	和歌山市
	橋本市民病院	橋本市
島根	松江市立病院	松江市
	総合病院松江生協病院	松江市
岡山	岡山大学病院	岡山市北区
	独立行政法人国立病院機構　岡山医療センター	岡山市北区
	独立行政法人労働者健康安全機構　岡山労災病院	岡山市南区
広島	広島大学病院	広島市南区
	一般社団法人　呉市医師会　呉市医師会病院	呉市
香川	香川県立白鳥病院	東かがわ市
愛媛	社会福祉法人　恩賜財団　済生会松山病院	松山市
	渡辺病院	松山市
福岡	貝塚病院	福岡市東区
	社会医療法人　喜悦会　那珂川病院	福岡市南区
	福岡大学病院	福岡市城南区
	福西会病院	福岡市早良区
	久留米大学病院	久留米市
	くるめ病院	久留米市
	福岡大学筑紫病院	筑紫野市
熊本	大腸肛門病センター高野病院	熊本市中央区
宮崎	潤和リハビリテーション振興財団　潤和会記念病院	宮崎市
	宮崎善仁会病院	宮崎市
鹿児島	鮫島病院	鹿児島市
沖縄	医療法人おもと会　大浜第一病院	那覇市

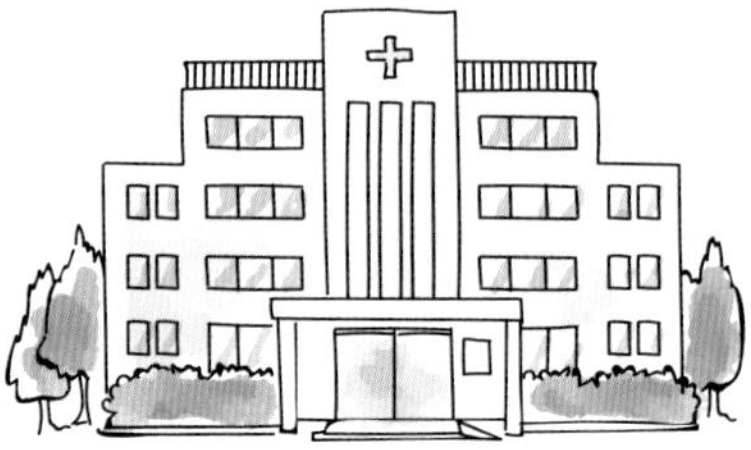

知っておきたい最新医療2020

2020年1月10日初版発行

発行人　小松大輔　　編集人　粕谷義和

発行元　株式会社医療新聞社
〒161-0034　東京都新宿区上落合 2-22-11 加瀬ビル 155
TEL.03-5337-2895（代表）TEL.03-6279-3739（編集部）
http://www.jmnn.jp/

編集キャップ　鈴木健太
編集　武田牧子／山田稔／遠藤広規
取材・執筆　滝戸直央／杉本富士孝／加藤夕子
撮影　増田智／白井智／高林均／池見壮平／東
イラスト　kabu
デザイン　株式会社 ACQUA
広告　株式会社リアライズエス
印刷　株式会社シナノパブリッシングプレス